CUESTIÓN DE PIEL

Dra. Yael Adler

CUESTIÓN DE PIEL

TODO LO QUE NO SABÍAMOS SOBRE NUESTRO ÓRGANO MÁS EXTENSO

ILUSTRACIONES DE KATJA SPITZER

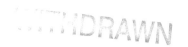

URANO
Argentina – Chile – Colombia – España
Estados Unidos – México – Perú – Uruguay – Venezuela

Título original: *Haut Nah – Alles über unser grösstes Organ*
Editor original: Droemer Verlag – Ein Imprint der Velagsgruppe Droemer Knaur GmbH & Co. KG, München
Traducción: Isabel Romero Reche

1.ª edición Junio 2017

Todos los datos de este libro han sido meticulosamente comprobados. No obstante, ni la autora ni la editorial se hacen garantes de su exactitud. El lector encontrará un repertorio pormenorizado de las publicaciones de la Dra. Yael Adler en su página web.
www.dradler-berlin.de/haut/nah.php

ISBN: 978-84-7953-986-3
E-ISBN: 978-84-16990-40-5
Depósito legal: B-11.929-2017

Fotocomposición: Ediciones Urano, S.A.U.
Impreso por: Rodesa, S.A. – Polígono Industrial San Miguel – Parcelas E7-E8
31132 Villatuerta (Navarra)

Impreso en España – *Printed in Spain*

Para Noah y Liam

ÍNDICE

II PARTE

III PARTE

IV PARTE

V PARTE

PRÓLOGO.
HUELLAS QUE SE LEEN EN LA PIEL

Tiene casi dos metros cuadrados de extensión y envuelve todo lo que llevamos en nuestro interior. La piel es nuestra conexión con el mundo exterior. Es como nuestras antenas. Puede transmitir, recibir y alimentar nuestros sentidos. Es un objeto del deseo, nuestro límite, un fascinante receptáculo en el que se esconde nuestra vida; y a la vez, un gigantesco biotopo para bacterias, virus y parásitos.

El lenguaje demuestra la importancia que le otorgamos. Hay días en que uno «no se siente bien en su piel»; y en ocasiones hasta «nos dejamos la piel» en algo. En el trabajo, a veces hay que tener «la piel gruesa» y de las personas muy quisquillosas decimos que «tienen la piel muy fina». Ante la vista de una gran araña, uno sentirá repelús mientras que otro, en cambio, «se quedará pálido» del susto. Es más, tal vez su miedo sea tan grande que «se le salga por los poros» y huya despavorido para «salvar el pellejo». Aun así, muy poca gente sabe en realidad qué es la piel, cómo funciona y sobre todo que asume en nuestro nombre una gran cantidad de actividades de vital importancia.

Para empezar, la piel nos protege ante cualquier temible intruso, como si de un muro de ladrillos con un recubrimiento ácido se tratara, por ejemplo ante gérmenes patógenos, toxinas y alérgenos. Asimismo, es un climatizador corporal que nos defiende del calor excesivo, del frío y de que se evapore demasiada agua de nuestro organismo, evitando así que nos deshidratemos.

La piel puede protegernos de todos estos peligros porque se encuentra en permanente contacto con el medio que nos rodea: regula la temperatura, conduce todos los posibles fluidos y secreciones hacia el exterior, absorbe luz y la convierte en calor. Además, a través de sus células sensoriales, pelillos y unos dos mil quinientos receptores por centímetro cuadrado en las yemas de los dedos, verifica si hace viento, si el tiempo es frío o seco, si toca un objeto rugoso o liso, duro o blando, puntiagudo o romo. Y según las investigaciones más recientes, la piel incluso puede oler y oír.

Pero esto no es todo, ni mucho menos. A través de la piel no solo nos relacionamos con el medio ambiente, sino que también entablamos contacto con otras personas. ¿Sabías que los mensajes de la piel son decisivos en la elección de pareja? El sabor de la piel varía de una persona a otra y la nota olfativa atrae solo a aquella persona compatible, pues la naturaleza aspira a que combinemos nuestra herencia genética del mejor modo posible con el fin de concebir descendientes sanos y robustos. En consecuencia, cuando dos tipos de piel diferentes encajan entre sí, esta circunstancia prometerá una mezcla ventajosa en caso de descendencia. Y aquí incluso subyace un mensaje político oculto: la piel no conoce el racismo, precisamente por eso busca un *input* rico en variedad genética.

No está claro cuál es el mayor órgano sexual del ser humano: el cerebro —en la medida en que forja imágenes, fantasías y crea el deseo— o la piel, que ante la llegada del amor se ve anhelante y cambia visiblemente con la práctica del sexo. No hay excitación sin la piel al descubierto. Sin piel no hay deseo. Si no hay contacto con la piel, no hay caricia. Los pensamientos ardientes hacen que se nos ponga la piel de gallina en todo el cuerpo. Hasta en el fetichismo encontramos referencias simbólicas al tegumento, con el charol, el cuero y las pieles.

Ya habrás advertido que quien se ocupa del tema «piel» debe bregar con buen número de tabús. Para muchas personas, uno de ellos es la desnudez —con las vergüenzas que se ven y los sentimientos de vergüenza que no se ven—, pero también el hecho de que a veces hue-le muy bien y otras apesta; a esto hay que añadir un sinnúmero de imperfecciones, hoyitos, secreciones y máculas. En resumen, hay un montón de cosas sobre las que no nos gusta hablar, o que incluso nos parecen asquerosas, que provienen o salen de la piel: caspa, cerumen, granos, sebo, sudor, olor de pies y muchas más.

También en cuanto al asunto de las enfermedades venéreas suele reinar el silencio, sobre todo cuando se trata de saber dónde se han contraído. Los dermatólogos son especialistas en venerología, un tér-mino que deriva de Venus, la diosa del amor. Esta inocula a los seres humanos no solo el deseo, sino también sífilis, gonorrea, verrugas ge-nitales, herpes, hepatitis o sida, en su mayoría enfermedades que se hacen visibles en nuestra piel o desde ahí se extienden por el cuerpo.

Para los dermatólogos todo esto no tiene nada de asqueroso; es más, incluso nos parece fascinante. Nuestra forma de pensar y de ana-lizar es muy sensorial: contemplamos, rascamos, presionamos y ole-mos, ya que el estado, la consistencia y el olor de una enfermedad cu-tánea son factores que nos ayudan a desenmascarar al causante de un problema dermatológico.

Los antiguos dermatólogos incluso crearon términos muy ornamen-tales y sonoros para designar una superficie cutánea deteriorada o con un aspecto desagradable. Así, «eflorescencias de la piel» es un término gené-rico para denominar granos, manchas, pústulas y costras. En Alemania, las zonas amoratadas de las pantorrillas debidas a varices son conocidas como «purpura jaune d'ocre» (puntos de sangrado en amarillo y ocre), algo que en francés suena muy elegante. Según las culturas, los heman-ginomas son «angiomas cereza»; los nevos flámeos, «manchas de vino de Oporto»; y los lunares de color pardo claro, manchas «café au lait».

Y cuando la piel se resquebraja como consecuencia de la sequedad, decimos que estamos ante un eczema «craquelé». Aquí la piel se pare-ce un poco a la capa cuarteada que recubre los frescos de la Capilla Sixtina de Miguel Ángel en Roma. Ya saben: el fresco sobre la historia de la creación y el musculoso Adán desnudo con el dedo índice tendido hacia Dios para que este transmita la llama de la vida a través del suyo.

A veces nuestros colegas cirujanos o internistas se ríen de los dermatólogos y nos tachan de «facultativos superficiales»; un apelativo muy injusto, por supuesto, porque resulta que en realidad tenemos mucho calado. Igual que la piel. Esta no solo se comunica con el entorno y con las demás personas, sino también con nuestro mundo interior. La piel está inmersa siempre en un intenso intercambio con nuestros sistemas nervioso e inmunitario. Por este motivo, el estado de nuestra piel está directamente relacionado con lo que ocurre en nuestro interior: con la forma en que nos alimentamos y también con nuestro estado anímico.

La piel es el espejo del alma, la pantalla sobre la que se proyectan las historias de nuestro interior, del inconsciente. Como buenos criminalistas, nos apasiona buscar indicios en la piel. Y a veces las huellas nos conducen a lo más profundo de nuestro ser. De repente descubrimos que la piel nos habla de una carencia emocional, de estrés, de falta de equilibrio psíquico o de nuestros órganos y hábitos alimenticios.

Las arrugas dan testimonio de penas y alegrías; las cicatrices, de las heridas; la rigidez gestual del bótox, del temor a envejecer; la piel de gallina, del miedo o el deseo, y algunos granos, del excesivo consumo de leche, azúcar y harina blanca refinada. El sobrepeso propicia infecciones en los pliegues de la piel y la piel seca o sudorosa es un indicio de que algo no va bien en la glándula tiroides. La piel es como un gran archivo repleto de señales e indicadores, manifiestos y ocultos. Y quien sea capaz de leer ese archivo se sorprenderá al constatar cómo a menudo lo visible conduce a lo invisible.

Nuestra piel es un órgano fascinante, el mayor, que tenemos los seres humanos. ¡Todo un prodigio! Este libro pretende ayudar a entender mejor nuestra piel, y con ello también a nosotros mismos. Exploremos juntos este órgano maravilloso y no tardarás en constatar que la experiencia te traspasa la piel.

I PARTE

EN EL FONDO DEL GARAJE O LAS CAPAS DE NUESTRA PIEL

Imagínate la piel como un edificio de tres plantas, con la particularidad de que en lugar de elevarse hacia las alturas, se proyecta hacia el interior de la Tierra, como un garaje subterráneo. Desde el exterior vemos la cubierta del garaje subterráneo, el estrato córneo.

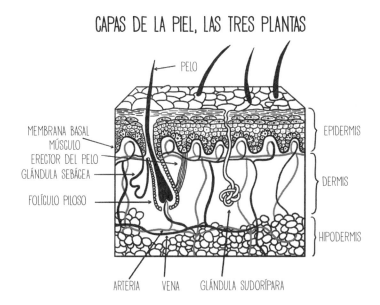

CAPAS DE LA PIEL, LAS TRES PLANTAS

La cubierta recibe la luz del sol. Supongamos que se ha creado con un material transparente, muy duradero, un cristal opaco, por ejemplo; de ahí que unos cuantos rayos UVA penetren en la parte más profunda del primer subterráneo, la epidermis, e incluso en el segundo, la dermis. El tercer subterráneo es relativamente sombrío. Lo más sorprendente de este garaje es que en cada piso y capa de la piel hay indicios característicos y señales acerca de cómo la tratamos.

Así que no perdamos ni un minuto más y comencemos nuestro recorrido por el edificio de nuestra piel.

1 EN EL PRIMER SUBTERRÁNEO. LA EPIDERMIS O VIVIR PARA MORIR

He aquí la epidermis. *epi-* es un prefijo griego que significa «sobre». También *dermis* es una palabra griega, cuyo significado es «piel». La epidermis se corresponde con la capa superior cutánea. Es la capa que podemos ver y sentir. Normalmente, solo tiene entre 0,05 y 0,1 milímetros de espesor, y aun así es la única y heroica portadora del manto protector ácido que hace de barrera protectora. Sin embargo, bajo una intensa presión permanente, esta puede volverse más gruesa (como ocurre en la planta del pie) y formar durezas de más de 2 milímetros. Asume importantes funciones de protección de cara al exterior y al interior, nos defiende ante los productos químicos, las toxinas y los alérgenos, combate los ataques biológicos de toda clase de agentes patógenos y opone resistencia mecánica, actuando igual que una pantalla antirralladuras en un teléfono móvil.

Si observamos la epidermis con una lupa, distinguiremos unas líneas finas que discurren en numerosas direcciones formando diminutas celdillas semejantes a figuras geométricas; por ejemplo, rombos, trapecios y otros cuadriláteros. Este trazado de celdillas característico de la piel recuerda en cierto modo a un paisaje agrario con campos de cereales, prados y sembrados vistos desde las alturas.

Si contemplamos la epidermis en sección transversal, ciertamente veremos que la superficie cutánea no es un territorio liso, sino bastante ondulado. Alternan las altas mesetas con crestas escarpadas.

En los valles crecen pelos y en las crestas desembocan las glándulas sudoríparas. Asimismo, las glándulas sebáceas se localizan en toda la superficie cutánea, excepto en la zona plantar y las palmas de las manos. En la cara, su desembocadura se reconoce perfectamente: son los poros.

La estructura de celdillas se advierte muy bien en la espalda, en los nudillos de los dedos y en los codos. Solo las superficies palmoplantares presentan un dibujo diferente. Por la palma de la mano discurren numerosos y diminutos surcos paralelos entre sí, del mismo modo que en un campo acabado de segar. Estos poseen un relieve muy particular y diferente en cada ser humano. Esta peculiaridad resulta útil para identificar a las personas, a través de las huellas dactilares que todos conocemos.

Pero… ¿por qué la epidermis se toma el trabajo de dotar a manos y pies con una superficie diferenciada? Muy sencillo: la piel de la palma de la mano y la planta del pie es más estable que la del resto del cuerpo, lo que constituye una gran ventaja para correr, palpar y asir. Además, ambas carecen de pelos y glándulas sebáceas. En contrapartida, poseen más glándulas sudoríparas.

Antes de decir «¡puaj!, menuda lata que las manos y los pies suden», pensemos más bien que esto es cosa de la evolución y tiene una razón. Con el sudor, la piel se adhiere mejor, así que si acecha un oso las oportunidades de una huida exitosa aumentan con un pie sudoroso. Esto favorecía la supervivencia de nuestros antepasados. Y si, para colmo, había que subirse además a un árbol, una mano sudorosa ayudaba a trepar. La capacidad de adherencia al tronco mejora.

Aunque resulte extraño, lo cierto es que nuestro cuerpo y nuestra piel se sienten como si estuvieran aún en la ruda Edad de Piedra, con animales salvajes que eran una amenaza constante. ¡Que hayamos cambiado la estepa por la jungla de la gran ciudad ha sido una circunstancia arbitraria que no estaba prevista!

LADRILLO A LADRILLO: LA BARRERA CUTÁNEA

La tarea más importante de la epidermis tal vez sea defendernos de los intrusos del exterior. El modo de lograr esto es creando una consistente capa de protección que se conoce como barrera cutánea.

¿De qué consta este muro?

Observemos la estructura de la epidermis con un poco más de detenimiento. Se compone de cuatro capas de células distintas: una capa de células bebés (estrato basal germinativo), una capa celular adolescente y juvenil (estrato espinoso), una capa de células adultas (estrato granuloso) y por último una capa de células muertas (estrato córneo).

EPIDERMIS, LAS CUATRO CAPAS CELULARES

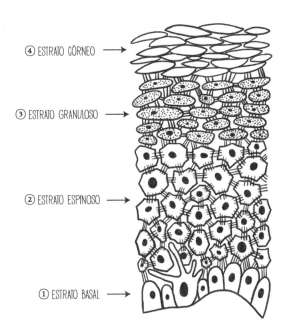

④ ESTRATO CÓRNEO

③ ESTRATO GRANULOSO

② ESTRATO ESPINOSO

① ESTRATO BASAL

Todas las células de la epidermis empiezan siendo células germinales. En el transcurso de cuatro semanas, desarrollan los diferentes estadios celulares hasta llegar a la superficie, donde crean la verdadera barrera de protección en la parte superior. Por tanto, durante su trayectoria vital las células de la epidermis migran desde el interior al exterior.

Pero, según su ordenación específica, la capa que alberga el primer subterráneo (la epidermis) es una membrana estable ondulada. Aquí se encuentran las animadas células bebés formando una fila. En un primer estadio, maduran hasta convertirse en jóvenes adultas, a las que entonces llamamos células espinosas. Los primeros investigadores del tejido tegumentario que observaron estas células al microscopio siguieron la costumbre por entonces habitual de ponerlas en formol para estabilizar los tejidos. Como resultado de ello, se encogían y además colgaban adheridas entre sí de diminutas fibras rígidas. Esto les daba una apariencia espinosa, a medio camino entre la estrella de mar y el erizo.

Las células espinosas realizan una función de relativa importancia: producen sustancia córnea, es decir, la obstinada proteína queratina. De ahí que, en la jerga especializada, estas reciban el nombre de *queratinocitos*. La queratina no solo está presente en el cabello y las uñas, sino que —como enseguida veremos— también es importante para tener una barrera cutánea vigorosa.

Pero antes de llegar a este punto, las células siguen con su maduración y en el tercer estadio se convierten en células córneas que se incorporan a la vida laboral como adultas. En este momento las células de la epidermis alcanzan su productividad máxima y fabrican pequeños glóbulos repletos de grasa, queratina y otras proteínas. Y tras esta satisfactoria vida laboral, dan el paso decisivo para «construir el muro».

¿Y cómo lo hacen? Sencillamente, mueren. Pero no hay por qué lamentarse.

A medida que las células de la capa granulosa mueren, pasan a integrar la capa córnea, y de este modo constituyen la barrera protectora frente al mundo exterior. Las células muertas se reconocen porque han perdido el núcleo. Sin núcleo celular no pueden trabajar, ni metabolizarse ni continuar madurando, ya que es ahí donde está contenido el ADN del ser humano, el material genético, desde donde se controla la vida celular y la de nuestro organismo. Y en la capa córnea no hay ni rastro de núcleos, todo está muerto y bien muerto…

No obstante, al microscopio es posible reconocer que estas células tienen la apariencia de diminutos ladrillos. Sin duda son de tamaño mini, pero en cambio son muy resistentes, porque se componen de dura queratina (sustancia córnea). Estos minúsculos y estables corneocitos desprovistos de vida están intercalados en una sustancia parecida a una especie de cemento que no solo mantiene los ladrillos perfecta-

MODELO DE LADRILLO Y CEMENTO

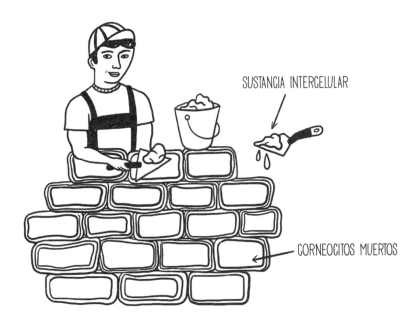

SUSTANCIA INTERCELULAR

CORNEOCITOS MUERTOS

mente unidos, sino que además se encarga de evitar que a través de posibles huecos penetren cuerpos extraños. En consecuencia, nosotros los dermatólogos designamos también el estrato córneo con el nombre de modelo de ladrillo y cemento.

Este cemento se compone del contenido globular de los corneocitos. Una vez muertos, cuando pasan a formar parte de la capa córnea, estos se desprenden de su herencia, que consiste en proteínas y ácidos grasos. Me refiero a las beneficiosas «ceramidas» de las que habrás oído hablar en la publicidad de cremas para cuidado cutáneo. Las cremas de estas características tratan de imitar la barrera grasa de nuestra piel. No obstante, antes de correr a la tienda de cosméticos, vaya por delante que, a pesar de lo que digan las firmas cosméticas, no sabemos de ningún investigador que haya conseguido reproducir el prodigio de la piel a la perfección.

Pero, ¿qué pasa cuando la barrera cutánea resulta dañada y presenta huecos? Pues entonces sucede que los intrusos se abren paso a través de las grietas en el muro y consiguen adentrarse hasta los profundos recovecos de nuestra piel: son las sustancias que desencadenan las alergias, los agentes patógenos y los productos químicos. Además, entonces el agua de los tejidos ya no puede ser retenida con normalidad y llega demasiado rápido y en grandes cantidades al medio exterior.

A consecuencia de esto, la piel se seca y presenta un aspecto quebradizo y rugoso. Allí donde la grasa y la humedad han desaparecido, la piel se vuelve áspera, arrugada y a menudo empieza a picar. Si además tenemos mala suerte, la excesiva sequedad y las grietas pueden derivar en un eczema craquelé, que será una pesadez; y si tenemos muy mala suerte, se extenderá sobre su superficie una intensa alergia de contacto. Así que ya ves, nuestra primera y absoluta prioridad debería ser mantener en buen estado la capa córnea formada por células muertas que constituye la barrera cutánea para que esta funcione correctamente; o al menos repararla cuando esté dañada. Más adelante explicaremos la mejor manera de hacerlo.

LA CASPA

¿Has oído hablar de los perros entrenados para encontrar personas? Son animales adiestrados especialmente para buscar a personas desaparecidas siguiendo su olor de referencia. ¿Y cómo consiguen seguir el rastro de una persona? Olisquean los olores impregnados en las descamaciones de la piel. Si yo estuviera ante ti y te preguntara: «¿Tengo caspa?», seguramente responderías a mi pregunta con una negativa porque en mi chaqueta negra no se ve ninguna partícula de piel muerta. Pero lo cierto es que a todos se nos desprenden constantemente diminutos corneocitos que han dejado de ser útiles. Así es como las células muertas dejan paso a la descendencia; en resumidas cuentas, cualquier persona llega a perder unas cuarenta mil escamas cutáneas. ¡Cada minuto! En total, esto da un resultado de hasta 10 gramos al día, por lo menos.

¿Qué sucede exactamente aquí?

Pues bien, nuestros corneocitos han tenido una vida satisfactoria. De entrada han madurado durante cuatro semanas y, después de morir con éxito, se han mantenido adheridos cierto tiempo aún a nuestro cuerpo, protegidos por nuestra barrera cutánea, en forma de diminutos ladrillos, y a continuación se han desprendido uno tras otro. Cuando todo va bien, caen suave y silenciosamente, por lo que pasan inadvertidos al ojo humano.

Pero, alerta. ¡Hay un momento en que la descamación se vuelve visible! Esto nos causa una desagradable impresión; no nos parece en absoluto atractivo, sino un detalle antiestético. Una nuca y unos hombros cubiertos de caspa es señal de que algo no va bien. A veces se debe solo a una producción celular excesiva y acelerada.

Con tanto barullo de células que crecen y mueren a la vez, en algún momento puede pasar que las células del estrato espinoso se salten la fase queratinocítica y migren directamente a la capa córnea. Esto es comparable a saltarse la pubertad, una fase que sirve para madurar y para desapegarse de los padres. Si los queratinocitos no han tenido tiempo para madurar, no aprenden nunca a despedirse de la casa de sus mayores pero, como son independientes, se desprenden en forma de caspa. Y esto es perjudicial para la barrera de protección cutánea, pues las células con núcleo no son apropiadas como ladrillos. Además, todavía no se ha producido cemento; ni siquiera han tenido tiempo de morir en paz y aún están firmemente adheridas a sus acompañantes. Por eso tampoco pueden escabullirse tan tranquilas y sin llamar la atención, sino que caen apelmazadas entre sí, llevándose por delante a sus compañeras, tanto si quieren como si no. Y así se despliegan ante nuestros ojos mil corneocitos en forma de caspa.

La caspa se debe sobre todo a inflamaciones de la epidermis, denominadas eczemas. Cualquier leve inflamación de la superficie cutánea desencadena un desprendimiento acelerado de las células, dado que el cuerpo desea soltar algo, una irritación, un alérgeno, un germen o la sequedad. Y la piel cree que, al acelerar la renovación celular, soltará más deprisa ese lastre: en los eczemas y la psoriasis, el viaje de las células a través de la epidermis es de solo unos cinco días en vez de cuatro semanas. Así que, cuando vemos caspa, estamos ante un estado a medio camino de una afección que o bien sanará en algún momento por sí misma o bien requerirá tratamiento médico.

Junto a los eczemas secos, alérgicos e irritativos, hay asimismo un eczema graso que provoca caspa grasa: cuando fluye demasiado sebo, las levaduras pueden multiplicarse en exceso en los poros, puesto que les encanta el sebo y se lo comen. Los productos de desecho de estas levaduras irritan la piel y, como siempre, esta reacciona con toda naturalidad desprendiendo caspa.

Afortunadamente, el hongo no es contagioso, vive en los poros de cualquier persona y solo se vuelve agresivo cuando se alimenta de demasiado sebo. Y eso que tiene un nombre encantador, casi de dragón de cuento: *Malassezia furfur*. Para poder domeñarlo, en primer lugar los dermatólogos deben comprobar si la caspa es seca o grasa. Para ello comparan su color y su comportamiento: blanca y deslizante significa «caspa seca», amarillenta y pegajosa «caspa grasa». Esta última deja entre los dedos una película oleosa cuando se aprieta.

Los hombres, en particular, padecen los efectos del eczema graso. Cuando acuden a la consulta y les digo: «*No* es un eczema seco, todo lo contrario, es graso», a menudo se muestran obstinados: «Que no, doctora, de verdad, que yo tengo la piel muy seca. Tengo descamaciones en la nariz, en la frente, en la cabeza y en las cejas, y a veces hasta en las orejas».

«¿Y qué hace para ponerle remedio?»

«Bueno, echo mano del cestito de cremas de mi mujer. Ya sabe, "el surtido de cuidado de noche para la piel a partir de los cuarenta". Me pongo crema en las zonas secas ¡y al día siguiente todas las descamaciones han desaparecido!»

Sin embargo, yo añado para mis adentros: «... pero las rojeces siguen ahí», puesto que la causa (el excesivo flujo de sebo) no se ha eliminado. El *eczema seborreico* o graso aparece allí donde las glándulas sebáceas son grandes y por tanto también la producción de grasa es elevada: en la cabeza, orejas y la zona T, es decir en la frente, las cejas y la región de la nariz. Del mismo modo que la palabra diarrea alude a la excesiva producción de heces, seborrea designa la excesiva producción de sebo. *Sebum* significa «sebo» y la terminación *-rea* «fluir». Quien combate la piel escamosa con una crema grasa, la ablanda y sobrecarga los poros con más grasa todavía. *Malassezia* se encuentra así como en su casa, la inflamación cutánea empeora, aun cuando debido a la crema la descamación desaparezca durante un par de horas. En este caso, aplicar una crema grasa es un error porque, como ya he señalado, no toda descamación es seca. En este caso, un dermatólogo aconsejaría una terapia antiinflamatoria y antifúngica, con champús y geles bajos en sustancias grasas o no grasos, y en los casos más extremos frenaría la producción de grasa con pastillas.

EL MANTO PROTECTOR ÁCIDO Y EL MICROBIOMA

Una mujer guapa, con una apariencia muy limpia y fresca, extiende una capa de crema con sus dedos sobre su piel radiante y jugosa. Luego, una seductora voz en *off* nos habla de un jabón que respeta el manto ácido natural de «su piel». ¿Un jabón es capaz de conseguir algo así? ¿Y qué se supone que es el manto ácido de la piel?

Si en lugar de buscar respuestas en la publicidad, preguntamos a un ayudante de laboratorio, este nos explicará que una solución ácida tiene un valor de pH muy bajo, entre 1 y 2, mientras que la de una alcalina oscila entre 11 y 14. Un pH neutro es un índice 7, como el del agua, por ejemplo.

Para que te resulte más fácil hacerte una idea: el ácido sulfúrico, que es terriblemente cáustico además de peligroso en extremo, posee un pH inferior a 1. A todo esto, es interesante señalar que los ácidos gástricos siguen inmediatamente después, con un pH entre 1 y 1,5. De forma prodigiosa, nuestro estómago se mantiene a salvo de unas propiedades tan corrosivas porque puede protegerse del ataque ácido con una capa de mucosa y la producción de una solución alcalina. El pH del zumo de limón se sitúa en 2,4; le sigue el vinagre con 2,5. Los valores de la vagina oscilan entre 3,8 y 4,5. La piel de cualquier persona posee un pH de entre 4,7 y 5,5.

La saliva humana (con un pH que oscila entre 6,5 y 7,4) es ya un poco alcalina; una solución jabonosa alcanza un pH entre 9 y 11, y «la madre de todos los ácidos», el bicarbonato sódico, tiene un pH de 14 aproximadamente.

Nuestra piel, pues, no es corrosiva pero sí bastante ácida. Muchos de los ácidos que llegan a la superficie cutánea son productos finales del metabolismo, corneocitos residuales, desechos del sebo de la piel y del sudor. Este contiene ácido láctico y otros «ácidos de frutas», de modo parecido a esas cremas que prometen un «ligero *peeling* ácido» que conocemos por la industria cosmética. Los ácidos se depositan en el estrato córneo, nuestro muro de cemento, y una vez allí no solo reducen el índice de pH, sino que de una manera natural retienen agua y almacenan así humedad para la superficie cutánea. Por eso se les llama también *«natural moisturizing factors»*, es decir, factores naturales que mantienen la humedad. Una cosa más que la industria cosmética intenta imitar con ahínco cuando ofrece «cremas para mantener la humedad».

La importancia que el índice pH tiene para la piel está relacionada con los numerosos organismos que viven en esta. Nuestra piel es un medio duro. Aquí no se está para carantoñas, ni para fiestas ni besuqueos, aquí domina la guerrilla urbana. Clanes y bandas de virus, levaduras, ácaros y varios cientos y hasta miles de bacterias diferentes se azuzan a todas horas y se tienen unos a otros en jaque. Estamos hablando del microbioma. En el transcurso de su evolución a lo largo de millones de años, el microbioma humano siempre ha constituido el conjunto de gérmenes patógenos en su totalidad y está presente tanto fuera como en el interior de nuestro organismo: en la piel, la boca, la región genital y anal, así como en el intestino. Solo una de cada cuatro células de nuestro cuerpo es humana; el resto, es decir, un 75 por ciento de células, son huéspedes que ocupan la superficie corporal externa e interna. En cada individuo habita una gigantesca cantidad de bacterias, aproximadamente equivalente a una milésima parte de la población humana mundial.

Los microorganismos del intestino están ya muy bien estudiados, pero los científicos reconocen de forma cada vez más abierta que, en relación con el intestino, la piel puede darnos aún alguna sorpresa. Normalmente los huéspedes del microbioma cutáneo no suelen provocar disturbios porque los clanes se controlan entre sí, evitando el exceso de poder unilateral. La piel le sirve al microbioma de huésped, y los ácidos que hay en su superficie proporcionan un clima adecuado y una buena calidad del suelo.

Cada centímetro cuadrado de la superficie cutánea acoge hasta varios millones de invitados a corto y largo plazo. En agradecimiento, el microbioma ejerce de portero, puesto que si no fuera así se colarían muchos más indeseables de los que nos gustaría. El microbioma produce armamento de defensa contra los intrusos que son perjudiciales, una clase de antibióticos determinados. En estrecha colaboración con otras sustancias, desempeña un papel activo en la defensa del organismo e incluso opera como instructor del sistema inmunitario. Hay que pensar que sin el microbioma seríamos un montón de células apáticas muchas veces carentes de defensa. Además, los clanes de agentes patógenos velan para que el sistema inmune luche solo contra los intrusos villanos y no contra alguno de los honestos clanes residentes con derecho a quedarse en calidad de huésped.

Por tanto, está visto que necesitamos el microbioma. Y un manto protector ácido intacto propicia el sustrato idóneo para estos invitados bienintencionados. Con tantas medidas de higiene, cuidados corporales, medicamentos, prendas de vestir, vacunas, desinfectantes, antibióticos, productos alimenticios, rayos UVA y muchas otras cosas, estamos alterando neciamente un día sí y el otro también la base existencial del microbioma. El resultado es que cuando nos lavamos las manos caen importantes agentes patógenos por daños colaterales. Por lo demás, también un nacimiento por cesárea supone un trastorno en el desarrollo de un microbioma sano en la piel del niño, ya que faltan muchas y valiosas bacterias de la vagina materna, el primer regalo de mamá para tener un sistema inmunitario vigoroso. Los logros de nuestro tiempo, por beneficiosos que sean y aunque a menudo ayuden a salvar vidas, también dejan entrar enfermedades en casa por la puerta de atrás...

PLIEGUES CUTÁNEOS

La piel recubre también todos los pliegues del cuerpo. Son zonas muy especiales para la epidermis, ya que en estos recovecos oscuros y poco aireados se asientan numerosos gérmenes cutáneos. En las axilas, en los pliegues del trasero, en las ingles, debajo de los senos y a veces, según la cantidad de grasa, en los pliegues del abdomen o incluso de la espalda se dan unas condiciones favorables para cualquier agente patógeno: hay humedad, calor, poca luz. En este medio acogedor, muy adecuado para hacer el compost, los agentes patógenos viven y se multiplican a sus anchas.

¿Cómo sucede esto?

Veamos. El contacto piel con piel dificulta que llegue suficiente aire a estas regiones del cuerpo, y por si fuera poco, el agua nunca se evapora por completo de la superficie cutánea. Es como si estuviera cubierta por un envoltorio de plástico. El agua se estanca y empapa la barrera cutánea, igual que con un pañal. La humedad que desprende nuestro cuerpo y el sudor acumulado se perpetúan en los pliegues cutáneos y servirán de irritante casero. Levaduras como la *Candida albicans*, causante de la conocida infección fúngica «candidiasis», y las bacterias leales a los pliegues cutáneos encuentran aquí un perfecto caldo de cultivo.

Y ahora viene lo peor: las numerosas glándulas odoríferas, sobre todo las de la región de las axilas, el pompis y los genitales, van a modificar el pH de la piel —normalmente ácido (con un índice de pH alrededor de 5)—, con efectos alcalinos. Las glándulas odoríferas son unas glándulas sudoríparas muy especiales, además de nuestro frasco de perfume personal. Desembocan en los folículos pilosos y exhalan al medio ambiente feromonas, unas sustancias que influyen sobre la atracción sexual.

Estas glándulas se desarrollan durante el cambio hormonal propio de la pubertad. Su secreción es un poco viscosa, lechosa y ligeramente alcalina. Estas glándulas trabajan a troche y moche acuciadas por la parte dinámica de nuestro sistema nervioso simpático, y que media en la respuesta frente al estrés. La persona que se atemoriza ante un perro y sucumbe al estrés en cuanto lo ve, inconscientemente estimula estas glándulas y llamará su atención por el olor que emite. Que los perros olisqueen indecorosamente a las personas entre las piernas en cuanto llegan, también es cosa de estas glándulas, pues ahí el olor es muy intenso.

El contacto piel con piel conduce a otro aspecto que hace atractivo el pliegue corporal para muchos agentes patógenos, bacterias y hongos: la fricción entre zonas de piel que se solapan. Es fácil que aquí se desarrolle el llamado intertrigo, es decir, un desgaste mecánico de la barrera cutánea ya reblandecida de todos modos. Como es lógico, esto solo se dará en casos de un sobrepeso severo, con amplias superficies de rozamiento y pliegues profundos; no obstante, también el abundante sudor favorece las irritaciones y las infecciones en los pliegues cutáneos.

El uso excesivo de jabones alcalinos en las zonas afectadas exacerba mucho más el pH, que puede situarse entre 8 y 9. Y entonces las indeseables colonias de bacterias que se nutren gustosamente de las secreciones de las glándulas sudoríparas y odoríferas se multiplicarán a sus anchas. A esto se suma un efecto secundario: un olor corporal desagradable y dulzón.

Un pliegue que subestimamos es el de detrás de las orejas. Durante mi formación como especialista, tuve a un médico jefe que en los momentos de máxima concentración, abismado en sus pensamientos, se frotaba detrás de las orejas, luego se arrancaba las hojuelas de piel pegajosa y las amasaba con los dedos para al final olerlas con deleite. Aquello me distraía de lo que estuviera contando y era casi imposible concentrarse en sus palabras, porque yo no dejaba de oler los dulzones cultivos de levaduras. Al término de nuestras conversaciones de trabajo, siempre me estrechaba la mano; muy cordialmente, además. Con los dedos aún pringosos de aquella mezcla de sebo cutáneo y sudor…

Al margen de cuál fuese la película que se me pasaba a mí por la mente, esta anécdota es un inequívoco ejemplo de cómo funciona el placer humano en relación con excreciones, secreciones y olores propios. Todo lo que puede resultarnos asqueroso y repulsivo de los demás, si se trata de uno mismo, nos parece una acción positiva, agradablemente relajante o, como dicen los psicoanalistas, «estimulante para el erotismo del yo». En efecto, es un placer de «autorrecreación» añadido quizás a un ápice de orgullo ante el fascinante producto que ha salido de nuestro cuerpo.

Desde un punto de vista psicoanalítico, el placer que generan las secreciones propias, así como los olores o incluso el hedor, se explica como un vestigio de la fase anal en el desarrollo sexual infantil, cuando nos sentíamos orgullosos de haber hecho nuestras cositas.

Viva la diva o... el culo no siempre da alegrías

El gran pliegue del trasero es una auténtica diva, porque cuando se habla del pliegue anal cada uno empieza a hacerse su particular asociación de ideas, cosa que no ocurre con ningún otro pliegue cutáneo: unos piensan enseguida en una deposición y otros en higiene o en el ano como órgano sexual. La piel que lo rodea es suave y sensible, con numerosas fibras nerviosas, y esto lo convierte en una zona erógena.

La abundante flora bacteriana, el gran número de glándulas odoríferas y sudoríparas, la fricción del movimiento en el contacto piel con piel, todo ello sumado a la higiene habitual en esta región, propicia que el pliegue anal sea un lugar muy sensible, propenso a causar molestias.

Difícilmente encontraremos una parte del cuerpo donde los contrarios estén más cerca: un culo bonito es el centro de todas las miradas, tanto para las mujeres como para los hombres, y un posible desencadenante del deseo sexual. Lo relacionamos con el erotismo, asociamos el culo apretado de un hombre con el vigor sexual, y el de una mujer, con curvas muy femeninas y anchas caderas para dar a luz. Pero hay un aspecto del trasero del que a nadie le gusta hablar. Y es cuando despide un olor desagradable o cuando pica.

El mal olor suele tener una función de alarma. Cuando en alguna parte apesta, nos ponemos a cubierto. El hedor indica que un peligro acecha a la persona y a la especie. Allí donde hay algún tufo existe un riesgo potencial de enfermedad. Por su pasado arcaico, el ser humano activa enseguida el modo de autoprotección, respira superficialmente, retiene el aire o incluso tiende a la huida. Las ventosidades que cualquier desconocido ha dejado en un ascensor son una auténtica pesadilla para nuestros órganos olfativos, pero es curioso que con nuestras propias marcas olorosas hagan una excepción.

Como ya he señalado, la estética y la erótica del culo contrastan de forma flagrante con todo lo demás que asociamos con él. Casi cualquier persona tiene picores en el pompis al menos una vez en la vida, pero de eso apenas nadie habla: un tema tabú en un pliegue tabú. Las causas del picor anal son numerosas. Este pliegue cutáneo tan susceptible manifiesta una reacción desproporcionada. La piel anal es tan suave que ya sea la menor fisura causada por una fricción excesiva en el aseo, un rasguño durante la práctica del sexo, cualquier rozadura al hacer deporte por causa del sudor o la presencia de pelos pueden provocar la aparición de picor.

El desencadenante más frecuente no es, como se suele suponer, una mala higiene, sino todo lo contrario: un culo sometido a un exceso de jabón y por tanto gravemente maltratado. Y cuando pica ahí, la persona piensa que es preciso lavar bien a fondo el pliegue «porque seguro que está sucio». Así pues, sigue martirizando aún más la piel ya de por sí castigada con un jabón casi siempre alcalino. El desconcierto es notorio cuando se advierte que, a pesar de todos los *peelings* y jabones, todavía persiste un ligero olorcillo. Así que vuelta a enjabonarse como es debido para quizás terminar, inútilmente, con una toallita perfumada.

¡Porque el olor particular del ano no lo eliminará con ningún producto de higiene! No es debido a la suciedad ni a restos fecales, sino que tiene su origen en sus propias glándulas odoríferas. Por tanto, debería aceptarlo tal como es por naturaleza. Algo parecido vale decir también del olor propio de la región genital.

El drástico enjabonado de esta zona ocasiona picor precisamente porque los restos de jabón se acumulan con facilidad en el esfínter, el músculo exterior del ano (los alemanes lo llaman roseta, por los plieguecillos parecidos a los de una rosa en flor). En estos minúsculos pliegues, que constituyen el espacio de paso hacia la mucosa anal, pueden acumularse residuos de todas clases, como por ejemplo restos de jabón, que en este lugar tan sensible causarán un efecto tóxico. Con estos antecedentes el eczema está servido. El círculo vicioso generado por una excesiva higiene y un prurito cada vez más intenso pasa a la siguiente ronda.

No obstante, en el caso del prurito anal es preciso indagar acerca de otras posibles causas, pues junto a ciertas enfermedades como la psoriasis y la dermatitis, también las hemorroides pueden perturbar sensiblemente la paz. Estas son varices en el ano que se localizan en la parte posterior del esfínter. Una de cada tres personas las padece. Su verdadera función consiste en impermeabilizar el orificio anal, como si fuera una junta hinchable, e impedir así la continua secreción de desechos o jugos de la mucosa. Sin embargo, cuando estas venas se deforman y adquieren la apariencia de una manguera abultada, el mecanismo de cierre deja escapar cantidades mínimas de líquido que se acumula alrededor del orificio anal y en los pliegues, de modo que la piel se irrita y puede provocar un eczema anal con prurito.

Un vívido picor. Cuando algo bulle por dentro

Y ahora, de nuevo otra pregunta íntima: ¿has tenido alguna vez lombrices? También estas pueden afectar a los pliegues del ano. Una contingencia que causa increíbles picores. Estos parásitos suelen contraerse en las guarderías. Las lombrices blancas solo tienen 1 milímetro de grosor y no tienen más de 1 centímetro de longitud. Llegan al organismo a través de la piel, alimentos contaminados o la ropa, pero también al inspirar partículas de polvo con huevos adheridos. Ese polvillo se ha desprendido antes del ano de una persona afectada, a continuación ha llegado a sus dedos y de ahí se dispersa en el aire. Los huevos son infecciosos durante tres semanas completas. Por este motivo la recomendación habitual de lavarse las manos después de ir al retrete que se hace a los niños (y a los adultos) es absolutamente sensata, ya que los huevos de las lombrices se adhieren a los dedos al limpiarse. Una vez se nos han colado dentro pueden tardar hasta cuatro semanas en desarrollarse y convertirse en magníficos ejemplares. Por la noche las hembras migran desde el intestino hasta el ano y allí depositan de una sola vez hasta quince mil huevos. Se advierte vívidamente cómo se deslizan y ¡pica como el demonio! Pero pobre de aquel a quien se le ocurra rascarse el ano, porque los huevos se le meterán debajo de las uñas, en el pijama, en la ropa de la cama, en el colchón… Y se cae en un círculo infernal.

Sin embargo, no siempre los afectados padecen prurito en la zona anal. En el caso de las niñas, a veces deriva solo en una infección intestinal con inflamación y descomposición; en general, tanto los niños como las niñas que contraen estos parásitos solo acusan irritabilidad, náuseas, falta de apetito, pérdida de peso, poca concentración, malestar y palidez. No todos los casos de déficit de atención equivalen al TDA, sino que pueden ser consecuencia de tener lombrices. Si desea comprobar si este es el caso, hay «un experimento pedagógico» muy eficaz que puede realizar en el círculo familiar después de levantarse y antes de pasar por el retrete: corte un pedazo de cinta adhesiva, adhiérala al ano del sospechoso y luego tire despacio. En el «caso ideal» habrá huevos, y si hay suerte, incluso lombrices. Acto seguido, ponga la cinta de celo bajo el microscopio de los niños y antes del desayuno habremos dictaminado el terrorífico ataque.

Protección natural para los pliegues corporales

Para tener «pliegues corporales sanos», aquí van algunos consejos importantes:

Use sustancias jabonosas ácidas (no alcalinas) y de elaboración sintética. A diferencia de lo que ocurre con los jabones clásicos, en el proceso de fabricación es posible conseguir un pH neutro de 5,5, como el de la piel.

Además, resulta efectivo mantener bien secas las zonas de contacto piel con piel con prendas de algodón, de respiración activa, que se adaptan bien a las nalgas y aun así dejan pasar el aire. Por el contrario, los tangas aún irritarían más la piel. En caso de senos voluptuosos, un sujetador con lados altos y de respiración activa contribuirá a evitar que los pechos se caigan; otra alternativa consiste en poner compresas estériles en los pliegues. Se debería evitar la lencería sintética que estimula el sudor y ni siquiera puede lavarse con agua caliente.

Las prendas de ropa sintética desprenden enseguida olor a sudor porque los tejidos artificiales no se liberan de forma drástica de las contumaces bacterias cuando el lavado se hace a baja temperatura. Incluso después de haber pasado por la tintorería, el traje de noche no tarda en oler en cuanto bailamos de nuevo. Los residuos olorosos traen entonces el recuerdo de otras noches de ritmo. Esto vale también para la ropa funcional de deporte que tantos elogios recibe. Con respecto a la ropa interior, solo se puede decir una cosa: hay que descartar de plano las camisetas y bóxers de poliéster. Lo mejor son las prendas de algodón con estructura reforzada...

Una recomendación probada del dermatólogo consiste en tratar los pliegues corporales propensos a las afecciones con pasta (blanca) de zinc blanda. Algunos preparados contienen además un antifúngico, lo que contrarrestará el aumento de las fastidiosas levaduras. Las partículas de zinc existentes en la pasta tienen una acción antiinflamatoria y absorben el exceso de humedad. La mejor pasta de zinc es aquella que no se absorbe de inmediato sino que su color blanco persiste incluso algunas horas después de su aplicación.

Y entre todos, el consejo más difícil de seguir —lo sé— cuando los pliegues corporales se han convertido en un grueso tejido de grasa dérmica visiblemente profundo: eliminar grasa.

LOS COLORES DE LA PIEL

¿Te has preguntado alguna vez por qué tu piel es de un color distinto al de las demás personas de este planeta? ¿Cuál es la causa de que la piel sea rojiza, marrón, amarillenta, anaranjada, blanca o rosada? Y ¿qué tiene esto que ver con los lunares y las manchas del sol?

Las respuestas a estas preguntas las encontramos, por un lado, en la epidermis; aquí se localizan las células pigmentarias que nos dan nuestro toque personal, de claro a oscuro. Y, por el otro, el color de la piel está expuesto a la influencia de factores como el riego sanguíneo que se produce en el segundo subterráneo, es decir, en la dermis. Piensa en ese breve y repentino acceso de rubor o en el acaloramiento propio del deporte, en las mejillas encendidas que da la fiebre o el sexo, o en un enrojecimiento permanente cuando se han extendido un sinfín de venitas minúsculas en la piel.

Mucha gente cree que dicho enrojecimiento permanente se debe a venitas «desplazadas». Y así es, en efecto. Las fibras elásticas de la pared del tejido tegumentario se han dado de sí y ya no son capaces de contraer de nuevo el capilar, por lo que se vuelve visible como si fuese la funda de un cable. A su vez, la palidez puede obedecer a una circulación sanguínea deficiente o también al hecho de que el organismo esté fabricando muy poca cantidad de hemoglobina.

Pero la piel todavía tiene en el programa mucha información más, en lo que respecta a la variedad de tonos cutáneos, y donde se pueden leer muchas cosas. Incluso el azul es parte de nuestro espectro de colores cutáneos. Este tono nos habla del frío, que va acompañado de una disminución de la circulación sanguínea en la piel. El color también puede indicar una falta de oxígeno en la sangre, como ocurre en las enfermedades pulmonares graves o en una trombosis, cuando la sangre escasamente oxigenada forma un coágulo y no puede ser transportada de vuelta al corazón tan deprisa como debiera. La sangre pobre en oxígeno suele encontrarse en las venas, de ahí su color azulado, y por ellas circula la sangre que pasa por el corazón para ser reciclada en los pulmones. Cuando adquiere una enfermiza coloración azulada, los médicos hablan de *cianosis*, un término que deriva del griego *cian* y significa «azul». Si la piel se torna de un color negruzco significa que hay sangre estancada o, en el peor de los casos, tejido muerto. A este suceso mórbido, los médicos lo llaman *necrosis*.

La ictericia se debe a una enfermedad del hígado: un colorante amarillento de la bilis es descompuesto por ese órgano y almacenado en los tejidos del cuerpo, sobre todo en la piel y los ojos.

Por el contrario, el tono anaranjado del caroteno es un color saludable que aparece cuando se bebe abundante zumo de zanahorias, que contiene el colorante natural betacaroteno. El organismo necesita entre 2 y 4 miligramos diarios para cubrir sus necesidades básicas. Ahora bien, la persona que absorba 30 miligramos diarios durante tres semanas, adquiere un tono de piel ligeramente anaranjado. Este resultado se puede conseguir consumiendo medio kilo de zanahorias crudas (también en forma de zumo recién hecho) al día o mediante cápsulas de la farmacia. Esta leve coloración mejora la respuesta defensiva de la piel frente a los rayos solares; quien padezca una alergia solar puede contrarrestarla con un tratamiento terapéutico de betacaroteno antes de las próximas vacaciones. Y si te gusta atraer todas las miradas en la playa, con este tono de piel tendrás las mejores cartas: a los participantes en un estudio se les repartieron fotos de caras para que decidieran qué tono de piel les resultaba más atractivo. En efecto, los rostros que revelaban la presencia anaranjada del betacaroteno despertaron más interés que otros con un intenso bronceado.

El tono moreno de las zanahorias incluso nos permite tomar el sol el doble o el triple de tiempo. En lugar de diez a veinte minutos sin crema solar, esta coloración cutánea puede permitirte tomar el sol sin protección durante una hora. A pesar de todo, la precaución es necesaria, como veremos en el capítulo dedicado a las quemaduras solares.

Otro efecto secundario aún más maravilloso: el betacaroteno constituye la fase previa más importante de la vitamina A en los productos alimenticios (por eso se le llama también provitamina A) y es sintetizada como tal en nuestro organismo. La vitamina A es muy beneficiosa para los ojos y para la vista; en caso de una deficiencia, por ejemplo, se corre el riesgo de padecer ceguera nocturna. También es necesaria para la piel y las mucosas, ya que estimula el crecimiento celular, actúa como preventivo o repara y mejora los mecanismos de defensa cutáneos. Para estar suficientemente abastecidos de vitamina A desde el punto de vista médico, basta entre una y dos zanahorias al día. Y con unas gotas de aceite para las comidas, mejora su absorción a través del intestino.

El betacaroteno no solo está presente en las zanahorias, lo encontramos asimismo en muchas otras variedades de hortalizas y frutas, como en las espinacas, la col verde, el pimiento, los boniatos y la remolacha; y también en las frutas de colores anaranjados, como el kaki, los albaricoques, el espino falso, las nectarinas y el mango. Existe un compuesto bioactivo aún más potente, se trata de otro carotinoide llamado licopeno. Está considerado una sustancia excelente para combatir los radicales libres, mantiene joven y protege contra el cáncer. Por esta razón los farmacéuticos recomiendan tomar cápsulas de licopeno como suplemento alimentario. Aunque son más caras que el tomate de lata, la concentración de licopeno es más alta.

Una pantalla solar endógena

La pigmentación de la piel nos ofrece cierta información acerca de nuestro origen genético y geográfico. Nos indica en qué latitudes nos las componemos mejor con nuestra piel, dónde tal vez esto represente incluso una ventaja o una desventaja para sobrevivir.

Del color de nuestra piel es responsable una clase de células que se aloja en la epidermis: las células pigmentarias llamadas melanocitos. Son células disidentes del tejido nervioso embrionario —la cresta neural— pero del que se despidieron ya en el transcurso del desarrollo germinal. Mientras sus colegas, las otras células, se asimilaban a las del sistema nervioso, estas inconformistas migraban en dirección a la piel.

Los melanocitos parecen unos guantes asentados sobre la membrana basal y entre cuyos dedos se entremezclan un mar de células bebé, el suelo del primer subterráneo.

MELANOCITOS SEGREGANDO MELANINA

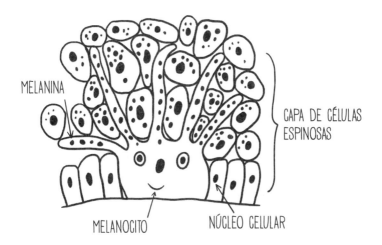

Los melanocitos pueden acumularse bajo la membrana basal y anidar juntos, convirtiéndose así en un lunar. En recuerdo de su periodo migratorio temprano, permanecen muy activos toda la vida. A veces, los melanocitos degeneran en un *melanoma maligno*, el cáncer de piel negro que, por desgracia, causa metástasis con rapidez y puede asentarse más cerca o más lejos. Precisamente, una cualidad funesta de las células cancerígenas es que migran muy deprisa.

Entre cada diez y doce células germinales aparece entremezclado un melanocito. En cifras, esto significa entre unos novecientos y mil quinientos melanocitos por milímetro cuadrado. En la cara la cifra puede llegar a ser hasta de dos mil, en la zona genital hasta dos mil cuatrocientos por milímetro cuadrado; sin embargo, en las superficies palmoplantares solo hay entre cien y doscientos. El melanocito lleva con sus dedos diminutos glóbulos con melanina hasta la epidermis. Un solo melanocito con pigmento puede alimentar a entre treinta y cuarenta queratinocitos. En cuanto sale el sol, ponen en marcha la producción y tiñen nuestra piel de un tono más intenso.

Las personas de piel oscura y negra poseen el mismo número de melanocitos que las de piel clara. No obstante, producen hasta seiscientos glóbulos pigmentarios por melanocito, lo que supone un número mucho mayor comparado con los melanocitos de la piel blanca, con solo dos a doce glóbulos. Además, las personas de piel oscura tienen a su disposición glóbulos pigmentarios de mayor tamaño. Que tengamos una piel más bien clara u oscura también depende de la proporción que exista en nuestra piel de sustancias con melanina. Se distinguen dos tipos: la eumelanina, que es marrón oscuro, y la feomelanina, de color rojizo amarillento. Según prevalezca un tipo u otro, variarán también las tonalidades cutáneas de cada persona, así como el color del cabello y de los ojos.

La melanina es como la crema solar más completa, ya que puede absorber la luz de cualquier longitud de onda. En este sentido, la eumelanina es un pigmento de lujo y protege muy bien frente a los rayos ultravioleta; la feomelanina, en cambio, da muestra de mayor debilidad, así que cumple con su función más mal que bien. Aquellos que tienen la piel muy clara y los pelirrojos están provistos predominantemente de feomelanina, de ahí que sean muy sensibles al sol. En las regiones nórdicas, donde hay menos horas de sol, esta cantidad suplementaria de feomelanina constituye una ventaja absoluta para la supervivencia. De esta manera, la piel es más permeable para captar los pocos rayos ultravioleta que hay en las latitudes nórdicas. Porque solo así se garantiza que el organismo sintetice suficiente vitamina D. Es evidente que en los países meridionales esto se convierte en una desventaja, pues la protección contra las altas dosis de rayos UVA resulta insuficiente en las personas de piel clara, más vulnerables al cáncer de piel y a las arrugas.

Además, la piel oscura protege de modo efectivo frente a la degradación del ácido fólico, del complejo de vitaminas B, inducido por los rayos ultravioleta con el intenso sol ecuatorial. Cuando no hay suficiente ácido fólico, el número de espermatozoides disminuye, lo que a su vez aumenta el riesgo de malformaciones en el feto. Un color de la piel acorde con el índice de radiación ultravioleta asegura la supervivencia de la especie. La melanina protege también de la radiación de infrarrojos, un componente de la luz solar de emisión térmica y larga longitud de onda. En consecuencia, el organismo de una persona de piel oscura no se sobrecalentará tan deprisa como el de otra de piel clara por la acción del sol. Por eso, el tipo de piel blanca-rosada acusa de un modo tan intenso el calor y el sudor con un sol ardiente. Y de ahí que muchos eviten los baños de sol de forma intuitiva.

Pigmentaciones. Manchas en la cara y en la zona genital

Debido al embarazo y a anticonceptivos como la píldora o los dispositivos hormonales intrauterinos, durante el verano a muchas mujeres les salen en el rostro grandes manchas de color marrón. Esto se debe a que los melanocitos son sensibles a las hormonas. El aumento de las hormonas femeninas asociado a la luz solar es el responsable de la hiperpigmentación, conocida también como «melasma». En este caso, lo único que funciona es una crema solar de alta protección, dejar la píldora, los tratamientos hormonales o esperar el parto. Si las manchas son muy intensas se puede recurrir a productos para combatir la pigmentación anormal en forma de cremas o a los tratamientos con láser.

Como los melanocitos son sensibles a las hormonas, también la piel de la zona genital y anal es claramente más oscura que en cualquier otra parte. Esto se debe a que los melanocitos son estimulados por las hormonas sexuales, y por eso no aparecen hasta la pubertad. El blanqueamiento de las regiones genital y anal, una moda que no solo es exclusiva de la industria pornográfica, consigue que esta zona adquiera un aspecto infantil, donde todo es aún absolutamente rosado. Si se tiene conciencia de ello, es ya otra cuestión. La auténtica masculinidad y feminidad tiene tonos. Y a medida que se cumplen años, más tonalidades luce la piel.

A menudo acuden a mi consulta pacientes con manchas oscuras en el rostro que les resultan antiestéticas. Son lo que popularmente se conoce como manchas de la edad. En una ocasión, mi suegra abandonó muy enfadada una consulta después de que el médico le dijera que tenía manchas de la edad, y eso que, por entonces, no hacía ya mucho que había cumplido los cuarenta. Como médico, hay que aprender de los errores de los colegas. Por eso yo suelo llamarlas manchas solares, pues en realidad son solo el resultado de la radiación solar a lo largo de años y de algunas quemaduras. Las manchas de la edad son reacciones de protesta de la piel y ponen de manifiesto que el límite de absorción de los rayos ultravioleta hace tiempo que se ha rebasado con creces.

Mientras que, una vez que aparecen, las manchas de la edad, ya no cambian de color, hay unos puntitos que en verano se vuelven más oscuros y en invierno más claros. Como ya puedes suponer, me refiero a las pecas. Están condicionadas por herencia genética y adornan el rostro, los brazos o el cuerpo entero de los tipos de piel pelirroja, más bien sensible al sol, como la de Pipi Langstrumpf o la de Boris Becker. No obstante, también hay personas de tez oscura con pecas.

La melanina no solo se encarga de teñir la piel y broncearla, sino que además actúa como una especie de pantalla solar endógena para que la radiación no dañe la información genética contenida en las células. A veces la melanina colorea también a nódulos benignos, como, por ejemplo, la *queratosis seborreica*, conocidas popularmente como «verrugas seniles». Un dermatólogo benevolente tendrá la cortesía de evitar este término y, en su lugar, empleará «nódulo queratinoso». Al igual que las manchas de la edad, las verrugas seniles pueden aparecer ya a partir de los treinta y cinco años. Con el paso de los años y las décadas, estas suelen aumentar. Algunas personas tienen buena parte del cuerpo repleto de ellas. Estos nódulos se desfiguran al utilizar la toalla después de la ducha y adquieren un aspecto atemorizador cada dos por tres. Aun así, a diferencia de los lunares, nunca degeneran.

A veces nuestro fondo de melanina gotea a consecuencia de inflamaciones, heridas, quemaduras o después de presionar un grano desde la epidermis al estrato inmediatamente inferior, la dermis. También el perfume, en contacto con el sol, puede dar lugar a la aparición de manchas de color parduzco, sobre todo en el cuello, dado que algunos aromatizantes pueden producir inflamaciones dermatológicas fototóxicas; es decir, una especie de quemadura solar desmesurada con su coloración oscura característica.

Esta hiperpigmentación posinflamatoria es responsable de que una mancha oscura y penetrante mantenga con insistencia durante meses el aspecto de un grano sanado mucho tiempo atrás. Esto se debe a que el pigmento ha sido desplazado hacia el fondo y tarda su tiempo en volver a aflorar. Los trabajos de limpieza avanzan con mucha lentitud. Y con esto habríamos llegado a los sucesos que se desarrollan entre una y otra planta de nuestro edificio cutáneo.

2 ENTRE PLANTA Y PLANTA

Abandonamos ahora el primer subterráneo, la epidermis, para desplazarnos en dirección al segundo, la dermis. Pero antes nos detendremos un momento a observar el recubrimiento ondulado que separa y une a la vez los dos, puesto que también aquí ocurren cosas.

LOS LUNARES

En la jerga especializada llamamos a esta cubierta intermedia membrana basal. Aquí encontramos, por ejemplo, a los hermanos de los melanocitos, los nevos melanocíticos (lunares) y las células névicas. Un lunar es el resultado de una acumulación de melanocitos o nevocitos que anidan juntos. Estos últimos son esféricos y holgazanean porque son variantes de melanocitos inútiles. Digo holgazanes porque no hacen nada y nadie comprende para qué los creó la naturaleza. En el fondo, nadie los necesita.

Los nidos de nevos melanocíticos se encuentran a menudo justo debajo o también por encima de la membrana basal. Estas jóvenes células más bien superficiales poseen una coloración marrón claro, sus colegas de las profundidades tienen una apariencia gris azulado y los indecisos son de color parduzco. Los dermatólogos llaman «café con leche» y lentigos a las extensas variantes marrón claro. Los lunares se llaman así porque en la antigüedad su origen se atribuía al influjo de la luna.

Muchos de ellos se originan a lo largo de la vida o solo se vuelven visibles con el tiempo. Se pasan años correteando por las profundidades del tejido hasta que un día, de repente, afloran. En general, esto ocurre hasta los treinta años de edad. También durante el embarazo pueden salir a la superficie unos cuantos. Finalmente, en la vejez algunos vuelven a ocultarse en el fondo del tejido. Por lo demás, las marcas de nacimiento son nevos congénitos.

Los lunares son tumores benignos que, no obstante, pueden degenerar en cáncer de piel negro. A veces hay melanocitos dispersos que degeneran en un ojo, en los ganglios linfáticos, en el intestino o en los órganos internos. Por eso, aunque es muy poco frecuente, el cáncer de piel puede haberse gestado fuera de la superficie cutánea.

AMPOLLAS, HERIDAS Y CICATRICES

Con un poco de imaginación, la estructura de la membrana basal, la capa situada entre la primera y la segunda planta subterránea, puede recordarnos a las bandejas de cartón para los huevos. Gracias a su forma ondulada, el ensamblaje entre la epidermis y la dermis situada debajo resulta más estable. De este modo, puede evitarse el menor corrimiento. Advertimos este efecto cuando nos enfundamos unos tejanos de tubo, unos zapatos estrechos o cuando nos dan un masaje en la espalda: sin esta estructura dentada, la epidermis se levantaría enseguida, como ocurre con las ampollas.

Sin embargo, esta membrana constituye un punto débil. Para los facultativos es un *Locus minoris resistentiae,* un lugar de poca resistencia. Lamentablemente, en un punto débil de estas características a menudo se originan ampollas. Esto es muy común cuando llevamos sin calcetines unos zapatos y nos rozan. La ampolla es un espacio hueco entre las dos capas de piel (la epidermis y la dermis) que se llena de linfa. Y como por allí también pasan numerosos tejidos nerviosos, la ampolla duele, sobre todo cuando se rompe y la herida aparece en carne viva.

La cubierta de la ampolla está constituida por la epidermis, con cada uno de sus estratos, pero es fina y a menudo revienta. Cuando está muy llena o se abre, los sensores de las fibras nerviosas sensitivas y del dolor dan la alarma. El organismo debe ser informado de que algo no va bien, de que hay una fuga por donde pueden penetrar las bacterias o que es posible que la ampolla crezca. Para que esto no suceda, a veces puede ser conveniente liberar la presión. Si pones la mano encima, ya sea porque duele, o bien porque la piel está muy tensa, actúa con precaución: para evitar el riesgo de bacterias, deberías desinfectar bien la piel de la ampolla y a continuación pincharla cuidadosamente con una aguja al rojo vivo o una hipodérmica de la farmacia. Una vez aliviada la presión, lo más conveniente sería dejar que la cubierta de la ampolla actuase de tirita orgánica; o si no, y una vez más con mucho cuidado, puedes aplicar encima un desinfectante o un apósito para ampollas. Este procedimiento es también válido cuando la fina cubierta de la epidermis no ha podido resistir la presión y la ampolla se ha abierto por sí sola.

A propósito de las ampollas abiertas: dice la sabiduría popular que «las heridas se curan al aire». Sin embargo, al igual que con las desolladuras y las quemaduras, en el caso de las ampollas —y sobre todo si han reventado—, es preferible hacer uso de los apósitos modernos que activan la curación mediante la participación de las propias sustancias de la linfa. Adiós a las costras, ¡demos la bienvenida al tratamiento de las heridas en húmedo!

Los apósitos más novedosos para este tipo de tratamientos se conocen como apósitos hidrocoloidales, de hidrogel, o compresas de alginato o espuma de poliuretano. Podríamos decir que son un «sustituto inmediato de la piel». Con estos no se forma costra, cosa que también tiene sus ventajas, pues dado que es dura, angulosa y de materia muerta, la curación tomará más tiempo. Una costra bloquea el avance del crecimiento celular en los bordes de la herida. Los vendajes convencionales tampoco son una buena solución.

Por el contrario, un ambiente húmedo, que permita a la herida respirar, favorece que las células de la epidermis se regeneren de la mejor forma posible. Imagínate la zona de la piel lesionada como si fuera una pequeña planta que necesitara sus cuidados. También crecerá más segura y con más rapidez en un invernadero, un biotopo cálido con suficiente aportación de oxígeno y fertilizante biológico. Los apósitos modernos para las heridas dejan pasar el oxígeno pero evitan en cambio la entrada de bacterias. Al mismo tiempo, el agua acumulada bajo la herida actúa como si fuera un superfertilizante orgánico. Esta formidable combinación a base de sustancias curativas endógenas se compone de células del sistema inmune, mensajeros químicos, proteínas y enzimas que favorece la renovación celular de forma asombrosa.

Costras de crocante

Los dermatólogos somos gente muy sensual. Observamos, olemos y palpamos. Así que las costras nos proporcionan una experiencia óptica y táctil muy particular. En este punto, me gustaría contar con tu participación para realizar una pequeña búsqueda de indicios alrededor de las costras, o postillas como las llaman muchos.

Las costras son secreciones secas que las heridas han exudado por un sitio y por otro. Su color nos revela el problema que puede ocultarse tras ellas: las costras rojizas y negruzcas se componen de sangre coagulada y son producto de heridas que sangran. En cambio, en las costras amarillo claro hay líquido seco de los tejidos (suero, linfa) procedente de vesículas cutáneas o ampollas. Esta costra se forma igualmente en eczemas que supuran, o sea por causa de inflamaciones en la epidermis. Cuando la costra adquiere una coloración anaranjada o «amarillo miel», es indicio de una infección bacteriana. La costra se compone de pus seco originado por bacterias extremadamente contagiosas (estreptococos o estafilococos). Esta infección se conoce con el nombre de «impétigo».

El tejido se vuelve gris azulado en caso de muerte celular. A veces las costras emanan un olor putrefacto y revelan una enfermedad muy grave. Estas necrosis pueden presentarse por causa de la inflamación u obturación de los vasos sanguíneos, o de un herpes zóster muy extendido.

Por el contrario, si la costra es quebradiza y de un color amarillento y blanquecino, sencillamente se debe a que unos cuantos corneocitos se han entremezclado con la secreción clara de la herida, por lo que los dermatólogos la denominan, con acierto, «costra escamosa».

Cicatrices abultadas

Algunas personas se han hecho famosas por, o a pesar de, sus cicatrices. Es el caso del actor Jürgen Prochnow: guapo, exitoso y con marcas de acné. También el «Schmiss», un corte intencionado infligido en la mejilla con la consiguiente aparición de una cicatriz, adorna hasta hoy el semblante de algunos «viejos caballeros» que durante su carrera universitaria pertenecieron a una asociación cuyo vínculo era sellado con un ritual de esgrima. Hasta la Segunda Guerra Mundial en particular, esta marca era el distintivo de académicos varones. Las cicatrices ornamentales adornan también la piel de ciertos pueblos indígenas, y entre algunas tribus urbanas en cierto momento estuvo de moda la «escarificación».

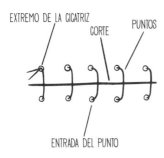

EXTREMO DE LA CICATRIZ
CORTE
PUNTOS
ENTRADA DEL PUNTO

TRES TIPOS DE CICATRICES

① CICATRIZ NORMAL

② CICATRIZ HIPERTRÓFICA

③ QUELOIDE

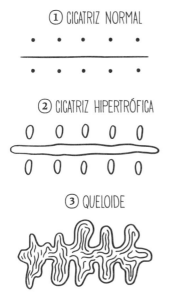

Casi todos tenemos una cicatriz en alguna parte, consecuencia quizás de un grano profundo, la varicela, accidentes, quemaduras o de intervenciones quirúrgicas. La mayor parte de las cicatrices no resultan perturbadoras. Otras, sin embargo, saltan a la vista enseguida o su aparición se debe a acontecimientos traumáticos y constituyen un recuerdo perenne de lo vivido. En estos casos, las cicatrices son una losa para la persona afectada.

Una cicatriz se forma siempre que la membrana basal resulta herida. La pérdida de material epidérmico tiene que ser subsanada entonces con el menospreciado e incorregible tejido de repuesto que es la cicatriz. Al principio una cicatriz siempre es roja. De ello se encargan los vasos sanguíneos vascularizados, a través de los que se suministra el material para la nueva cicatriz, igual que si fuera la vía de acceso a unas obras. En el estadio siguiente se atenúa de rojo a rosa y al final, una vez concluidos los trabajos de construcción, se vuelve blanca, dura y sin elasticidad. Carece de glándulas sebáceas, folículos pilosos y células pigmentarias. Por tanto, no se broncea y está pelada. Pero, después de todo, cierra la herida de forma estable.

Un arañazo resulta tan doloroso porque las sensibles terminaciones nerviosas se encuentran a flor de piel y se toman muy en serio su función como sistema de alarma local, de tal modo que ante cualquier nimiedad ponen la voz en grito para evitar males mayores. No obstante, este tipo de heridas se cura siempre sin cicatrices.

Si la rozadura es más profunda y descubrimos ya pequeños puntos sanguinolentos, tal vez no siempre la herida se curará sin dejar una cicatriz, ya que en este caso la membrana basal se ha perforado. Por consiguiente, tenemos a la vista una planta más profunda: los vasos sanguíneos de la dermis. Cuanto más vulnerable sea la membrana basal, mayor es el riesgo de cicatrices. Y aquí hay un agujero verdaderamente profundo —nos hemos quedado sin epidermis y sin membrana basal—, así que podemos poner la mano en el fuego por que habrá una cicatriz. De una operación te llevará a casa el pertinente recuerdo, ya que el cirujano corta con el bisturí la membrana basal.

La aparición de una cicatriz va acompañada de cierta pesadumbre tan pronto se ve, por razones estéticas o porque limita la movilidad de las articulaciones; o cuando pica, duele, o se encoge, es dura y carece de elasticidad. Algunas cicatrices aumentan de tamaño y se elevan formando una protuberancia sobre la línea de corte. A estas «abultadas» cicatrices en tres dimensiones los dermatólogos las llaman también *hipertróficas*.

Si continúa proliferando incluso más allá de los límites de la herida original, hablamos entonces de una cicatriz protuberante tumorosa. Un *queloide* de estas características sin duda no es un tumor maligno, pero se enrojece y se inflama y a veces pica, ya que las fibras nerviosas están implicadas y a veces participan en la inflamación. En el interior de la cicatriz impera una delirante superproducción de cierta clase de fibras en particular sin tener en cuenta su eliminación. Estamos ante una producción masiva sin posibilidad de salida. Todo el proceso está controlado por unas sustancias mensajeras excesivamente comprometidas que abordan la inflamación con tal afán de notoriedad que hacen un trabajo innecesario. Aunque la propensión a los queloides es genética.

La naturaleza actúa de un modo muy extravagante al abultar los orificios perforados en las orejas hasta convertirlos en verdaderos pompones encarnados. Las cicatrices voluminosas suelen formarse también después de una quemadura, en caso de granos de acné profundos y en los senos de las mujeres. La gravedad lastra los senos con una fuerza de tracción específica que a su vez tira de la herida; este fenómeno parece estimular en toda regla su voluminosidad, del mismo modo que las cicatrices en las articulaciones o en las protusiones de los huesos, donde cualquier movimiento produce tirantez. Además, el tejido responsable de que la lesión sane es aquí mil veces más activo que en cualquier otro punto del cuerpo.

Para favorecer el proceso de cicatrización después de una herida —si la cicatriz ya no está húmeda—, aplícate durante varias semanas e incluso meses un gel o un apósito con silicona. La silicona ejerce un efecto calmante sobre la cicatriz, seguramente porque hace creer al sistema que por encima ya hay una capa sana. La cicatriz almacena humedad por debajo de la silicona, lo que favorece la curación.

En zonas articulatorias, en cuanto las cicatrices se han estabilizado, los masajes suaves resultan de ayuda para evitar que se encojan; generalmente, esto se produce al cabo de unas cuatro semanas. Las marcas blancas pueden cubrirse con maquillaje permanente del color de la piel o incluso, dado el caso, con un tatuaje.

Cuando los queloides son aparatosos, los médicos suelen recetar almohadillas para aplicar presión o infiltraciones de corticoides con objeto de conseguir que poco a poco la cicatriz encoja. También se trabaja con otros métodos como el láser, las agujas calientes y curas de frío (hasta menos 196 °C), pero también hay quien se somete a tratamientos radiológicos o incluso a radioterapia de baja intensidad. En cualquier caso, se recurre a la artillería pesada. Por el contrario, lo que se debería evitar siempre que sea posible es operar los queloides, al menos cuando son secuencias de una operación. Porque entonces vuelven a salir.

LAS ESTRÍAS

A la tierna edad de dieciséis años, un día de playa empecé a observarme con interés. Mi piel había adoptado un tono beis de grado medio. Y, sin embargo, en mis pantorrillas no excesivamente gráciles se veían unas líneas blanquecinas verticales, y en parte fragmentadas, que no habían adquirido nada de color. Me recordaban a unas tomas aéreas sobre el delta del Nilo. Durante unos instantes me quedé fascinada por aquellas extrañas marcas sobre mi piel, pero enseguida otras cosas desviaron mi atención y me olvidé de aquellas líneas tan raras.

Hasta que años más tarde, siendo ya dermatóloga, se cruzaron en mi camino varias jovencitas en la edad de la pubertad que acudieron a mi consulta. Les daba vergüenza. Se sentían desgraciadas, confusas. Nunca más podrían volver a ponerse una minifalda para salir y tampoco se atreverían a ir a la playa. Un defecto «tan mayúsculo» como el de las estrías disuade de esos cometidos a mujeres realmente jóvenes, bellas y sanas.

Y de pronto recordé mi propio delta del Nilo en las pantorrillas, a los que entretanto se habían añadido unas cuantas «cremalleras» blancas en las caderas. Personalmente, nunca se me pasó por la mente dejar de ir a la playa por eso ni tampoco experimenté las estrías como algo perturbador. ¿Será porque eran otros tiempos en que una mujer todavía podía permitirse tener estrías y hoyos; y en los que tampoco existía Photoshop para definir de nuevo la belleza? ¿O acaso tenía una percepción de mi cuerpo diferente en comparación con estas sílfides? ¿De verdad estaban convencidas de que debían ser perfectas y sin mácula porque de lo contrario no serían amadas ni deseadas?

Como mujer adulta —y ahora hablo como una persona común y corriente— sé por experiencia que a los hombres les da exactamente igual si se ven estrías o no. Es más, generalmente, ni siquiera las perciben. Después de todo, la mayor parte de las veces ni siquiera se dan cuenta de cuándo una mujer se ha cambiado el corte de pelo o estrena zapatos. Lo principal es que es una mujer, que es la persona adecuada y que todo su cuerpo lo atrae igual que una obra de arte, independientemente de si en alguna parte tiene defectos. Durante los últimos días del embarazo, a algunas mujeres les salen estrías en la barriga. Hay muchos padres orgullosos que adoran las marcas queratinocíticas que se extienden por el vientre de su esposa tan solo por el hecho de que ha gestado los hijos de ambos.

En efecto, con respecto a las estrías, el entorno casi siempre reacciona de un modo benevolente, cariñoso, honesto y en absoluto discriminatorio. La mayoría de las personas no advierten las estrías en la piel de los demás o consideran que no molestan en absoluto. Aun así, esto no suele ser ningún consuelo para la persona afectada que sufre terriblemente a causa de este supuesto defecto.

Las estrías, al igual que otros extravagantes inventos de la naturaleza, a primera vista son algo inútil y también algo completamente habitual. ¿Has pensado alguna vez por qué tenemos a la derecha y a la izquierda de la cabeza algo tan raro y sorprendente como unas valvas de cartílago blandas con ondulaciones a las que llamamos orejas; por qué tenemos unos pelos hirsutos sobre los ojos que se llaman cejas o unas placas córneas y duras en los dedos de los pies que se llaman uñas? Y no olvidemos el ombligo... Ese curioso orificio en medio del abdomen que a veces es redondo y otras tiene forma de ranura y con pliegues en su interior que en ocasiones se parece a un caracol de viñedo, y que, una vez cortado el cordón umbilical, no sirve para nada excepto para acumular pelusilla. A algunos, el ombligo les sirve además para acoger una especie de masilla mohosa integrada por bacterias, sebo y células muertas. La naturaleza ha ideado unas cuantas creaciones de escaso significado que, desde el punto de vista evolutivo, quizás se hayan quedado obsoletas. Sin embargo, a nadie se le ocurriría considerarlas un defecto. Si hacemos un vaticinio sobre la evolución, probablemente lo próximo que perderemos serán las uñas de los pies, porque ya no necesitamos garras para sujetarnos a ninguna parte.

Por el contrario, las estrías tienen una profunda razón de ser porque nuestro cuerpo crece a lo largo y a lo ancho. Alcanzamos nuestra estatura definitiva entre los dieciséis y los dieciocho años, mientras que para la anchura de nuestros contornos no hay un tope. Cuando las mujeres alcanzan la pubertad, las hormonas femeninas, los estrógenos, favorecen las formas redondeadas y voluminosas en el abdomen, los senos, las piernas y los glúteos. Esto que suena como una breve descripción de gimnasia para las zonas problemáticas, no alude sino al prototipo «femenino». La superficie cutánea es fiel a nuestro crecimiento, hace todo lo necesario para mantenernos en forma. Gracias a las fibras elásticas de la dermis, la segunda planta del garaje subterráneo que constituye nuestra piel es extraordinariamente atlética y flexible, y se estira como si fuera un mono de aeróbic. Pero, al igual que en la industria textil, en la piel también hay distintos fabricantes, léase nuestros padres, que nos han legado una determinada elasticidad cutánea.

En consecuencia, dependerá de nuestra herencia genética si nuestra piel ha mantenido la flexibilidad de un cómodo atuendo casero o la de una elegante pero rígida americana.

No obstante, a veces la piel se da de sí en determinadas zonas, y puede necesitar una especie de costura para volver a adquirir estabilidad. Cuando la pantorrilla ha ganado músculo con excesiva rapidez; durante el embarazo, cuando los senos pasan de una copa B a una D por el aumento de las glándulas mamarias; o el contorno de la barriga es cada vez mayor porque se necesita espacio para albergar al bebé o para una reserva de grasa, las fibras de la dermis se estiran cada vez más hasta que, en un momento dado, se tensan demasiado y se resquebrajan. Para subsanar este desgarro en la malla del tejido conjuntivo, la dermis genera, a toda prisa, un parche de remiendo a base de fibras con el fin de estabilizar de forma permanente la región sometida a prueba. Estas costuras de sostén subterráneas resultan visibles a través de la epidermis, que también se ha dado de sí, y se ha vuelto más fina. Cuando son recientes, las estrías suelen ser rojizas, como ya sabemos por otras heridas que implican la aparición de cicatrices. A menudo, estas marcas encarnadas nos pasan inadvertidas hasta que un día nos asombramos al descubrir sobre nuestra piel un nuevo delta del Nilo que, con el paso de los días, se ha vuelto blanco como una antigua y experimentada cicatriz.

Las líneas que discurren en sentido longitudinal muestran que la piel se ha tensado hacia los lados, mientras que las transversales indican un crecimiento rápido y desmesurado. Algunas personas tienen la mala suerte de tener estrías muy numerosas, muy anchas, muy rojas o moradas; cuando esto ocurre, la piel se vuelve muy flácida y cuelga como un balón viejo sin aire. El límite entre unos comentarios dentro de la normalidad, y por tanto exentos de crítica, y un diagnóstico hiriente es difuso.

Las estrías encarnadas pueden indicar una ingestión prolongada de cortisona o una enfermedad llamada síndrome de Cushing, causada por un exceso de cortisona (cortisol) generado por las glándulas suprarrenales. La gran cantidad de cortisona segregada por el organismo provoca que la piel se vuelva delgada y quebradiza, de modo que las estrías se forman más deprisa. De ahí que, si los resultados de las observaciones arrojan una presencia de estrías muy acusada, será conveniente hacer un análisis del nivel de cortisol en la sangre.

Se pueden prevenir estirando la piel mediante un masaje con los dedos pinzados, como en el embarazo. Para ello necesitaremos una crema grasa o pomada, a la que el farmacéutico puede añadir también un poco de aceite de oliva; pero no aceite puro para masaje, ya que al mezclarse con las sustancias grasas de nuestra barrera cutánea las arrastraría consigo y la piel se secaría. En cambio, con una crema de cuidado corporal grasa esto no sucede. Aplícate la crema y, a continuación, masajea con el pulgar y el dedo índice, pinzando un pliegue del abdomen o de las caderas. Aprieta el rollito, estira un poco hacia arriba y deja que vuelva a su sitio antes de pasar a otra zona. Puedes repetir esta operación en cualquier lugar donde haya riesgo de un exceso de tensión. Para proveer a la piel de suficiente material con el que elaborar las fibras elásticas, es preciso que haya además una cantidad adecuada de micronutrientes en la sangre. Tu médico de cabecera te aconsejará al respecto y, según sea el caso, te dará la información oportuna para realizar un reajuste en la dieta alimenticia o tomar suplementos alimenticios si fuera necesario.

Existen también procedimientos de tecnología médica que mejoran las estrías, aun cuando no se logre que desaparezcan por completo. Aquí entran en juego la mesoterapia, el lipomasaje, así como los tratamientos de calor con agujas de oro y el láser. Las proteínas reaccionan de forma muy sensible al calor. Eso lo sabe cualquiera que alguna vez haya cocido un huevo. Por eso, con altas temperaturas es posible intervenir sobre las capas de proteínas en el interior de las cicatrices.

Por su efecto calor, el láser también resulta idóneo para eliminar los vasos sanguíneos enrojecidos en las estrías. Ahora bien, si la piel está muy flácida y cuelga, el recurso más efectivo será pasar por el quirófano, con el fin de eliminar el exceso de piel y estirarla para devolverle su firmeza. Sin embargo, esto no impedirá que se sigan viendo las estrías, si bien su aspecto mejorará un poco paso a paso, con tratamientos arduos que pueden prolongarse durante meses o incluso años.

3 EN EL SEGUNDO SUBTERRÁNEO. LA DERMIS

En la segunda planta inferior se encuentra la capa que conocemos con el nombre de *dermis*. Me he referido ya a ella al tratar el tema de las cicatrices y las estrías. Nuestra dermis equivale al cuero animal, con el que se fabrican bolsos, zapatos y asientos de piel. La dermis no solo aporta resistencia sino también elasticidad a la superficie cutánea. Además, aquí se localiza el climatizador de la piel y por supuesto de todo el cuerpo. La recorre una gigantesca red de vasos, como si fuera un sistema calefactor por debajo del suelo, y mediante el riego sanguíneo regula la cantidad de calor que emite el organismo. Si hay que enfriarlo, las glándulas sudoríparas se encargan de la evaporación fría al trasvasar líquido hacia la piel; si se trata de calentarlo, la piel conduce el flujo sanguíneo hacia el fondo y lo hace llegar rápidamente a las regiones más profundas. Y por último, aunque no por ello menos importante: en la dermis se encuentra también una significativa avanzadilla del sistema inmunitario.

UNA CENTRAL PARA LOS SERVICIOS DE SEGURIDAD, DE NOTICIAS, ACLARACIONES Y ESPIONAJE

A diferencia de la fina epidermis, la dermis posee unos 2 milímetros de espesor. Esto proporciona a nuestra piel estabilidad, ya que además está repleta de tejido conjuntivo, formado por recias fibras de proteínas debidamente resistentes. Se encuentra rodeada además por otros filamentos de resorte en forma de diminutas espirales que contribuyen a que la piel recobre su forma natural después de estirarse o tensarse. Lamentablemente, la piel pierde firmeza con el paso del tiempo; primero, porque está supeditada a un proceso de envejecimiento natural, y en segundo lugar porque sin darnos cuenta la exponemos a un proceso acelerado de envejecimiento: el sol, el solárium, los cigarrillos, el estrés, la falta de sueño, la mala alimentación y el escaso movimiento hacen desaparecer nuestras fibras de resorte de manera flagrante.

Si has rebasado ya los treinta y cinco años, o incluso si te encuentras en la edad de la jubilación, observa tu rostro y compáralo con la piel de las nalgas. A lo largo de su vida, el trasero habrá visto el sol más bien poco, a menos que seas naturista o vayas a menudo al solárium. Si, además de eso, no fumas como un carretero, tu culo, al igual que tus caderas, deberían reflejar exclusivamente los signos del envejecimiento natural de la piel, mientras que el rostro y las mejillas están expuestas desde el primer día de vida a los efectos del aire y la radiación ultravioleta. He aquí un impresionante ejemplo de lo que significa el fotoenvejecimiento.

Veo a muchos de mis pacientes sin ropa y nunca ha dejado de sorprenderme la gran diferencia de edad que parece haber entre la cara y el trasero. También las personas mayores suelen tener casi siempre la piel del pompis bastante lisa, blanca, sin manchas y sin arrugas. En cambio, a los treinta y pico de años a menudo el rostro está surcado ya por leves arrugas. Luego aparecen además las manchas, venitas, surcos profundos y zonas flácidas que, literalmente, cuelgan. Quien desde la pubertad ha sido cliente habitual del solárium, es muy probable que a los treinta su piel recuerde la de un zapato. Habrá perdido mucha elasticidad, se habrá vuelto rígida y gruesa. El primer sitio donde se ve esto es en la piel de los párpados inferiores. Dado que la piel aquí es muy fina y delicada, los demoledores rayos UVA del sol y del solárium penetran a más profundidad que en cualquier otra parte.

Si deseas comprobar cuánta elasticidad posee aún esta zona, haz el siguiente test absolutamente despiadado: tira del párpado inferior hacia abajo de forma que quede ligeramente separado del blanco del ojo y después suéltalo de golpe. ¿Y? ¿El párpado salta enseguida en dirección al ojo y se ajusta de nuevo? ¡Felicitaciones, en tu caso aún tienes el semáforo verde! Pero si se demora unos instantes o no tan pocos (digamos dos segundos o más), entonces tienes algunos puntos para ser víctima de un envejecimiento acelerado.

Junto a su función estabilizadora de la temperatura corporal, la dermis tiene muchas más cosas que ofrecernos: abastece a la piel de oxígeno y nutrientes, envía importantes informaciones al cerebro y sirve de apoyo al sistema inmune.

Capilares y almohadillas esclusas

¿Te has hecho alguna vez un rasguño? Cuando esto ocurre, a veces podemos observar una capa blanquinosa y pelada con minúsculos puntos rojos. Es la dermis raspada y expuesta. Las áreas onduladas situadas debajo de la membrana basal quedan a la vista, junto a los vasos sanguíneos absolutamente diminutos, los capilares. Imagínate el conjunto como una red de mangueras de jardín ramificadas con algunos vasos que acaban de recibir un buen abastecimiento de sangre y otros menos. Todo el proceso está controlado por unas almohadillas inflables que se encuentran alrededor de la manguera como si fueran una válvula de cierre. De este modo, las almohadillas regulan el líquido que entra en la manguera. Si se abre el paso de la válvula, la sangre fluirá en abundancia por todas partes. Por el contrario, si se hinchan hasta alcanzar toda su capacidad, la entrada de la ramificación de la manguera se estrechará, impidiendo el flujo sanguíneo.

Entre estas mangueras, las más diminutas son los capilares, que tienen un diámetro de entre 5 y 10 micrómetros (10 micrómetros equivalen a 0,01 milímetro); en comparación, el diámetro de un cabello es de 80 micrómetros. Los capilares unen las mangueras de suministro (las arterias) con las de eliminación de residuos (las venas).

Después de pasar por el corazón, las arterias suministran sangre rojo claro, enriquecida con oxígeno procedente de los pulmones, a todos los órganos, incluida la piel. Después, gracias a su forma tubular en vertical, los capilares la transportan hacia arriba en dirección a la epidermis, donde a través de minúsculos orificios aportan agua, oxígeno y nutrientes (aminoácidos, oligoelementos, sustancias mensajeras y vitaminas). En contrapartida, absorben allí dióxido de carbono y otros productos químicos de desecho del intercambio celular y los desalojan. Es como en una lavadora, donde por un lado entra agua limpia y por el otro el agua sucia se conduce hacia la salida. A través de las venas, la sangre desoxigenada llega a los pulmones y al corazón, donde es reciclada al ser enriquecida con oxígeno; el hígado y los riñones desintoxican el resto.

En determinados momentos al organismo le importa más protegerse del frío o del calor que ocuparse de la alimentación de las células cutáneas. La temperatura corporal debe rondar siempre entre unos 36,8 °C y 37 °C; de lo contrario surgen problemas ya que los órganos son incapaces de funcionar bien. Si afuera hace demasiado calor, podríamos correr el riesgo de sufrir un sobrecalentamiento; y cuando hace mucho frío, una congelación. Por este motivo debemos apresurarnos a poner en marcha nuestro climatizador endógeno, para desalojar calor cuando las temperaturas suben en exceso y conservarlo cuando bajan.

Además, en la dermis contamos con un pequeño termómetro fibrilar; en función de cuál sea la temperatura, desde aquí se emiten impulsos nerviosos, más rápidos o más lentos, a través de las fibras nerviosas que llegan a la médula espinal y luego hasta el cerebro. Percibimos la sensación térmica por el contacto con los objetos, aunque también con el aire o los líquidos: la sauna, el agua fría, el cuerpo caliente de otra persona, el viento cálido del desierto o los cálidos rayos infrarrojos de la luz solar. En el cerebro hay un termostato, alojado en el hipotálamo, que es el centro de control para la temperatura, el sexo, el sistema circulatorio, la comida, la bebida y el ritmo nocturno y diurno: registra la temperatura de la sangre entrante y al mismo tiempo recibe señales térmicas del cuerpo y la piel, y a continuación notifica al riego cutáneo cuál es el grado de calor oportuno.

Una piel estupenda en invierno

Cuando a nuestro alrededor hace frío, las almohadillas-esclusas se expanden tanto que la circulación capilar se reduce casi al mínimo. El riego sanguíneo de la piel aminora en general, ya que es preciso conducir la sangre enseguida hacia el interior del cuerpo, pues de lo contrario correríamos el riesgo de desalojar demasiado calor de la superficie corporal y nuestra temperatura podría descender en exceso. Por lo demás, esto significa que cuando hace frío la piel es abastecida con menos cantidad de oxígeno. Durante cierto tiempo, el tegumento tolera bien la situación. Sin embargo, en caso de frío extremo, la nariz, los dedos de las manos y los pies, así como las orejas, son zonas sensibles expuestas al peligro.

Tal vez ya intuyas que será necesario una temperatura por debajo de 0 grados para que el frío cause daños en la piel. Si bien es cierto que los sabañones salen ya con temperaturas relativamente bajas, unos 4 °C, esta temperatura normal del refrigerador no basta para restringir de forma radical el riego sanguíneo cutáneo. No obstante, la piel se inflama y se hincha.

En general, la piel suele adaptarse bien al frío. Tal vez en invierno se seca un poco más debido a la pérdida de humedad que produce la calefacción y el ambiente seco del exterior. Pero no por eso deberemos aplicarnos crema a todas horas, a menos que tengamos la sensación de que la piel no se recobra por sí misma. Las cremas humectantes solo deberían aplicarse por la noche, antes de dormir, y solo cuando una tendencia a una excesiva sequedad cutánea lo justifique.

Si a pesar de un frío riguroso, sales a la calle justo después de haberte aplicado una crema humectante, podrías fácilmente sufrir síntomas de congelación debido al alto contenido de agua existente en la crema.

Esto traería consigo dolorosas duricias de aspecto desagradable que se prolongan durante semanas, así como la aparición de zonas amoratadas, dolores e hinchazón en el tejido. Por tanto, cuando en la lista de componentes de una crema incluya «agua», es preferible utilizarla solo en casa o en un ambiente caldeado. Cuando hace un frío intenso, es más idóneo recurrir a una pomada grasa sin agua.

He escrito «pomada» a propósito, claro está, y por la sencilla razón de que las cremas siempre contienen mucha más agua, mientras que la pomada apenas nada.

La sequedad de la piel en la estación fría tiene aún otra causa esencial. Veamos, el tegumento tiene dos fuentes de grasa: la de la barrera del estrato córneo y el sebo de nuestras glándulas sebáceas. Estas últimas son muy abundantes en la cabeza, así como en las orejas y en la cara, sobre todo en la llamada zona T: frente, nariz y barbilla. Los pobres labios, en cambio, carecen de glándulas sebáceas y por eso no pueden pasar sin la grasa que les proporcionan las glándulas sebáceas circundantes. El sebo se comporta de modo similar a la mantequilla. Si está bien caliente, se desliza en forma de gotas desde el interior de los poros hacia el exterior. Análogamente a la mantequilla, que se extiende bien a una temperatura adecuada, las gotitas de sebo se reparten en el rostro como si fuera sobre una rebanada de pan. Pero con una temperatura como la del frigorífico, el sebo se endurece. En invierno se distribuye peor, por lo que la piel se vuelve más seca; los labios, en particular, no reciben nada en absoluto, de ahí su aspecto frágil y agrietado. Y si encima uno se los humedece constantemente con la lengua, está perdido; porque eso supone aún menos grasa y más agua todavía, por lo que el riesgo de que se hielen aumenta.

Que las glándulas sebáceas interrumpen por completo su trabajo con el frío es un rumor infundado, pues se encuentran en las profundidades de la dermis, de modo que el proceso de producción discurre sin trabas. Esto se advierte fácilmente en el hecho de que el acné no mejora en invierno ni tampoco el eczema seborreico, cuya aparición se debe a un elevado flujo de sebo. Muy al contrario, ambos afloran de forma muy clara en la estación invernal por falta de los rayos solares, que tienen un efecto antiinflamatorio. Gracias a la emisión de rayos ultravioleta, en muchos casos, el sol es capaz de eliminar por sí solo inflamaciones cutáneas como si fuera una crema de cortisona. De este efecto se hace uso en el mar Muerto y en las cabinas médicas de rayos ultravioleta para tratar la dermatitis y la psoriasis.

La piel en el desenfreno de la circulación sanguínea

En caso de un calor excesivo (como en la sauna), los receptores térmicos dan el aviso: «¡Alerta, hay riesgo de un sobrecalentamiento!» Se abren las esclusas, el parasimpático (el nervio de la relajación) dilata los vasos sanguíneos y la sangre circula con toda libertad por los vasos cutáneos. Por eso, cuando hace mucho calor solemos ponernos colorados, y durante una sesión de sauna, a menudo pueden distinguirse en las piernas hasta las ramificaciones del riego sanguíneo en forma de marcas rojas. Así es como nuestro cuerpo desprende calor al ambiente, a la vez que activa las glándulas sudoríparas para refrescar la superficie de la piel con la evaporación.

El intenso calor no es la única causa de que aumente el riego sanguíneo en el tegumento, también ocurre cuando hay inflamaciones, para favorecer la afluencia de más células del sistema inmune y antígenos al foco de crisis. En este caso, el riego sanguíneo se intensifica debido a los mediadores químicos que libera la propia inflamación.

Lamentablemente, los puntos o las superficies rojizas no siempre son tan inofensivos como después de una sauna, sino que a veces pueden ser consecuencia de un derrame. Esto puede pasar con una alergia, como resultado de una desagradable picadura de insecto muy tóxica. La reacción alérgica provoca la perforación repentina de los vasos y pequeñas cantidades de sangre se filtran en la dermis. Estos derrames también pueden presentarse como consecuencia de vomitar intensamente cabeza abajo, por un exceso de presión. Por tanto, un sangrado en forma de puntos puede dar la señal de alarma sobre una inflamación de los vasos, una reacción inmunitaria, el ataque de un virus que los deteriore, un trombo venoso en las piernas o de alguna otra forma de presión excesiva de gravedad. Por el tipo de sangrado y la zona del cuerpo en que se produce, los criminalistas experimentados y los forenses pueden distinguir si la víctima ha sido estrangulada o asfixiada.

Si adviertes en tu cuerpo una rojez y deseas saber si se trata de un aumento inofensivo del riego sanguíneo o de un incipiente derrame en los vasos que pueda suponer algún riesgo, puedes hacer lo siguiente: coloca un vaso transparente sobre la zona de la piel afectada y presiona. Si con la presión el enrojecimiento desaparece, se trata solo de un aumento del flujo sanguíneo; ahora bien, si persiste, significa que hay derrame. En este caso, lo más indicado es acudir al médico.

La linfa. El espionaje al servicio del sistema inmunitario

Además de nuestro climatizador endógeno, el sistema de vasos sanguíneos, en la dermis hay también una amplia red de hendiduras linfáticas y vasos finísimos. A través de esta red, el sistema inmune practica el espionaje mediante el envío de tropas de reconocimiento o comandos especiales cuando es necesario.

La linfa es un líquido amarillento y turbio que proviene de los vasos sanguíneos y que transporta los glóbulos blancos (las unidades de combate de nuestro sistema inmunitario, munición en lucha contra el enemigo) a través del tejido. Así, los agentes patógenos son «apresados» por la linfa en el lugar de la intrusión, como por ejemplo una herida, y luego los conducen a la central. Allí, en los nódulos linfáticos, los intrusos enemigos son aniquilados por células asesinas naturales y los fagocitos, ayudados por la munición de anticuerpos. Grandes ejércitos de defensa formados por linfocitos son lanzados contra el enemigo, desplegándose con objeto de acabar cuanto antes con otros intrusos o poder detenerlos en las puertas de entrada y evitar así que causen estropicios.

Los nódulos linfáticos, que por su forma recuerdan a una judía blanca de Kidney, se encuentran por todo el organismo. Hay algunas estaciones importantes situadas en las profundidades y un buen número de ellos en las proximidades de la piel. A veces se puede percibir la presencia de los propios nódulos linfáticos, sobre todo cuando están activos. En ese caso, se agrandan y a menudo duelen. Es posible notarlos con cierta facilidad debajo de las orejas y a veces en las axilas y las ingles. Quien se rasura el vello púbico, puede arrastrar al tejido conjuntivo bacterias procedentes de las microheridas, que de inmediato son destruidas en los nódulos linfáticos de las ingles. Dada esta situación, a menudo resulta más fácil aún palparlos.

También las células cancerígenas que migran pueden invadir los nódulos linfáticos, filtrándose en la linfa; estas malvadas se quedan allí, donde pueden arraigar y multiplicarse. Las células cancerígenas que se dispersan y, por supuesto, el cáncer de las glándulas linfáticas pueden provocar un aumento evidente de los nódulos linfáticos. Por eso muchas personas se preocupan cuando al tacto notan un engrosamiento.

Cuando los nódulos linfáticos experimentan un engrosamiento reactivo, de hecho es una buena señal porque indica que el organismo reacciona de un modo saludable. Los nódulos linfáticos benignos tienen forma de alubia y se pueden empujar de un lado a otro con los dedos.

Por el contrario, los nódulos linfáticos cancerosos son más bien redondeados y no son duros ni duelen cuando se presionan, sino que son más bien grandes y blandos. Un nódulo linfático engrosado que pasadas tres semanas no quiere disminuir de tamaño requiere un examen médico.

LA RELACIÓN PIEL-CEREBRO: SOBRE EL CABLEADO NERVIOSO, LOS REFLEJOS PROTECTORES, LOS DOLORES Y EL VELLO ERIZADO

Someterse a un detector de mentiras es la prueba perfecta de la conexión entre la piel y el sistema nervioso. El que miente es presa de estrés. Aun cuando los gestos de la cara transmitan indiferencia, de todos modos aparecerá un ligero sudor producido por el miedo o el estrés, y eso va a alterar al instante la conductancia eléctrica de la piel. ¡Pillado!

Y que esto funcione así está establecido ya desde la fase embrionaria: la piel y el sistema nervioso se desarrollan a partir de las mismas capas de células. Incluso para un recién nacido, experimentar el mundo a través de las sensaciones de la piel es determinante para la supervivencia. Se cuenta que en el siglo XIII el emperador Federico II llevó a cabo un espantoso experimento: a unos niños de cuna se les daba alimento y se les mantenía limpios, pero no recibían ninguna muestra de afecto. Murieron todos por falta de amparo, amor y contacto. Hoy sabemos lo importante que es el contacto de la piel para los bebés. Los niños prematuros, por ejemplo, se desarrollan mejor si están una y otra vez en contacto directo con los padres a través de la piel, en lugar de que los dejen en el moisés.

¿Por qué el roce de la piel es tan agradable? ¿Por qué se nos pone carne de gallina cuando nos acarician la espalda? ¿Por qué, incluso siendo ligeramente doloroso, resulta placentero un pellizco o que nos rasquen?

He aquí la respuesta: la piel es el puesto de avanzada de nuestro cerebro. La parte principal se localiza en el segundo subterráneo, en la dermis. Se escucha, se espía, se transmiten mensajes… Todo esto ocurre por obra de células y fibras nerviosas, así como mensajeros químicos, los pilares de nuestro sistema nervioso.

Distinguimos el sistema nervioso central y el periférico, el cual a su vez se subdivide en el sistema nervioso vegetativo voluntario e involuntario. Es tan involuntario —no se deja impresionar en absoluto por nuestra voluntad—, que se denomina también sistema nervioso autónomo (SNA). Sigue trabajando durante el coma y controla la respiración, la circulación, la digestión, el ritmo del sueño, el sudor, la amplitud de las pupilas, los órganos sexuales y el metabolismo. El sistema nervioso autónomo está formado por tres componentes: el simpático, el parasimpático y el «cerebro del estómago», es decir, el nervio vago. El simpático y el parasimpático son adversarios. El simpático solo quiere rendimiento y ritmo; está atento las veinticuatro horas del día y siempre está preparado para la huida. Por el contrario, el parasimpático prefiere la tranquilidad, descansar apaciblemente, digerir, estar relajado y «hacer la sobremesa».

Todo el sistema nervioso es un poco parecido a un circuito eléctrico. Los cables de la corriente son nuestras fibras nerviosas, mientras que los centros de control serían el sistema nervioso central, el cerebro y la médula espinal. Esta última podemos imaginárnosla como una gran autopista de datos que posibilita la comunicación entre el cerebro y las estaciones de medición que hay en el organismo (piel, órganos, músculos, articulaciones, huesos). Todos ellos reciben suministro del sistema nervioso periférico.

El cerebro controla de forma activa una amplia variedad de nuestras acciones, y también hay una gran variedad de sensaciones que registramos de modo absolutamente consciente. Los movimientos voluntarios de la mano o la pierna son resultado de una decisión en el cerebro. Nuestra central de mando decide algo y envía la orden correspondiente a los órganos para que la ejecuten. Por ejemplo, si desea estrechar la mano a alguien porque el cerebro considera que en ese momento sería una muestra de cordialidad apropiada, tendemos el brazo, abrimos la mano y apretamos la de la persona que tenemos enfrente.

Y según deseemos transmitir delicadeza o resolución, ejerceremos una presión definida en un sentido o en otro. A su vez, el cerebro sabe si la mano hace la acción correctamente, si le deja una buena sensación (o sea, si no le hace daño), si tiene buen aspecto y por supuesto si consigue el efecto deseado. Estas informaciones llegan a través de las actividades de la agencia de noticias constituida por sensores y estaciones de medición de los órganos sensoriales, entre los cuales la piel es absolutamente esencial.

A través de pequeños receptores sensoriales —sensores que están distribuidos por el tegumento—, registra cualquier posible dato del medio exterior: los estímulos que provocan roce, presión, vibración, cambio de temperatura y dolor. En un apretón de manos, por ejemplo, percibimos también la presión ejercida por la mano que estamos estrechando. Notamos las oscilaciones del movimiento, advertimos si la otra persona tiene las manos secas, sudorosas, pegajosas, frías o calientes. A través de una gran superficie de fibras nerviosas que pasan por debajo de la dermis, la piel transmite la totalidad de estas informaciones al sistema nervioso central. Allí se procesan y se envían impulsos de respuesta al cuerpo y a la piel. Cuando ya se ha estrechado la mano suficientemente, el cerebro da por finalizada la acción con una nueva orden, «misión cumplida».

Por tanto, la piel y el cerebro se encuentran en un portal de intercambio muy profundo, consciente e inconsciente. El sistema nervioso vegetativo regula también el estrechamiento y la distensión de los vasos sanguíneos en la piel, yergue el vello para que se nos ponga una vistosa piel de gallina y activa las glándulas sudoríparas, por citar solo algunas otras de sus funciones.

Ciertamente, a veces no tenemos tiempo de hacer partícipe de algo al cerebro, porque en ese momento el camino hasta allí se antoja excesivamente largo. Para cuando sea informado y reaccione en consecuencia, podría ser demasiado tarde. Para estos casos contamos con los instintos reflejos. Están bajo el control directo de la médula espinal y hacen que todo vaya mucho más deprisa. Los necesitamos por ejemplo si nos hemos atragantado, pues entonces se produce el reflejo de la tos u otro aún más «radical», como el del vómito; o del mismo modo, cuando un insecto amenaza con entrar en el ojo y se activa el reflejo de cerrar el párpado.

La piel no sería un auténtico puesto de avanzada si no contara con un importante reflejo de protección propiamente suyo: el impulso retroactivo. Este reflejo se activa con el calor y el dolor. Los dolores desempeñan una importante función de alerta en el organismo. En la piel, estos se disparan por calor, frío, heridas, ácidos, soluciones cáusticas, presión, falta de respiración, inflamación y toxinas. Los receptores del dolor no se excitan con facilidad, por lo que necesitan un fuerte estímulo para saltar. La sensibilidad de los receptores está «tuneada» por las sustancias mensajeras; es decir, que están ajustados y adaptados.

Si tenemos una inflamación cutánea en los dedos del pie o en cualquier otra parte del cuerpo, se altera el clima en el tejido, volviéndose más ácido y se liberan inmensas cantidades de mensajeros químicos. Esto reduce nuestro umbral del dolor, nos hace aún más sensibles. A veces, a uno le duele todo el cuerpo, incluso las raíces del pelo, y padecemos «dolor de cabeza y extremidades». Para evitar males mayores, nuestro cuerpo nos obliga a guardar cama y nos avisa de que hay que tomarse el tiempo necesario para reponerse.

Si los sensores del dolor que hay en la piel presienten algún peligro, envían deprisa y corriendo al sistema nervioso central una advertencia como esta: «¡Alerta, me duele el hombro izquierdo!» o «¡Cuidado, la palma de la mano derecha puede quemarse!» La reacción es inmediata: cerramos la mano, damos un salto para apartarnos, esquivamos. Cuando reaccionamos así, con un acto reflejo, no interviene el inconsciente. La información sobre el dolor y el peligro desencadena ya a la altura de la médula espinal una reacción de evitación extremadamente rápida. Apenas un instante después llega hasta el cerebro, que se encarga de adoptar otras medidas preventivas y estrategias de evitación.

Cuando se trata de dolor, nuestra psique siempre se inmiscuye. La psique valora los dolores según su propia escala, en función de los episodios dolorosos que se han padecido ya a lo largo de la vida. Existe efectivamente una memoria del dolor, en la que quedan grabadas las experiencias del pasado. En el caso de una persona que ha tenido que soportar intensos dolores durante mucho tiempo, basta con un dolor comparativamente leve para activar el programa completo. Por eso, los terapeutas del dolor recomiendan no esperar hasta el punto de que no queda otro remedio para dar un analgésico, sino administrar cierta dosis ya de forma preventiva, para que el organismo no se acostumbre. De este modo disminuye el riesgo de reaccionar cada vez con más sensibilidad al dolor y tener que disparar siempre toda la artillería de medicamentos para que se produzca algún alivio.

Las experiencias de dolor (ya sea corporal o anímico) dejan por tanto una especie de cicatriz invisible en nuestra psique y debilitan nuestro cuerpo. Además, en el procesamiento del dolor desempeña un papel el mensaje recibido en la infancia por parte de los padres, los abuelos o en la guardería. ¿Estaba el dolor encubierto por el miedo? ¿O más bien había que ignorarlo por imposición, según la premisa «un valiente no conoce el dolor»? El modo en que el entorno exterior aborda el dolor de un niño es significativo; si después de un episodio de dolor ha recibido más atención, consuelo o amor que en otras circunstancias y situaciones, probablemente el dolor se manifestará antes.

Cualquier médico sabe por experiencia que el estímulo del dolor de una inyección suscita reacciones completamente diferentes en cada paciente. Según sean el carácter (estoico, heroico, un manojo de nervios, histérico, masoquista o un gallina), su procedencia (cada sociedad tiene su propia cultura sobre el miedo) y el nivel de estrés, la tolerancia al dolor varía de manera considerable. A veces, esos hombres que parecen tan fuertes, con músculos muy desarrollados, tatuajes y piercings, son particularmente sensibles al dolor y pueden derrumbarse cuando se les pone una inyección…

En algunos casos, el mero hecho de ver una cánula es suficiente para desatar el pánico en su interior. La película que está viendo con el ojo mental le causa tensión mientras espera el desagradable pinchazo. Dentro de un segundo esto va a doler. En esta situación, como médico podemos recurrir a una estratagema: cuando a alguien le han hecho daño en alguna parte, se rasca o se masajea en un acto reflejo. En la jerga especializada, esto se llama anestesia por presión. El estímulo que se origina al rascarse la piel se superpone entonces al estímulo del dolor; con ello la percepción del dolor disminuye.

Personalmente, me valgo de esto cuando tengo que poner una vacuna o una inyección intramuscular a alguien. Mientras aprieto sosteniendo la carne entre los dedos, el pinchazo apenas se nota, así que mi paciente supone que tengo verdadero talento para poner inyecciones.

Un sentido exquisito de la sensibilidad

Cuando hay peligros serios, como un dolor amenazante, enseguida entran en acción las fibras nerviosas, a través de las cuales la información llega de inmediato al sistema nervioso central. En cambio, cuando las sensaciones son menos apremiantes, el sistema nervioso no debe emplearse tan a fondo y tiene tiempo para calibrar la calidad del estímulo y comunicárselo tranquilamente al cerebro. De ahí que el roce de contacto, la presión, las vibraciones, la temperatura y las sensaciones de dolor tenues y menos agudas sean conducidos por fibras nerviosas más lentas.

En el tema del flujo de información desde la piel hasta el cerebro, despacio significa una velocidad de 0,5 metro hasta 2 metros por segundo; y muy rápido, unos 90 metros por segundo. Para que los estímulos puedan ser detectados, en cada planta del edificio que constituye nuestra piel hay innumerables terminaciones nerviosas libres actuando de sensores. En algunos lugares son hasta doscientas por centímetro cuadrado. Estas registran los estímulos del dolor originados por temperaturas extremas (+45 °C o –10 °C) y efectos mecánicos o químicos y miden también todo cuanto se halla en su radio de acción. Registran que hoy el cinturón vuelve a apretar como es debido, o cosas tan curiosas como el estado del cabello, si nos lo hemos cepillado o si el viento acaba de deshacernos el peinado. Es más, los sensores toman nota de la posición del cabello en la vaina de la raíz y a continuación nos informan de cómo se ven en nuestra cabeza.

SENSORES CUTÁNEOS

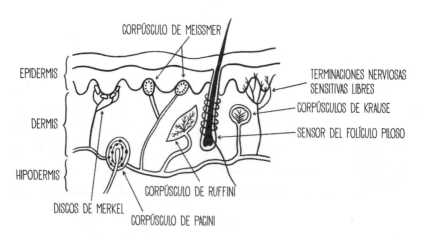

Hoy sabemos que las terminaciones nerviosas que llegan hasta el tegumento liberan, junto a los mensajeros químicos estándares, otras sustancias adicionales y las aportan al tejido. Hacen su propia vida de un modo casi imperceptible. Igual que los agentes dobles, trabajan en operaciones paralelas, como puede ser el desencadenamiento de una inflamación en el tejido. Sacuden al sistema inmune, reclaman a los glóbulos blancos, los fagocitos y los corpúsculos de pus y conducen a la zona adecuada a los mastocitos para proceder a la liberación de otros mediadores químicos como la histamina y la sustancia P que atraen el picor, el ardor y la hinchazón. No todos los mediadores químicos se conocen bien ni se han investigado todos, ni mucho menos, pero muchas enfermedades cutáneas se desencadenan precisamente por la acción de este tipo de actividades nerviosas y estas perduran debido a la inflamación.

Entre estas terminaciones nerviosas sensitivas, hay también una serie de sensores de medición muy diferentes, en forma de diminutos espádices erectos en el tejido y conectados con las fibras nerviosas. Tienen nombres muy peculiares, casi como si se tratara de los alias que utilizan algunos agentes en misión secreta.

TIPO DE RECEPTOR	FUNCIÓN	LOCALIZACIÓN
Discos de Merkel	presión, roce de contacto	epidermis inferior
Corpúsculo de Meissmer	presión, roce de contacto «instinto»	dermis superior
Corpúsculo de Ruffini	estiramiento	dermis intermedia
Terminaciones nerviosas sensitivas libres	roce de contacto temperatura dolor	epidermis, toda la dermis
Corpúsculo de Pacini	vibración	hipodermis

En nuestro cerebro se encuentran representadas todas y cada una de las regiones de nuestra piel en proporciones desiguales. Aquellas áreas que son recorridas por una tupida red nerviosa ocupan un amplio sector, mientras que las dotadas con menos inervaciones, solo una pequeña parte. Si nos imaginamos estas zonas de la corteza cerebral como si fuera una persona, tendría unas manos inmensas con dedos gigantescos y unos labios monstruosos, ya que aquí el grado de percepción sensitiva es muy intenso. Nuestro «instinto» se explica por la presencia de dos mil quinientos receptores en una superficie de 1 centímetro cuadrado. Para designar a este friqui los médicos emplean el término latino «homunculus», que significa *hombrecillo*.

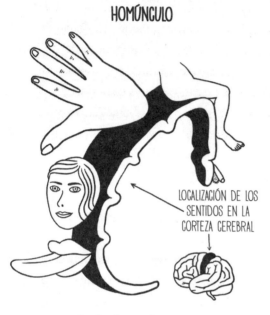

HOMÚNCULO

LOCALIZACIÓN DE LOS SENTIDOS EN LA CORTEZA CEREBRAL

En la Edad Media, cuando se especulaba con la posibilidad de crear vida artificial mediante la alquimia o la medicina química, el homúnculo empezó su carrera como una especie de demonio de la ciencia. Después de atravesar diferentes etapas de reconocimiento en la industria de la cultura y la literatura, finalmente, en los años cincuenta del siglo xx recibió un nuevo homenaje por parte de la neurociencia como metáfora de la correlación entre las partes del cuerpo y determinadas áreas de la corteza cerebral.

HOMÚNCULO

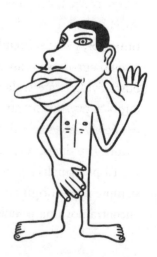

De las hormonas sadomaso y otras para la paz mundial

También hay un tipo de dolor que carece de una connotación negativa. Cuando el dolor se experimenta más bien como una sensación agradable es porque ya lo hemos aprendido así en los primeros años de vida. A los niños les parece fenomenal «maltratarse» un poco entre sí, ya sea pellizcándose, mordiéndose, dándose apretones o incluso peleando. A menudo llegan hasta el límite del dolor y a veces hasta lo sobrepasan un poco. Jugar con estos límites también resulta estimulante en la edad adulta.

El centro cerebral del dolor y el del placer están muy juntos, de tal modo que los estímulos externos son procesados por las dos áreas del cerebro. Ante la sensación de dolor, el organismo libera adrenalina, la hormona del estrés y de la huida, así como otras sustancias para combatir el dolor. Estos opioides adormecen la sensación dolorosa y provocan euforia. Un fenómeno que, ciertamente, también se puede medir en la práctica del sexo, pues dado que un orgasmo roza la frontera entre el placer y el dolor, se produce a la vez una liberación de opioides que, por su efecto binomio, tiene el potencial de crear adicción al sexo.

Sigmund Freud especuló mucho tiempo acerca de cómo explicar el placer en el dolor, cuando de hecho su función es de alerta. Al parecer, esta se activa únicamente en nuestro pensamiento racional. Sin embargo, el inconsciente solo es capaz de reconocer la intensidad de los sentimientos, y según Freud, no puede distinguirse si se trata de un sentimiento agradable o no. En consecuencia, el deseo que el ser humano busca ávidamente en la vida solo atiende a la intensidad, de aquí que también pueda salir ganando algo con el dolor. El inconsciente no emite juicios. Eso es cosa de la moral, cuando transmite: «¿Estás majareta, o qué? Eso duele, no puede ser que de veras quieras eso...»

El psicoanálisis parte de la convicción de que el verdadero placer siempre puede originarse por la superación del displacer; sin duda aquí encontramos una posible explicación de por qué el dolor es capaz de ser ambas cosas: lo bello y lo terrible. Según prevalezca lo uno o lo otro, determinará que el orgasmo sea o no doloroso. Aunque no deberíamos llegar al extremo de aceptar que la ciencia prescriba qué se debe sentir; y tampoco los psicoanalistas. Aquí viene muy a cuento recordar una secuencia de la película de Woody Allen, *Manhattan*, en la que durante una fiesta una mujer le cuenta a una amiga: «Recientemente he tenido un orgasmo, pero mi médico me ha dicho que era falso».

El dolor más delicioso o atroz choca con el agradable roce de los cuerpos, el contacto, las caricias y los masajes. Percibimos todo esto en nuestra piel y desencadena sensaciones. A esto añade además la liberación de oxitocina (la hormona del contacto y la unión emocional) en la hipófisis. A continuación veremos lo que esto trae consigo.

La oxitocina se conoce hace ya tiempo como la hormona que una madre segrega cuando amamanta a su bebé. La oxitocina se encarga de contraer las pequeñas fibras musculares situadas alrededor de las glándulas mamarias para que salga la leche. Al mismo tiempo, brinda dulzura y paciencia a la madre, que de este modo estrecha el vínculo con su bebé. Otra función conocida desde hace mucho tiempo de esta hormona es la liberación de contracciones. En el sexo, poco antes de que los cuerpos se separen pueden darse contracciones, ya que este produce una segregación de oxitocina, tanto en el hombre como en la mujer.

Recientemente se han observado además otros efectos: la oxitocina es un antidepresivo que, administrada en forma de nebulizador nasal, aviva el ánimo en caso de una depresión infantil con postramiento en cama. En relación con el sexo, contribuye al orgasmo masculino; la segregación de oxitocina une aún más a la pareja, de ahí que se considere la «hormona de la fidelidad». Hace que aumente el atractivo del otro, ayuda a limar las diferencias, tiene un efecto antiestrés, ya que degrada el cortisol, hace feliz y relaja. Tocar, abrazar, acariciar, besar y practicar el sexo mantienen elevado el nivel de oxitocina. Cuando en una pareja se produce un distanciamiento emocional, es posible conseguir que el nivel de oxitocina se recupere y que el amor renazca mediante una terapia bien encauzada de acercamiento corporal.

Y esto nos enfrenta a un problema de nuestra sociedad: hay demasiados seres humanos a los que nadie toca. Solteros, ancianos solos y personas que debido a sus convicciones religiosas ponen trabas al contacto corporal. En nuestra piel, la falta de un contacto grato conduce a una segregación deficiente de oxitocina, lo que será causa de estrés, miedos y unas relaciones humanas distorsionadas.

Aquellos lemas un poco trasnochados (aunque no por ello dejan de ser deliciosamente encantadores) como «haz el amor y no la guerra» y «besar en vez de pelear» se fundamentan en argumentos claramente neurocientíficos y fomentan la alegría y salud a partes iguales. Así pues, ¿a qué esperas?

¡Me pica, no me pica!

El picor es un pariente cercano del dolor. Ambas son percepciones sensitivas, pero se diferencian entre sí en un punto esencial: el dolor se desencadena a partir de un reflejo de huida, mientras que el picor reclama nuestra atención de una forma casi obsesiva.

Cuando un paciente llega a la consulta médica con piojos o sarna, todo el personal empieza a rascarse involuntariamente y eso que ni lo uno ni lo otro se transmite con tanta rapidez... La causa parece ser una especie de reflejo arcaico que afecta a la conducta. En un pasado remoto, cuando algunos miembros del clan se rascaban, todos los demás los imitaban para protegerse a sí mismos de los posibles parásitos, puesto que al rascarse se los quitaban, al menos puntualmente.

Aunque el picor puede afectar a cualquier sitio, la sensación de prurito se acentúa al rascarse. Nosotros mismos atraemos al exterior a los mastocitos que están en los tejidos de la dermis y liberan entonces aún más histamina, que es el mensajero químico responsable del picor. Pero, ¿por qué no se puede hacer otra cosa, si lo que hacemos es algo contraproducente?

El hecho de que la sensación de comezón (¡pica!) sea simultánea a la maniobra de rascarse para librarse de esta molestia a la antigua es objeto de investigaciones psicológicas. Una explicación psicoanalítica de este mecanismo sería que, sencillamente, en algunos momentos nos puede la debilidad y cedemos al impulso, aun a sabiendas de que rascarnos será más bien perjudicial, que las bacterias penetrarán en la piel, que podemos causarnos heridas y que estas irán acompañadas de dolor. Esto revelaría que en el ser humano anidan componentes masoquistas a distinta escala. Ciertamente, rascarse también aporta cierto grado de placer. Basta recordar aquel chiste bastante adecuado por el tema aunque tenga poca gracia: «¿Qué es mejor que un orgasmo? ¡Hongos en los pies, que pican más rato…!»

Muchas enfermedades cutáneas van acompañadas de picor. Tratándose de estas, las informaciones no pasan al cerebro a través de las fibras nerviosas rápidas para casos de emergencia, sino a través de las lentas. Es probable que existan además otras fibras nerviosas autóctonas responsables únicamente de la reconducción del picor.

El prurito puede ser inhibido mediante estímulos de dolor o térmicos. Las sensaciones alternativas que provocan la presión, una picadura, el calor o el frío desvían a las fibras nerviosas por otros caminos. Precisamente este es el efecto de la capsaicina que se extrae del pimiento picante y provoca un gran ardor. Induce asimismo la liberación de un neurotransmisor llamado sustancia P. Terapéuticamente, la crema de capsaicina se emplea con buenos resultados contra las enfermedades cutáneas con picor y para aliviar los dolores ocasionados por la culebrina. Muchas personas conocen el principio activo capsaicina, ya que se trata de un componente común en las cremas o parches contra las dolorosas contracturas musculares. Desprende un calor infernal, pero es así como la capsaicina estimula la circulación sanguínea y el metabolismo en la región afectada; la sensación de calor alivia el dolor y la inflamación, al tiempo que distrae del picor.

Hay pruritos de muchos tipos y cada uno es comunicado al sistema nervioso central a través de mediadores químicos distintos. Desde el que causa cosquilleo hasta ardor, pasando por el cortante o impreciso, el repertorio es amplio. Tan dispares como los mensajeros químicos son las medidas para intentar aplacarlo: los pacientes con dermatitis más bien se frotan; tras una picadura de mosquito o en caso de eczemas de contacto, la gente se rasca; en caso de un prurito de origen metabólico —es decir, causado por diabetes y enfermedades renales o hepáticas—, uno empieza a excavar con la uña hasta que se hace un boquete, y solo cuando sangra se experimenta cierto alivio. En caso de urticaria se prefiere el frescor y con el liquen plano se opta por frotar con precaución. El maltrato que se le da a una piel con prurito obedece a la primitiva necesidad de rascarse la piel con las uñas para desprender los parásitos que lo provocan.

Una vez tuve una experiencia que me impresionó bastante. La redactora jefe de una revista especializada apareció en mi consulta con un prurito muy intenso. Todas las terapias a base de cortisona, antiparasitarios y cremas de cuidado cutáneo que había probado hasta entonces no la habían ayudado en nada. La paciente me trajo en numerosas cajitas insectos y brozas que había encontrado en su cama o en su cuerpo. Había asumido que estaba infestada por aquellas bestezuelas y que por eso padecía aquel intenso picor. Lo que había allí eran bichos, en efecto, pero no repugnantes parásitos, sino sencillamente moscas y escarabajos. Y las brozas eran solo brozas, fracciones de costras, escamas y partículas de polvo. Todo ello, cosas que se encuentran en muchas otras casas.

Por intuición, se me ocurrió pensar en el *delirio de parasitosis*, una enfermedad psiquiátrico-dermatológica y cuyos afectados padecen el ataque paranoide de sabandijas, aunque por otro lado no daba la impresión de que la mujer sufriera alucinaciones. Como la piel no delataba ninguna anomalía que pudiera explicar el prurito, empecé a plantearme si en realidad aquellos síntomas no estaban encubriendo una alergia, un trastorno metabólico o un tumor.

Las infecciones crónicas, la diabetes y las enfermedades del hígado, los riñones y las glándulas tiroides, así como el cáncer, pueden desencadenar un *Pruritus sine materia;* es decir, un «prurito sin materia», sin enfermedad cutánea manifiesta. Para asegurarme, la mandé al radiólogo. El resultado fue estremecedor: salió a relucir que esta señora padecía un cáncer muy raro conocido como sarcoma que había invadido la cavidad abdominal y a continuación los pulmones. Esta era la verdadera causa de su malestar. Se trataba de un prurito «paraneoplásico» que se desencadena cuando se forma un tumor maligno o un linfoma (cáncer en el sistema linfático). Al superponerse el picor del delirio parasitario durante un año y medio sobre la verdadera causa de su mal, no fue posible diagnosticar a tiempo la enfermedad. Después de la operación y la quimioterapia, la paciente permaneció un año y medio más con vida. Después murió.

La piel tiene oídos

Al igual que cuando hace frío, también cuando nos hablan en susurros o nos acarician la piel se nos pone piel de gallina. A este fenómeno nosotros los dermatólogos lo llamamos, a partir de la palabra latina para «pelo», «piloerección» o *«pilus erection».* El vello, generalmente en posición transversal, se endereza; y de forma simultánea, las capas cutáneas que lo rodean se curvan también hacia arriba. Esto se debe a que debajo de cada bulbo piloso hay un pequeño músculo que produce movimiento. El sistema nervioso vegetativo dirige la acción de estos músculos responsables de la erección del cabello, de modo que no podemos controlarlos de forma consciente.

La manifestación de la piel de gallina va acompañada siempre de una ligera sensación de frío, un escalofrío, que recorre nuestro cuerpo.

Esto se explica porque en ese instante la superficie cutánea se vuelve un poco más gruesa. Al emitir más calor y más sudor, percibimos el frío por el efecto de la evaporación.

Que se nos ponga piel de gallina por el frío es un vestigio de los tiempos primitivos. Cuando se nos eriza el vello de los brazos, por ejemplo, al mismo tiempo se nos ahueca la piel. Sucede igual que con un termo, donde el vacío entre las paredes del recipiente evita la pérdida de calor; de la misma manera, el aire ligeramente caldeado en la envoltura de la piel nos protege de los enfriamientos.

Que se ericen los pelos de la nuca, ese fenómeno por el que «a uno se le ahueca el pelo», sigue en principio el mismo mecanismo pero la premisa es otra: al igual que en nuestros colegas animales, esta especie de «espeluzno» para hacerse más grande, más ancho y más fuerte tiene un efecto intimidatorio.

El motivo de que en ciertos momentos (al ver una película de amor, al oír una música que nos conmueve), un escalofrío nos recorra el cuerpo y se nos pongan los pelos de punta de la emoción es algo para lo que todavía no hay una explicación clara. Pero, una vez más pone de manifiesto que la piel y el sistema nervioso proceden de una capa germinal común en la etapa embrionaria.

Los científicos que investigan la piel de gallina sopesan si ciertos sonidos, como el chirrido de una tiza en la pizarra o raspar con la uña el poliestireno, se corresponden con frecuencias que recuerdan los gritos de las crías que han perdido a su madre; o si la estridente resonancia de un cubierto sobre un plato de porcelana señala una situación de peligro desde el punto de vista evolutivo.

Sea como sea, en último término sabemos con certeza que los ruidos influyen de forma determinante en nuestra alma y en nuestra piel.

Y los científicos aún han descubierto algo más: que nuestra piel incluso puede oír, al menos cuando se trata de tobillos velludos. Si se habla con ellos, percibirán los golpes de aire y estimularán suavemente la piel y el cabello. Los voluntarios que han participado en ensayos de este tipo han identificado «sonidos» dirigidos hacia sus tobillos pese a llevar auriculares insonorizados. Otras regiones cutáneas como las de la nuca y las manos también participaban de lo que se conoce como oído aerotáctil. Como ya hemos anticipado, las piernas peludas oyen mejor que las rasuradas, lo que suponía una ventaja para los oyentes varones. Aunque sea un planteamiento un poco sexista, esto lleva inevitablemente a preguntarse si las mujeres oirían mejor a sus maridos si no se depilaran las piernas. Y viceversa: a preguntarse por qué entonces los hombres que no se depilan están sordos cuando sus esposas les piden que pongan la lavadora, etcétera.

LAS PANTORRILLAS PELUDAS OYEN MEJOR QUE LAS RASURADAS

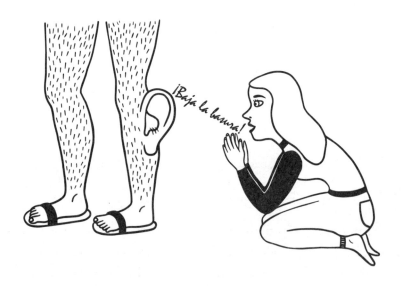

GLÁNDULAS Y SECRECIONES: LAS FEROMONAS, EL SUDOR, LOS MOCOS Y CÓMO HUELE LA PIEL

No sé cómo reaccionarías si tus padres hablaran de su vida sexual en tu presencia. Para algunos esto supondría una pesadilla, otros lo encajarían, y a unos cuantos posiblemente les parecería positivo, ya que, al fin y al cabo, tú eres producto de ese amor. Ahora bien, cuando son unos amigos de tus padres quienes hablan del tema estando vosotros presentes, el efecto puede ser un poco más raro. En ese momento los padres se olvidan que su vástago se hizo adulto hace ya tiempo y vuelven a endilgarle el papel de niño.

Precisamente eso ocurrió en una velada festiva con invitados en casa de mis padres: una amiga de mi madre dijo en voz alta que en el juego amoroso no había nada más bonito que el olor del sexo masculino. Mis padres no sabían adónde mirar; pero no sé si el episodio habría sido tan incómodo para ellos si yo (la niña) no hubiera estado sentada a la mesa. Por mi parte, contuve el aliento, no me inmuté y observé a los comensales. Era evidente que cada uno de ellos se estaba haciendo su propia película en la cabeza, todos se estaban imaginando cómo olería el sexo del marido que, por supuesto, también estaba sentado con nosotros a la mesa...

Las glándulas de nuestra piel, sus secreciones y las poblaciones de gérmenes que se alimentan de estas, con sus sustancias metabólicas, determinan el olor corporal absolutamente individual de una persona.

Se distinguen dos tipos: las glándulas sudoríparas clásicas y su variante, las glándulas odoríferas. Las primeras están en clara mayoría. Hay alrededor de un total de tres millones de glándulas sudoríparas repartidas por toda la superficie cutánea, excepto en los labios y en el glande. Las encontramos dispuestas en forma de ovillo en la profundidad de la dermis. El conducto excretor de estas glándulas finaliza en la superficie de la piel.

Son especialmente numerosas en las plantas de los pies (setecientas por centímetro cuadrado) y en las axilas (unas ciento cincuenta por centímetro cuadrado). Son más escasas en la espalda, setenta y cuatro por centímetro cuadrado. En el caso de los deportistas, estas son mayores en comparación con las de quienes no hacen deporte. Si es necesario, pueden producir hasta 10 litros de sudor al día, aunque suelen excretar solo entre 100 y 200 mililitros.

TRES TIPOS DE GLÁNDULAS

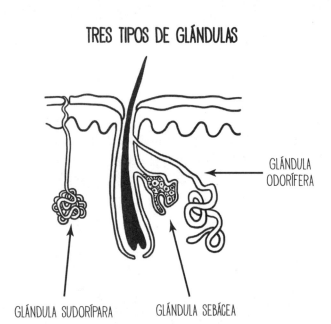

GLÁNDULA ODORÍFERA

GLÁNDULA SUDORÍPARA   GLÁNDULA SEBÁCEA

Si en este momento te preguntas por qué, aun así, es aconsejable beber 1,5 litros de agua al día, aquí tienes la respuesta: perdemos una cantidad de agua adicional a través de las heces y la orina, la respiración y la evaporación invisible a través de la piel.

Además, el neurotransmisor que influye en el aumento de las glándulas sudoríparas y odoríferas es exactamente el mismo que se encuentra en sus inervaciones musculares, la acetilcolina, por lo que ambas son susceptibles al entumecimiento con la toxina botulínica.

También el calor, el estrés, el sobrepeso, el placer y ciertos sentimientos pueden activar las glándulas sudoríparas por mediación de los neurotransmisores. El estrés hace que las manos y los pies suden, lo que favorece un mejor agarre. Dado que desde los tiempos primitivos nuestro cuerpo siempre ha asociado el estrés con la amenaza de algún depredador, este ya humedece de antemano manos y pies para evitarnos un resbalón en el momento de la huida y que acabemos ante un animal salvaje hambriento. El sudor se compone en un 99 por ciento de agua, que proviene de la sangre. Contribuye a mantener el pH ácido en el manto hidrolipídico y a regular la temperatura. El sudor se evapora a través de la piel, lo que nos aporta frescor.

El sudor también contiene fracciones de sangre y, además: cloruro de sodio, calcio, amoniaco, ácido láctico, urea, aminoácidos, proteínas, glucosa, mediadores químicos, enzimas, y no obstante, también residuos de medicamentos y virus. Por tanto, en teoría el sudor es infeccioso, por lo que posiblemente el contagio de la hepatitis B se produzca a través de un estrecho contacto personal.

El sudor excesivo en zonas localizadas o en todo el cuerpo es síntoma de una enfermedad que se denomina *hiperhidrosis*. Siempre debería precisarse si estamos ante una afección de la glándula tiroides o ante una

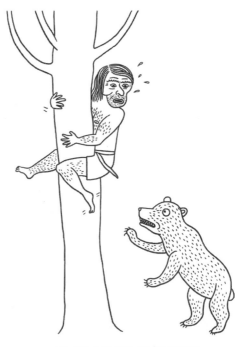

UN OSO A LA CAZA DE UN HOMBRE
DE LA EDAD DE PIEDRA EN UN ÁRBOL

diabetes, un cáncer, un cuadro inflamatorio o infeccioso. Un sudor nocturno tan intenso que es preciso cambiarse el pijama constituye un serio aviso.

De entrada, el fuerte sudor se trata con antitranspirantes con cloruro de aluminio que estrechan los conductos excretores de las glándulas sudoríparas. Los desodorantes que contienen aluminio han sido objeto de polémica debido a la suposición de que el aluminio puede pasar al interior del organismo a través de la piel, lo que redundaría en un mayor riesgo de demencia y quizás también de cáncer de mama. De hecho, una barrera cutánea intacta es un muro bastante contundente que no deja pasar el aluminio en cantidades apreciables. Se ignora cuánto entra a través de la piel exactamente. No obstante, tal vez la piel recién rasurada sea más fácil de traspasar, ya que en ese momento la barrera protectora se encuentra debilitada. El hecho es que el aluminio es el tercer elemento más frecuente en la corteza terrestre y que cada día lo absorbemos en cantidades mucho más considerables a través de la alimentación y el agua; también el papel de aluminio y los recipientes para el *grill* desprenden este mineral, en particular en contacto con los alimentos agrios y salados.

El aluminio está presente en muchos artículos de cosmética, como cremas solares, dentífricos y barras de labios, al igual que en las vacunas y las pastillas para el estómago.

Hasta la fecha sigue siendo objeto de investigación si estos factores no inciden de forma más determinante en la demencia o el cáncer de mama que los antitranspirantes. En cualquier caso, para muchas personas con problemas de sudor estos bloqueantes son una victoria en el día a día. Entre los tratamientos para combatir la hiperhidrosis se encuentran las pastillas que actúan sobre el sistema nervioso vegetativo, las inyecciones de toxina botulínica en el área de la piel que suda, la terapia de agua corriente y de corriente eléctrica de baja densidad o la succión de las glándulas sudoríparas. Aunque en la actualidad todavía se practica, el bloqueo por vía quirúrgica de los cordones nerviosos para acabar con el sudor puede acarrear graves efectos secundarios. En esta operación queda interrumpido el nervio simpático en el interior del tronco, por lo que tal vez el sudor remita en la región afectada, pero en contrapartida a menudo se suda mucho más en otras zonas, como en el culo, por ejemplo.

También a consecuencia de esta agresión, puede caerse un párpado, dado que el nervio simpático tiene un importante papel en el estado de tensión de los párpados.

Quien suda mucho y a todas horas padece una humectación permanente de la barrera protectora cutánea, lo que favorecerá también un aumento de cepas bacterianas en la piel.

El sudor reciente no huele mal. Solo empieza a oler cuando las bacterias comienzan a hacer su trabajo y degradan sus componentes. Es particularmente intenso el sudor procedente de las glándulas odoríferas. Pero también desprenden olores marcados los ácidos grasos y los corneocitos de la superficie cutánea cuando han sido digeridos por las bacterias. Con ello se originan entonces ácidos tan malolientes como los procedentes de la mantequilla, las hormigas, el vinagre y otros de cadena corta que están presentes en los aromas de los quesos emmental, Limburger, la mantequilla rancia, un establo de cabras y el vómito.

Por lo demás, los químicos de la industria alimentaria emplean los ácidos del sudor para sus creaciones aromáticas de yogur o en el sector de la repostería, como por ejemplo para crear el aroma artificial de la banana o la piña. Apetitoso, ¿no?

En el zapato impermeable al aire o en los pliegues corporales sin apenas aire, el sudor húmedo queda inmovilizado, un paraíso para el olor. Ya en los bebés, se olisquea un aroma penetrante entre los dedos de sus pies. Y cuanto más tiempo trabajan las bacterias sin impedimento alguno, más intenso el *bouquet*.

De lagunas de amor y la elección de pareja

El sudor que proviene de las glándulas odoríferas es un poco espeso y lechoso, porque está ligeramente enriquecido con grasas y proteínas. Durante el sexo, cuando se suda mucho y se perfuma a la pareja, en el ombligo del amante que descansa agotado a menudo se acumula un charquito turbio, una laguna de amor con las secreciones de las glándulas odoríferas.

Entre los hombres, las hambrientas corinebacterias son las que hacen suya la secreción, debido a que son las predominantes. En el caso de las mujeres, la típica flora cutánea está compuesta esencialmente por micrococos. De ahí que los hombres despidan más bien un olor penetrante a sudor, mientras que el de las mujeres tiende a ser ácido. El sudor que huele muy mal se diagnostica en medicina como *bromhidrosis,* un término que proviene del griego y significa «sudor maloliente».

No obstante, las glándulas odoríferas también poseen otras sugestivas funciones: sus conductos excretores no terminan en la superficie de la piel, como las glándulas sudoríparas, sino en el músculo erector del pelo. El vello púbico, así como también el cabello de la cabeza, sirve sobre todo para atomizar feromonas de atracción sexual.

Cuando está mojado, el vello púbico y el de las axilas aporta más frescor, actúa como un distanciador para evitar el contacto directo piel con piel bajo las axilas y en la zona genital, favoreciendo así que llegue un poco de aire. Si tuviéramos pelo entre los dedos de los pies se evitarían de forma efectiva los hongos en esta parte del cuerpo.

Ciertamente, el vello púbico y el de las axilas brinda una superficie más amplia de sujeción a las partículas de sudor y las bacterias odoríferas, lo que se emplea una y otra vez como argumento para justificar la eliminación del vello de estas zonas. Aunque las personas muy aseadas tienden a lavarse la entrepierna con una extraña tenacidad, no tardan en advertir que nunca termina de desaparecer cierta nota olorosa, o que al poco rato vuelve a aparecer. Esto es cosa de las glándulas odoríferas, que se encargan del constante suministro. Desde la pubertad, todos los seres humanos huelen a las sustancias olorosas del propio cuerpo en la región genital y anal, debajo de las axilas, en algunos puntos de la cara, en la cabeza, el torso y también en los pezones. Es el perfume más genuino. Y esto tiene su explicación: las personas se comunican con palabras, posturas, mímica, gestos y con el olor corporal. Percibimos una parte de los olores con toda conciencia —como cuando uno huele terriblemente a sudor, a grasa o le apestan los pies a queso—, mientras que los otros solo los percibimos inconscientemente.

En los animales, las sustancias odoríferas actúan como una señal. En los últimos años se han hallado crecientes indicios de que también en las personas tiene ese mismo efecto: esa es la acción de las feromonas. Estas sustancias atraen al bebé al seno materno, influyen en el comportamiento sexual y la elección de pareja, al igual que también pueden emitir miedo y peligro, aun siendo emanaciones que no se perciben conscientemente.

Por eso los perros siempre se dirigen entusiasmados hacia aquellos que se quedan amedrentados en cuanto ven a este cuadrúpedo. En esos momentos, el olor del miedo que desprende una persona es el *summum* de los olores para el refinado chucho. Otras señales olorosas que se emiten mediante una descarga de adrenalina pueden indicar, por ejemplo, una advertencia: la información odorífera que un potencial agresor emite en forma de vapores a través del órgano del olfato dan un aviso que se parecería mucho a: «¡Atención, soy peligroso! No te acerques».

Las personas reaccionan volviendo la mirada cuando alguien «huele bien» y además se sienten atraídas eróticamente por alguien cuyo olor les resulta especialmente agradable. Las mujeres poseen un sentido selecto y refinado del olfato. Esta particularidad, añadida a un talento propiamente femenino para interpretar las emociones en el rostro mejor que el de los hombres, les da muchas ventajas en la vida cotidiana.

Cuando un hombre quiere demostrar que es un tío cañón, se sentará con las piernas abiertas y entrelazará desenfadadamente las manos en la nuca. Una llamada de atención para las damas en toda regla: «¡Aquí! ¡Huéleme!», puesto que «airea» su entrepierna y sus axilas emitiendo feromonas de una irresistible masculinidad. Si está pensando «¡Típico de un hombre...!», ten en cuenta que cuando las mujeres se echan el pelo hacia atrás de forma aparentemente casual, no solo coquetean.

MARKETING DE PERFUME ERÓTICO

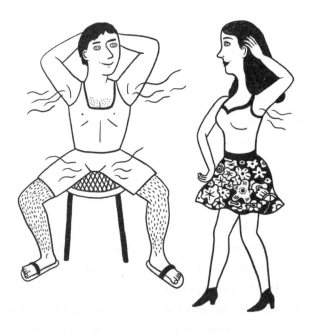

También ellas están buscando una oportunidad para airear sus axilas y atraer a hombres interesados de forma inofensiva.

En realidad, toda la conversación erótica en código químico se establece a través de sustancias que emiten aromas, como por ejemplo la androsteneidona, una sustancia odorífera sexual que aparece en altas dosis en el hombre, sobre todo en el esperma, en el vello y en la piel de las axilas. La androsteneidona, al principio sin olor, se secreta progresivamente; primero desprende un olor parecido al de la orina y luego va asemejándose al de la madera de almizcle y sándalo. Es demostrable que predispone a las mujeres a un estado de ánimo positivo cuando la situación es idónea.

El estratetraenol hace que los hombres den un salto e incluso influye sobre su sistema nervioso vegetativo. En cambio, el efecto de las lágrimas femeninas es completamente opuesto, hace que se den la vuelta, ya que también contienen feromonas. En cuanto los hombres advierten el olor de las lágrimas femeninas, su apetito sexual se aplaca de inmediato.

Las mujeres que conviven sincronizan su ciclo menstrual a través de los mensajeros odoríferos cuando viven juntas. Un inconveniente para el jeque de un harén… Y cuando se trata de ocupar un asiento que ha quedado libre, las mujeres se sentarán preferiblemente en aquellos donde antes se han sentado los hombres y viceversa. Cuando en el marco de un estudio, se aplicó un espray de feromonas sobre unas sillas ocurrió lo propio: los voluntarios advirtieron inconscientemente el toque de los atrayentes aromas que quedaban en el aire y eligieron en consecuencia el mueble adecuado para sentarse.

En el momento de elegir a la pareja, percibimos si el sistema inmunológico del compañero potencial es compatible con el nuestro, lo que sería garante de unos descendientes sanos. Si un grupo de mujeres huele las camisetas que se acaban de quitar varios hombres, sin duda elegirán aquellas —y en consecuencia a sus portadores— con un marcador del sistema inmunitario muy distinto al suyo, el marcador CPH (complejo principal de histocompatibilidad). En el seno de una familia los marcadores se asemejan, de modo que es posible identificar a cada uno de los miembros pertenecientes a la misma. Quizás podría ser un modo de prevenir el incesto. La elección de la pareja por control instintivo protege de los semejantes, así como de los marcadores de un sistema inmune con demasiadas diferencias.

Evidentemente, en la elección de pareja, la apariencia y el modo de ser tienen un papel considerable, pero también la bioquímica entre dos personas es de gran importancia. Asimismo, esto significa que cambiar o encubrir nuestro aroma personal tendrá ciertas consecuencias. Es lo que ocurre por ejemplo al tomar la píldora anticonceptiva. La percepción olfativa normal de la mujer será alterada por las hormonas artificiales, así como su olor natural.

Si una pareja se conoce cuando ella está tomando la píldora es posible que cuando la deje de tomar ambos no puedan olerse más. A menudo los seres humanos tienden a elegir a una pareja que intensifica sus propios mensajeros odoríferos; sin embargo, debido en parte a todo tipo de agüitas, jabones, champús, espráis, desodorantes, lociones corporales y toda clase de fragancias, corremos el riesgo de encubrir nuestro verdadero olor, con sus importantes informaciones y matices. De modo que la nariz será rápidamente inducida a error, y entonces ya tenemos el lío montado y se acaba en la cama con quien no se debe o, peor aún, a las puertas del matrimonio...

La nariz tiene alrededor de trescientos cincuenta receptores distintos, pero no es la única que puede oler; también el intestino, los riñones, la próstata y la piel poseen receptores odoríferos. Gracias a ellos, el tegumento olisquea los queratinocitos y comprueba el aroma de la madera de sándalo. Recordemos que el sudor del hombre en proceso de descomposición huele precisamente a eso. Puaj. Pues bien, los investigadores han comprobado que, cuando se activan estos receptores, las heridas de la piel se curan más deprisa. Ahora podemos asociar una cosa con otra y plantearnos si el sudor masculino no será curativo... Si acaso ese olor a madera de sándalo no solo podría constituir quizás un afrodisiaco, sino además un principio activo con el que en el futuro elaborar pomadas para curar heridas. Es una pregunta a la que la ciencia no ha respondido todavía.

También los espermatozoides poseen receptores odoríferos que, en condiciones de laboratorio, reaccionan a la fragancia artificial de las campanillas de mayo y adquieren una actividad sorprendente. Promiscuos como son, en las condiciones del laboratorio saltan sobre el aroma del chicle de menta. En el cuerpo de la mujer, un espermatozoide tiene que conformarse con la hormona femenina progesterona del óvulo como reclamo sexual.

Mucosidad, mocos secos y costras

Estamos rodeados de olores por todas partes y en ciertas situaciones casi acaban con nuestra capacidad de acción. Tan pronto los absorbemos con deleite como nos volvemos hacia otro lado con la nariz tapada. Lo mismo hacemos cuando vemos a alguien hurgándose la nariz con absoluta entrega, y después de horadar bien hasta el fondo, extrae sus hallazgos del apéndice nasal. En cambio, en lo que a nuestros propios resultados de perforación se refiere, hacemos gala de una actitud mucho más tolerante. Incluso contemplamos fascinados el color y la consistencia de lo que ha ido a parar al pañuelo o lo que con la ayuda de los dedos hemos sacado a la luz del día. ¿Para qué nos dotaría la naturaleza de un set de ganchos de distinto diámetro sino para realizar una buena limpieza de la nariz?

O, ¿acaso no observan el pañuelo con mirada escrutadora para controlar las lindezas que esta ha producido? Es una sensación liberadora desalojar los mocos y costras de alrededor. Y esto va para los hombres: sin duda es fenomenal poder catapultar hacia el exterior un buen moco viscoso con solo presionar un orificio de la nariz, mientras uno sigue haciendo *running* o jugando al balón…

El lugar preferido para hurgarse la nariz parece ser el coche, por supuesto. Los conductores sentados al volante no dejan de meterse el dedo en la nariz mientras conducen por la carretera. Es más, para algunos los mocos transparentes no son sino una exquisitez salada y placentera para el dedo meñique.

Sentimos asco de los mocos ajenos porque a lo largo de millones de años nuestro cerebro ha aprendido que antes ciertas cosas hacían enfermar y podrían ser perjudiciales para nuestra existencia. Antes de que se desarrollasen los antibióticos, la flema amarillenta y verdosa era una seria amenaza de infección. El color verdoso es una señal de una alarma por bacterias y el color amarillo, de la presencia de pus.

Los mocos y la flema constan de varios componentes: la secreción acuosa y viscosa de las glándulas nasales y la viscosidad de las llamadas células caliciformes. Se llaman así porque, como su nombre indica, tienen forma de cáliz. Estas células se asientan en el revestimiento de la mucosa y vacían su contenido para humedecer el epitelio de la mucosa nasal. Allí, las sustancias de la mucosa, junto con la mezcla formada por componentes acuosos procedentes de las glándulas, le confieren una consistencia entre gomosa y seca, en función del grado de agregación. Los mocos suelen ser secreciones nasales más o menos secas con aglutinaciones de partículas de polvo, sangre, pus o gérmenes patógenos.

A veces también los senos paranasales aportan suministro. Estas conformaciones nasales son oscuras, están provistas asimismo de cámaras neumáticas revestidas de mucosa y se alojan en el cráneo frontal. Podría pensarse que solo sirve para que tengamos molestas sinusitis. No obstante, se les atribuye un sentido más elevado, a saber, la de aportar aire del cráneo frontal —a modo de una envoltura hueca— para que no sea ni demasiado compacto ni pesado en exceso. Son también una especie de climatizador para el aire que inhalamos, ya que de esta forma accede caldeado y húmedo a la tráquea y los pulmones.

Las cavidades craneales de mayor tamaño son los senos frontales y los maxilares. Estas no están muy bien aireadas y cuando la abertura de la cavidad se obtura, como ocurre cuando estamos resfriados, el medio interior se vuelve sofocante y carente de espacio. En estas circunstancias, las bacterias lo tienen muy fácil, convierten los senos en un lugar espantoso y entonces es cuando duele de verdad.

Los gérmenes, la suciedad y el polvo que respiramos por la nariz se quedan adheridos a esta mucosidad pegajosa. Las partículas de suciedad gruesas y los insectos son retenidos por los pelillos de la nariz, que son como los porteros para las vías respiratorias. Lamentablemente, el sistema de filtros de la nariz no nos protege de forma suficiente de las partículas de polvo muy finas. A diferencia de las motas de polvo visibles como las que pueda desprender una obra en construcción, estas penetran incluso en los alveolos pulmonares más pequeños.

También las vibrisas fijadas en la mucosa de la nariz desempeñan una importante función: estos pelillos diminutos llevan la mucosidad en dirección a la faringe como lo haría una cinta transportadora, y a su vez la campanilla sirve aquí de pista deslizante. Nos la tragamos sin darnos cuenta y en el estómago es cauterizada por completo por los ácidos gástricos y excretada. En invierno, debido al aire excesivamente seco de la calefacción, es más difícil deshacerse de los agentes patógenos porque también el recubrimiento de la mucosa nasal está más seco, así que las infecciones aumentan.

Del mismo modo que nuestra epidermis produce más escamas cuando pretende deshacerse de agentes patógenos y sustancias irritantes que nos causan molestias, nuestra nariz intenta liberarse de las infecciones desarrollando un catarro con un constante goteo de mocos. Hurgarse la nariz cuando estamos resfriados a menudo tiene consecuencias perjudiciales. Generalmente el dedo de los mocos no se lava enseguida, por lo que la próxima vez que le estrechemos la mano a alguien o toquemos el picaporte de una puerta o la barra de sujeción del autobús, será muy fácil pasar el testigo de las bacterias o los virus responsables de nuestra enfermedad. Y si la persona que recibe el testigo tiene el sistema inmunitario débil, será la siguiente en contraer un resfriado o una gripe. Por eso es importante no olvidar lavarse las manos antes de comer.

Quien es amigo de hurgarse la nariz a menudo esparce también las bacterias por su propia piel. Y si tenemos mala suerte, las costras de la nariz amarillas como la miel pueden salir en los labios o en el mentón. Además, de dulces no tienen nada, más bien están repletas de estreptococos o estafilococos, ambos altamente contagiosos. Esta enfermedad cutánea, que a menudo empieza por la nariz y encuentra en los dedos una perfecta vía de transmisión, se llama *Impetigo contagiosa* (que en latín significa «erupción/ataque») y a veces puede manifestarse también con ampollas que se revientan fácilmente.

Los dermatólogos tienen mucho interés en que la piel de las mucosas esté sana, pues en caso de infecciones la piel (empática como es) a menudo reacciona con ronchas, eczemas, psoriasis o prurito. El sistema inmune, en su afán de combatir a los agentes patógenos en la mucosa, se aplica con tanto ahínco que acaba por agredir al mismo tiempo a la piel. Esto se conoce como una reacción «parainfecciosa».

El cerumen del oído

Todos los orificios corporales poseen sistemas propios y sofisticados para proteger el organismo, impidiendo la entrada de sustancias u otros intrusos amenazadores.

Según la tradición popular, las tijeretas se introducían en los oídos de las personas avanzando hacia atrás con las tenacillas que poseen en la parte posterior de su cuerpo y, una vez allí, cortaban el tímpano y se metían en el cerebro para depositar los huevos. En realidad, estos pequeños animales, igual que otros insectos, encuentran nuestros oídos espantosos. Son amargos como la hiel (esto se debe al cerumen) y en cuanto prueban el sabor que tienen salen corriendo a toda velocidad.

En los oídos hay dos clases de glándulas: una variante de las odoríferas y grandes glándulas sebáceas, que juntas producen el cerumen pegajoso y amargo con más de mil componentes. Los médicos especialistas en los oídos alertan con razón sobre el modo de retirar el cerumen. La persona que introduce un bastoncillo de celulosa demasiado hondo, en lugar de extraer el cerumen corre el peligro de empujarlo más adentro aún. Esta sustancia puede acumularse en el tímpano, endurecerse allí y provocar una sordera repentina. En tal caso, el otorrinolaringólogo tendrá que sacar cuidadosamente el tapón de cera con un aparato. A veces se extraen verdaderas piedras de cerumen en colores ambarinos.

Las sustancias amargas y la grasa del cerumen protegen el oído no solo de los insectos, sino también de las infecciones, el polvo y el agua. Además, son las responsables de practicar una meticulosa autohigiene del oído. Si están sanos, basta de sobra con lavárselos con agua caliente. Lamentablemente, a la mayoría de la gente le resulta difícil renunciar a los bastoncillos de celulosa. Para muchos de ellos, es un gesto casi erótico. Meterse el dedo en el oído es agradable, pero a veces puede provocar un acceso de tos, ya que el nervio reflejo de la tos se estimula a través del oído.

Las glándulas sebáceas y el gusanillo de sebo

El sebo del oído es una variante particular del corporal, y desde luego un remarcable invento de la naturaleza. Al igual que las glándulas sudoríparas y odoríferas, las glándulas sebáceas se asientan en la dermis, en el primer subterráneo. Están unidas al folículo piloso y, según la zona, hay entre cien y mil por centímetro cuadrado.

Cuando las células de las glándulas sebáceas finalizan su producción de sebo, lo vierten en el conducto de la glándula sebácea del cabello y se desintegran con la secreción.

PELO Y GLÁNDULA SEBÁCEA

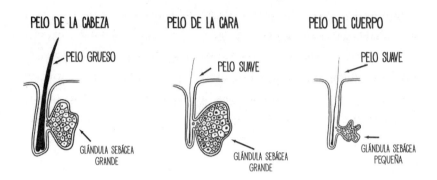

El olor del sebo es individual. Puedes hacerte una idea de sus variaciones aplicando el olfato al cuero cabelludo de otras personas. Las barbas, la ropa sin lavar y los eczemas grasos huelen claramente a sebo, pero no por ello debe ser objeto de repulsa. El sebo —junto a la barrera lipídica, la segunda fuente grasa del tegumento— cuida y posee propiedades protectoras. Para nuestra piel, el sebo es igual que una crema de día casera constituida por diferentes clases de grasas y compuestos de ceras. También nuestro cabello se beneficia claramente de esto, ya que gracias al sebo se mantiene suave y brillante. El cepillado y los masajes en el cuero cabelludo pueden acrecentar su brillo, pues al extenderlo por el pelo se reparte aún mejor. Al sebo siempre le damos una acogida muy satisfactoria en la nariz. Si presionamos con los dedos un poro en esta zona, sale un gusanillo de sebo. Del mismo modo que las heces deben su forma característica a la forma tubular del intestino, análogamente, al presionar, el poro expulsa un producto también cilíndrico. Por lo demás, producimos al año hasta 11 kilómetros de gusanillos de sebo. Si no presionáramos, el suministro de sebo desde el interior en sentido ascendente se encargaría de hacer llegar al exterior constantemente minúsculas gotitas de sebo y de repartirlo sobre la piel para mantener su elasticidad.

Al fin y al cabo, nuestro sistema natural de cuidados corporales está precisamente para eso.

Sin embargo, el sebo graso tiene algunas otras capacidades: entre sus atribuciones se cuenta la de actuar contra la proliferación de gérmenes. Por eso, en las zonas grasas residen menos familias de agentes patógenos que en otros lugares de la superficie cutánea, pues a la mayoría de ellos el sebo les resulta un medio inhóspito. Evidentemente, ahí pululan los amigos de la grasa: los ácaros *Demodex*, un hongo levaduriforme con nombre de dragón, el *Malassezzia fufur*, y las bacterias *Propionibacterium* y *Corynebacterium*, a las que les encantan los granos de acné. Estas últimas actúan favoreciendo un medio sano; fraccionan la grasa cutánea, liberan ácidos grasos y de este modo realizan su propia contribución a que la piel conserve un pH ácido y sea un verdadero manto de protección ácido.

Sobre todo en la cabeza, la cara —en la zona T grasa de la frente, nariz y barbilla—, en la espalda y en el pecho, nuestras glándulas de sebo son numerosas y de tamaño considerable. En brazos y piernas hay menos y también son más pequeñas; por eso en estas zonas la piel tiende a la sequedad con más rapidez, especialmente cuando la actividad de las glándulas se reduce como consecuencia del descenso hormonal que va produciéndose a lo largo de la vida. Por el contrario, con acné o estimuladas por un anticonceptivo hormonal, las glándulas sebáceas se agrandan y activan en exceso, lo que acarrea un flujo de sebo desmesurado.

Muchos cosméticos se anuncian con la promesa de regular o combatir la actividad de las glándulas sebáceas y/o la piel grasa. ¡Patrañas! Las glándulas de sebo se asientan en las capas más profundas de la piel, en el segundo subterráneo. Y ninguna crema llega hasta allí, ni siquiera las antiacné de prescripción médica pueden influir sobre el excesivo flujo de sebo.

Quien trata su piel con productos agresivos, como tinturas y geles que resecan, lo único que hace es eliminar la grasa de la barrera cutánea dañando con ello la capa protectora. Pero esto no afecta en absoluto a las glándulas sebáceas, cuya producción seguirá en aumento. Así, cada vez más a menudo los afectados presentan la piel más seca y más grasa a la vez. Las glándulas sebáceas son hiperactivas y engrasan todo cuanto se les pone a tiro. No obstante, por otro lado, los lípidos de la epidermis han sido barridos por la acción de aguas micelares y *peelings* «contra la piel seca». La consecuencia es una piel que ha perdido por completo su equilibrio.

Las glándulas sebáceas no son vulnerables a la acción de ningún tratamiento cutáneo, pero en cambio reaccionan favorablemente ante la ausencia de hormonas masculinas; esta es la razón de que los eunucos carezcan de acné. Además, también el eje IGF/GH —*«insulin like growth factor»*, factor de crecimiento insulínico *versus* hormona del crecimiento— tiene un papel destacado en ello. Y este se encuentra estrechamente vinculado a una alimentación de tipo industrial en absoluto saludable, basada en un exceso de leche, harina blanca, comida basura y azúcar. Volveré sobre ello más adelante.

4 EN EL TERCER SUBTERRÁNEO. LA HIPODERMIS O UN FORRO CON RELLENO

En el tercer subterráneo de la piel encontramos el llamado *subcutis,* término de origen latino. El prefijo *«sub»* significa «debajo» y *cutis* es la designación para la capa de la epidermis y la dermis. Por tanto, nos hallamos por debajo de estas.

La hipodermis es nuestro amortiguador, un tope blando que a la vez confiere a nuestro cuerpo curvas y contornos suaves. Sin la hipodermis seríamos muy puntiagudos y angulosos, pues los huesos y las articulaciones descollarían por todas partes. Y evidentemente, aquí se encuentra también nuestra capa aislante «de biopreno» contra la congelación: el tejido graso subcutáneo. Por esta razón, las personas delgadas se enfrían antes que las que están bien pertrechadas por un grueso tejido graso, a veces de varios centímetros de espesor. Asimismo, no solo es la causante de que la piel sea el órgano más extenso, sino también el que tiene un peso mayor. Sin el tejido graso de la hipodermis, la piel solo pesaría 3 kilos escasos en la balanza, mientras que de este modo llega hasta 20.

LA CELULITIS O UN VIVA A RUBENS

Cuando era una jovencita, mi primer gran amor fue un hombre de mirada encendida, solícita y al mismo tiempo cauteloso; una mirada encantadora, en efecto. El ardiente y musculoso caballero se llamaba Cástor, y junto a su amigote Pólux, intentaba montar en su caballo a dos bellezas desnudas y no muy gráciles precisamente. Había descubierto al hombre de mis sueños en un lienzo de Peter Paul Rubens; para ser exactos, en uno titulado *El rapto de las hijas de Leucipo*.

El cuadro, del año 1618, es un claro exponente del erotismo barroco, la sensualidad de las carnes desnudas se ve en todas partes. En las dos jóvenes se advierte claramente una reserva de grasa acumulada en la hipodermis, a la vista en forma de lorzas y sospechosos hoyitos en los muslos.

Hoy, a las damas del cuadro se les daría un buen repaso con Photoshop; no obstante, desde la perspectiva de la evolución, es muy sensato que una mujer tenga ciertas reservas de grasa: garantiza que podrá abastecer con suficientes calorías al embrión que lleve en su vientre incluso en tiempos de escasez, por lo cual es razonable que el semental confíe en tener una descendencia con buena salud.

En este cuadro el cuerpo de las mujeres barrocas se correspondía exactamente con el ideal de belleza que por entonces inspiraba deseo.

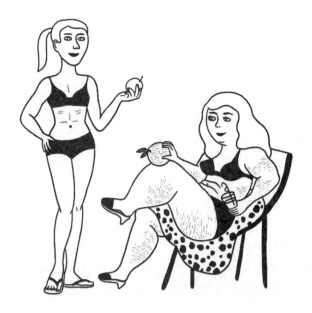

Hoy, los medios de comunicación y la moda establecen otro ideal, que, en su expresión extrema, es enfermizo. Solo hay que pensar en todas esas jóvenes escuálidas que recorren las pasarelas envaradas como percheros esqueléticos para lucir los vestidos de los modistos.

Como en tantas otras cosas en la vida, se trata de la medida justa. Habría que tener alguna cosa debajo de las costillas, aunque tampoco demasiado. A esto se añade que no toda la grasa es igual. Hay grasa mala, aceptable e incluso buena. En personas con un marcado sobrepeso y un gran contorno del abdomen, la mala se acumula en el interior de la cavidad abdominal, en los órganos y alrededor de estos. Este tipo de grasa causa problemas de salud, pues libera grandes cantidades de mensajeros químicos inflamatorios y con ello aumenta también el riesgo de hipertensión, infarto de miocardio, derrame cerebral, diabetes y cáncer de forma conmensurable.

La buena es muy escasa; se trata de una grasa insaturada de color parduzco que se aloja en distintos lugares de nuestro cuerpo. Por último, la grasa aceptable se halla en los tejidos de la hipodermis y, aunque proporcione una apariencia más rolliza de lo que sería deseable, constituye un importante depósito de grasa al que recurrir con rapidez en tiempos difíciles y de hambrunas. Pero, evidentemente, la capacidad de la hipodermis para absorber el tejido graso es limitada; quien ingiere solo alimentos con un alto nivel calórico, puede estar seguro de que, antes o después, la grasa se depositará también en la cavidad interna del abdomen en forma de simple tejido adiposo, lo cual en grandes cantidades es nocivo y puede ser causa de enfermedades.

De hoyos y fenómenos de acolchamiento

Sin embargo, en general no cabe esperar grandes riesgos para la salud solo porque el tejido graso de la hipodermis sea un poco abundante. A menos que alguien considere la celulitis una enfermedad. Sin duda puede ser crónica y admite estadios o grados, como una auténtica enfermedad, pero en realidad se refleja más bien en la magnitud de los hoyos en un trasero, un abdomen o un muslo femenino.

Si deseas comprobar en qué grado de gravedad se encuentra tu celulitis, te propongo que dejes caer tu pantalón ahora mismo para hacerte tu propio test ante el espejo. Aquí es recomendable la luz cenital para visualizar bien tu magnitud. Los probadores de los grandes almacenes son el lugar ideal para un examen a fondo, y con toda seguridad no han sido ideados por una mujer.

A grandes rasgos, la celulitis se clasificaría en tres estadios:

Estadio 1: en posición horizontal y de pie, tu piel está lisa como un melocotón. Solo cuando la comprimes se ven hoyuelos en forma de ondulaciones.

Estadio 2: en posición tendida, tu piel sigue lisa, pero ¡ojo!, a la que te levantas, los hoyuelos se hacen visibles. Un dermatólogo comprensivo hablaría aquí de «fenómenos de acolchamiento». Valga decir que en este estadio y en el siguiente se encuentran las hermanas raptadas del cuadro de Rubens.

Estadio 3: el «fenómeno de acolchamiento» o «piel de naranja» es visible tanto de pie como en posición tendida. Los hoyitos se dibujan incluso a través de la tela de una falda o de un pantalón fino, lo que incita a las mujeres a realizar todo tipo de compras a la desesperada. Las cremas anticelulíticas con vitaminas y cafeína se acumulan, pese a su elevado precio, a lo que habrá que sumar las medidas dietéticas, los masajes y los innumerables y costosos tratamientos a base de calor, frío, sacudidas, vacío y palmadas para probar… En un principio, el éxito es limitado; y cuando se obtiene, es de corta duración.

En este aspecto, son muchos los artículos científicos que recogen los supuestos avances registrados sobre la celulitis en la vida real, pero a la hora de la verdad, la mujer afectada que se somete a un tratamiento tras otro no constata nada de eso. Recuerdo a una mujer de unos sesenta años, con una celulitis verdaderamente intensa, que nadaba cada día en el lago de Zúrich y que para su edad tenía una estupenda figura. Pues bien, me ofreció un auténtico dineral si con mis artes médicas conseguía eliminar la celulitis de sus brazos y piernas. Había probado inútilmente todos los procedimientos a su disposición por caros que fuesen. Pero hay cosas que no se pueden comprar con dinero. El arte de la medicina no bastaba para solucionar su problema.

Los supuestos éxitos que han arrojado algunos estudios en relación con la reducción de la celulitis solo se pueden apuntar bajo la rúbrica de *«wishful thinking»*, o, en otras palabras: «no confíes en ninguna estadística que no hayas falsificado tú».

Sexismo en la hipodermis

La celulitis ataca en primer lugar a las mujeres. Delgadas y gordas.

El tejido graso de la hipodermis que tenemos todos los seres humanos está constituido por lóbulos grasos separados por fibras de tejido conjuntivo. En las mujeres, el entramado o la malla del tejido conjuntivo se perfila con la ayuda de los estrógenos, las hormonas femeninas. De ahí que las mujeres desarrollen fibras de tejido conjuntivo en sentido vertical a la piel. Cada punto de acoplamiento de las fibras conectivas tira de la piel hacia abajo, y como consecuencia de ello la capa de grasa sube, abultando la piel hasta el siguiente cordón fibroso; la vuelve a desplazar hacia abajo, igual que en un colchón de muelles. Su sentido es que, en caso de embarazo, las mujeres puedan hacer acopio de una reserva de grasa con rapidez. Como mujer, debo enarbolar una vez más aquí la bandera de la figura barroca de Rubens como el símbolo de la feminidad por excelencia. El pasaje ondulado que recorre el cuerpo femenino tanto en unos lugares como en otros es proactivo desde el punto de vista de la evolución y posee un toque de feminidad primitiva.

También los hombres tienen tejido graso en la hipodermis, por supuesto, pero el suyo no está configurado solo con fibras en sentido vertical. No: el de los varones está dotado además de un entramado de fibras cruzadas en diagonal. Esto significa que una red de fibras atraviesa la grasa en sentido cruciforme, de tal manera que, en su caso, todo se mantiene bien pegadito y liso, incluso cuando un hombre es más bien regordete.

A estas alturas, es probable que ya tengas claro el motivo: ni los geles ni las cremas (sean baratos o pecaminosamente caros) sirven de gran cosa, tratándose de la celulitis.

LA CELULITIS EN LAS MUJERES Y EN LOS HOMBRES

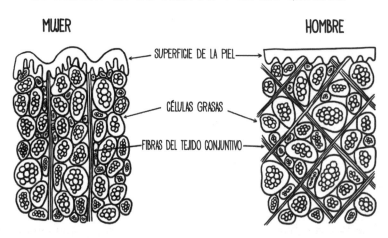

No penetran adecuadamente ni llegan a adentrarse lo suficiente en el tejido graso para restaurar una red de fibras deformada o indeseable. Muchas veces, ni siquiera los costosos procedimientos de medicina invasiva con láser, radiofrecuencia, disolución de la grasa por sistema de frío, inyecciones para eliminar la grasa, sistemas de vacío o terapias de onda corta consiguen resultados aceptables.

Ahora bien, no pretendo desanimar a las mujeres que me estén leyendo: de hecho, a los hombres les gusta el trasero de las mujeres en todos los estadios de la celulitis, dicho sea de paso. Quien consigue eliminar grasa hace que estos minúsculos lóbulos abultados pasen hambre, de modo que se vacíen un poco. Así no sobresaldrán tanto. Quien trabaja la musculatura tal vez siga teniendo celulitis, pero sobre una satisfactoria base muscular. Quien se mueve mucho o recibe masajes realiza una especie de drenaje linfático que al menos durante unas horas aligerará en cierta medida la acumulación de líquidos. Y quien ingiere alimentos ricos en antioxidantes, evita el sol y los cigarrillos por lo menos preservará durante más tiempo una capa de tejido conjuntivo tensa que, a su vez, va a sostener la grasa mejor que una red de fibras deformada.

EL METABOLISMO GRASO

Para unos, la piel es el órgano depositario de celulitis, granos o lunares, mientras que para otros es el órgano hormonal más extenso del ser humano por antonomasia. En cualquier caso, la comunidad celular cutánea es un verdadero prodigio de la bioquímica y la sede de los más variados centros de producción de mensajeros químicos y hormonales. Hasta ahora se han descubierto alrededor de treinta hormonas y grupos hormonales diferentes en las células cutáneas y del tejido graso de la hipodermis: la piel fabrica algunos solo para sí misma y otros para el organismo en general. En efecto, todo esto convierte a la piel en el mayor órgano hormonal de nuestro cuerpo.

En este contexto, es muy destacable la función del tejido hipodérmico durante la menopausia, ya que, al margen de que los ovarios estén inactivos desde hace tiempo, este tejido graso seguirá produciendo hormonas femeninas: estrógenos y estradiol que mantienen a las mujeres jóvenes y en forma, por lo que seguirán siendo felices con el sexo. Así pues, también en este caso es muy oportuno que exista cierta cantidad de tejido graso en la hipodermis.

Insisto: ¡la cantidad adecuada! Ahora bien, quien sobrealimente el tejido adiposo de la hipodermis —dadas sus limitadas capacidades— almacenará demasiada grasa. La grasa mala.

Como muchos saben por dolorosa experiencia personal, las dietas solo ayudan a los fabricantes de los numerosos productos para adelgazar. Desde hace algún tiempo, la investigación aborda un nuevo enfoque: cuando somos bebés tenemos grasa marrón, y en el transcurso de la vida esta va reduciéndose. Es marrón porque contiene un alto contenido en mitocondrias que son verdaderas centrales energéticas. Con su ayuda, la grasa marrón está en condiciones de quemar grasas para producir calor. Como los bebés carecen todavía de la capacidad para movilizar los músculos que hacen que temblemos cuando hace frío, la grasa marrón les protege de la congelación.

¿Acaso para quienes desean adelgazar a toda costa no sería un sueño tener mucha grasa marrón que les mantuviera en calor y quemara grasas, para favorecer así la pérdida de peso? ¿No habrá algún modo de impedir la merma de esta grasa especial?

En efecto, los investigadores han comprobado que la grasa marrón puede volver a aumentar mediante la aplicación regular de frío (con solo pocos grados por debajo de la temperatura de bienestar, o sea unos 17 °C) en los adultos. Y llaman a esto «grasa beis». Se espera que algún día podamos «tunear» nuestra propia grasa marrón con curas de frío u hormonas de estimulación y así podremos crear nuestros propios quemadores de grasa. Por tanto, practicar deporte de resistencia con una indumentaria ligera en invierno sería un buen comienzo para constatar heroicamente y de primera mano la validez de estos conocimientos científicos. Ahora bien, no tiene por qué ser nadar en agua helada…

II PARTE

LA ENVOLTURA TEGUMENTARIA: LA PIEL EN EL TORBELLINO DE LA VIDA

5 UNA PAREJA DE VIDA POR ETAPAS

A lo largo de los siglos, los artistas y la industria cosmética se han consagrado a la piel y también es un tema estrella de los vídeos en Facebook. En efecto, el tegumento cumple funciones distintas en las diferentes fases vitales y por esa razón su apariencia cambia. Con el paso del tiempo, va acumulando las huellas que la vida deja en ella como si de un lienzo se tratara. Nuestra piel cuenta historias.

LA PIEL DEL BEBÉ

La suave y lisa piel del bebé invita a las caricias, los besos, los arrullos y a pasar la mano con delicadeza por su superficie, algo que en gran medida el bebé necesita, pues el estrecho contacto corporal es un fundamento de primera importancia para una vida feliz.

Antes de que un bebé vea la luz del mundo, el embrión atraviesa una serie de estadios que afectan también a la piel. En el transcurso del embarazo, el tegumento se desarrolla a partir de dos tejidos primarios, que al final terminarán siendo la epidermis, por un lado, y la dermis más el tejido de la hipodermis por el otro.

Con el paso de los días, la epidermis del feto empieza a desarrollar la capa córnea; las células que se desescaman durante este proceso van a constituir el llamado vérnix caseoso. En el último tercio del embarazo, la piel del bebé se cubre con esta crema protectora autógena de gran efectividad para evitar que la piel resulte dañada por el líquido amniótico.

Esta sustancia, de textura parecida a la del queso blando, se compone —exactamente igual que si pretendiera imitar a una crema cutánea— de agua y grasas, pero también de proteínas. Es una mezcla de secreciones procedentes de las glándulas sebáceas del feto y de las grasas existentes en la barrera de la capa córnea de su epidermis. Estos lípidos constan de ceras, ceramidas, colesterina, ácidos grasos libres y escualeno, un fluido oleoso. Mezclados con las células cutáneas descamadas, forman un emplasto graso que se pega a la superficie de la piel del feto.

Hacia el final del embarazo, parte del vérnix caseoso desaparece. Solo cuando un bebé nace postérmino es posible que tenga las clásicas manos de lavandera; de hecho, a cualquiera de nosotros también se nos ponen los «dedos rugosos» cuando pasamos demasiado rato en la bañera. Por el contrario, un recién nacido a término posee una piel perfecta. Evidentemente, solo es la mitad de gruesa que la de un adulto y la capa córnea es todavía un poco tierna. Pero, dependiendo del peso que soporte en la región cutánea correspondiente, aumentará de grosor con rapidez. Su desarrollo se aprecia de forma muy clara en los pies: un bebé que no sabe andar tiene las superficies plantares blandas como la mantequilla. No obstante, en cuanto empieza a caminar enseguida se endurecen.

El número de melanocitos existentes en la piel del bebé es casi el mismo que el de un adulto, aunque la producción no alcanza todavía el grado máximo. De ahí que los recién nacidos sean muy sensibles al sol. Además, la piel aún no se ha estabilizado por completo. La conexión entre la epidermis y la dermis a través del perfil ondulado de la membrana basal —¿recuerdas el cartón de huevos?— aún no está del todo madura. Por eso a un bebé le salen ampollas con más facilidad. Tampoco la elasticidad cutánea ha llegado al máximo. El tejido hipodérmico del bebé no es aún blancuzco y amarillento como el de un adulto, sino que contiene grasa parda. El enfriamiento supone una gran amenaza para los recién nacidos porque, al tener una mayor superficie corporal en relación con su volumen, pierden más calor. La grasa marrón es su calefactor endógeno porque la metabolización de los ácidos grasos produce calor. En el transcurso de los meses será sustituida por grasa blanca.

En las primeras semanas de vida, los lactantes en particular, desarrollan el acné del recién nacido y un eczema graso con escamas en la piel de la cabeza, así como granitos y minúsculos quistes de grasa. Esto se debe a que absorben hormonas masculinas a través de la leche materna —pues también las mujeres las tienen—, a la vez que producen las suyas propias masculinas, y además han sido abastecidos con hormonas de la madre en la placenta. Del mismo modo que, más adelante, en la pubertad, intervendrán en la estimulación de las glándulas sebáceas y en la replicación del hongo sebáceo *Malassezia furfur*, el causante de escamas grasas amarillentas y untuosas sin prurito en la piel de la cabeza. Es un error habitual confundir el eczema seborreico con la costra láctea, pero una descamación más bien seca y blanquecina que se desliza con facilidad y va acompañada de prurito es más propia de la dermatitis del bebé.

Es un engorro que los granitos afloren justo el día en que tenemos la primera cita con el fotógrafo. Que en estas fotografías muchos bebés salgan pelados, aunque antes tuvieran un buen copete de pelo, también es culpa de las hormonas masculinas.

LA PIEL ADOLESCENTE

En la pubertad aumenta la actividad de las glándulas sexuales y se producen un sinnúmero de hormonas en las glándulas suprarrenales, en los ovarios y en los testículos. Estas se dispersan por el organismo y contribuyen a la manifestación de los rasgos sexuales del hombre y la mujer. A este grupo de hormonas sexuales pertenecen la testosterona y otras hormonas masculinas que también están presentes en la sangre de las muchachas, aunque en menor cantidad que en la de los muchachos.

Apostadas en la dermis con su consiguiente canal excretor, las glándulas sebáceas desembocan en el folículo piloso y poseen receptores de la hormona masculina que se ofrecen descaradamente. Como es evidente, las hormonas masculinas no se hacen de rogar y entran para unirse con estos receptores. Esta unión conduce sin rodeos al núcleo de la célula, donde se modifica el ADN, la central de control celular. Como resultado de esta acción, las células de las glándulas sebáceas producirán sebo como locas.

Por extraño que parezca, las glándulas sebáceas son muy altruistas. Cuando han producido su carga, las células de estas glándulas revientan, derramando el contenido en el canal piloso, y se desintegran. El sebo viaja durante unos seis días a lo largo del tallo capilar en dirección a la luz del día. En circunstancias normales, tan pronto como sale a la superficie de la piel, la mantiene elástica, cuida también los labios, la protege de los agentes patógenos indeseados y da brillo al pelo.

Que se desplacen por la sangre es una cosa, pero cuando hay un número excesivo de hormonas masculinas o bien si los receptores son hipersensibles o, sencillamente, si se acercan demasiado entre ellas, a las células sebáceas se les puede ir la mano con la producción. En tal caso, se producirá un aumento tan masivo de sebo en el canal del poro que la mesa estará muy bien servida para los agentes patógenos amantes de la grasa. Las levaduras metabolizarán los lípidos y excretarán todos los demás residuos del festín.

Los detritos (los ácidos grasos) irritarán hasta tal punto el delicado revestimiento de la pared del poro, que este producirá más y más células con la esperanza de liberarse de toda la porquería. Pero, a menudo, en la abertura del poro se forma también una especie de tapón de células cornificadas que obstruye la salida. Estos taponamientos se conocen como espinillas o comedones.

La variedad de espinilla con un punto negro en el centro es muy corriente. Se trata de comedones abiertos conocidos también como «puntos negros», traducido directamente del inglés. Hay quienes creen que en su interior se acumula suciedad, pero de hecho se trata solo de sedimentaciones de melanina, el pigmento de la piel. Por tanto, de nada sirve lavarse a todas horas, ya que así no se eliminará esta supuesta suciedad.

Todavía recuerdo muy bien a un profesor de repaso que me ayudaba con la química. Tenía toda la cara llena de espinillas muy grandes y negras, sobre todo en la nariz. No podía evitar mirar, lo que me fascinaba e irritaba al mismo tiempo. Junto a aquellos *blackheads* tenía además ingentes cantidades de *whiteheads*, como se denominan en inglés los comedones. En estas lesiones producidas por el acné se trasluce el contenido blancuzco y amarillento que estos acumulan en su interior. Por entonces aún no era capaz de sospechar hasta qué punto el acné estaba relacionado con la química orgánica, puesto que en ambos casos se trata de los ácidos grasos.

Los comedones no son muy humildes que digamos, y pocas veces se contentan con su estatus. Nada de eso; siempre aspiran a llegar más alto y a menudo se aplican con ahínco para convertirse en verdaderos granos gordos. Para ello aguardan el momento en que el taponamiento de corneocitos obstruye perfectamente el cráter y luego ya no hay forma de vaciar la masa sebácea que emerge de las profundidades del poro. Esta se acumulará bajo el tapón, de modo que el canal se deformará cada vez más hasta que (casi) reviente. A partir de ese momento, empiezan a liberarse las señales activadoras de la inflamación y se inicia un auténtico espectáculo inflamatorio que se ve claramente en la superficie cutánea. Poco a poco, la zona afectada va enrojeciéndose más, se ve más hinchada y más abultada y a veces la guinda la pondrá todavía un cono de pus a modo de un puntito sobre la i.

COMEDÓN

COMEDÓN CERRADO

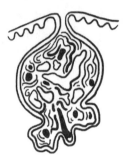

COMEDÓN ABIERTO

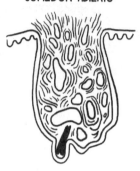

Si no se consigue liberar el conducto del poro a tiempo, el grano no se vaciará hacia el medio exterior, sino que el sebo, las bacterias y las masas de corneocitos irán a parar al segundo subterráneo, a la dermis. Ya puedes suponer que resulta más bien difícil llegar allí... El servicio de seguridad del *parking* da la alarma y las brigadas de limpieza se apresuran a acudir. Dado que la inflamación interna está fuera de control desde hace tiempo, un grano en este estadio difícilmente se puede tratar. Y cuando los fagocitos de limpieza y defensa hayan terminado su labor, suele verse el triste resultado de una cicatriz. Los dermatólogos han rebuscado una vez más la palabra precisa en el repertorio léxico, y a este tipo de cicatrices las denominan «vermiestratificadas» o picahielo.

Ciertas bacterias pueden ingeniárselas también para fabricar pequeños granos de pus. Estas bacterias tan pertinaces, que están en todas partes y en algunas ocasiones son además peligrosas, se llaman *Staphylococcus aureus*. Traducido significa algo así como «grano de uva dorada», porque al microscopio se presentan arracimadas en gránulos como las uvas y en la bandeja de cultivo del laboratorio forman una bolsa redondeada de color amarillo dorado. Por lo demás, un grano consistente en una vesícula con pus se denomina pústula (del latín *pus*).

ASÍ SE FORMA UN GRANO

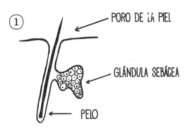

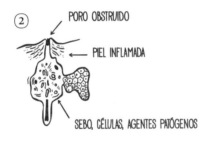

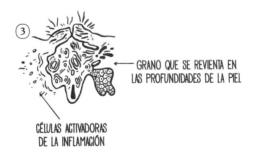

Por tanto, las pústulas son una especie de ampollitas llenas de pus. En cuanto un médico oye la palabra «pus», enseguida pone cara de sabelotodo y recuerda una de las pocas reglas de oro de la carrera que se le han quedado grabadas y que permanecerán para siempre en su memoria: «*Ibi pus, ubi evacua*». Allí donde hay pus, hay que sacarlo.

El pus suele tener una consistencia fina o incluso lechosa. Los médicos examinan su color y olor para obtener información acerca de su desencadenante. El pus amarillento remite al *Staphylococcus aureus* y el verde azulado, a un germen llamado *Pseudomonas aeruginosa*. Si es rojo parduzco el pus estará mezclado con sangre, y apestará terriblemente si entran en juego gérmenes intestinales, como *E. coli* u otras bacterias que solo pueden vivir en presencia de oxígeno (por eso se llaman también anaeróbicos). Del mismo modo, los hongos cutáneos y las levaduras pueden causar igualmente pústulas de pus.

Sin embargo, también hay pústulas estériles, es decir, no infecciosas. En algunos tipos de psoriasis aparecen pústulas de pus en las manos y pies, sin la intervención de gérmenes. En sí, el pus es sencillamente una concentración de glóbulos blancos del sistema inmunitario: se habían unido para articular la defensa y han caído en combate.

Granos e implosiones

En el acné, los comedones son el comienzo de todos los males. El término «comedón» recuerda más bien al invitado a una mesa antes que a un grano blanco o negro. También se les llama barros o barrillos y solo quien tiene comedones puede afirmar con propiedad que padece acné. Son la clave del cuadro de diagnóstico.

Los granos de acné suelen tener solo una cabeza o una especie de tapón formado por sebo, hojuelas de corneocitos que se han desprendido y el componente normal de gérmenes que hay en los poros grasos. El contenido de algunos granos es pastoso, otros untuoso y otros recuerdan a la cera. La paleta cromática abarca el blanco, el amarillo y el ambarino.

En el fondo, los granos de acné admiten una buena comparación con los volcanes: el cono sería el engrosamiento y la protuberancia cutánea. El cráter a menudo está obstruido con piedras y tierra, equiparable aquí al tapón del comedón. La chimenea está llena de magma; en el caso del grano, es una mezcla de sebo, células muertas desprendidas de la pared del poro y bacterias del acné. En las hondas profundidades se halla la cámara magmática, que siempre arrastra consigo la glándula sebácea. Una erupción conduce a liberar la presión, lo que favorece que el grano sane. Ahora bien, en una implosión, el volcán entero se descoyunta y se destruye la estructura formada por la cámara magmática, la chimenea y el cráter. Cuando un grano es objeto de una implosión semejante, el desastre es tan inmenso que casi siempre se salda con una cicatriz superficial o en forma de hoyo.

Junto a estas señales marcadas, aun cuando no sea especialmente agresivo, el acné provoca un aumento desorbitado de los poros. A consecuencia de esto, aparecerán microinflamaciones subcutáneas que dejarán el canal fibroso, rígido y propenso a las cicatrices; además, como queda deformado y abierto, tampoco podrá ya estrecharse ni recuperará su suavidad original.

Tal vez te preguntes por qué el acné sale en la cara y a veces también en la espalda o en el escote, y no en cambio en las zonas pobladas de pelo, en la cabeza, por ejemplo, donde de hecho también hay una abundante cantidad de grasa producida por las glándulas sebáceas. La diferencia estriba en el tamaño y el grosor del cabello. En la cabeza, un pelo grueso y vigoroso se agarra al poro y conduce el sebo hasta el cuero cabelludo a modo de drenaje. Aunque el pelo sea graso, el sebo sea abundante y las glándulas sebáceas considerables, esta operación es coser y cantar. Tal vez se engrase con rapidez y el cabello no adquiera cuerpo, pero sea como sea los granos de acné no salen; a diferencia de lo que ocurre en la piel del cuerpo y el rostro, donde muchas veces hay en el interior de los poros unas gigantescas glándulas sebáceas acompañando a una diminuta hebra de vello apenas visible. Y ciertamente, estas son demasiado enclenques para conducir masas de sebo hacia el exterior. Por eso, cuando aumenta el flujo de sebo enseguida se produce una obturación en el interior del poro.

Apretar un grano

La amenaza de que aparezcan feas cicatrices es evidente cuando les ponemos la mano encima. Pero, sencillamente, es demasiado tentador. Un grano maduro es casi una invitación a presionar. Sin embargo, el dermatólogo siempre lo reprobará, porque destripar un grano tiene sus riesgos y no son nada desdeñables.

Quien no sea capaz de resistir la tentación debería, por lo menos, tomar algunas medidas de seguridad: lavarse a conciencia las manos y los dedos; tener las uñas bien cortas y desinfectar la zona que desea acometer. De este modo, reducirá el riesgo de aportar más bacterias a la piel y evitará que el grano pueda infectarse. Con las uñas muy largas podría causar minúsculas heridas en el tegumento y esa lesión en la barrera de protección cutánea favorecería la entrada de gérmenes.

Aunque es exactamente lo que se tiende a hacer, en ningún caso debería apretarse si al ejercer una suave presión no sale nada. Las consecuencias pueden ser fatales, ya que, en lugar de ser impulsada hacia el exterior, la suciedad sería conducida hacia el fondo. A estas alturas, la presión sobre el poro ya ensanchado e inflamado será cada vez mayor y no tardará mucho en producirse una implosión en la dermis. ¡Suenan todas las alarmas! ¡Cicatriz!

Los granos muy inflamados dejan a menudo fastidiosas manchas marrones que no desaparecen hasta mucho después de haberse curado.

Cuando un grano se aprieta mal, el riesgo de que esto suceda aumenta de forma flagrante. Desaparecerá el grano pero quedará una manchita. Sería mucho más acertado favorecer que se despliegue, es decir, incentivar su evolución más bien dándole espacio. Presionamos con suavidad, soltamos, distendemos, presionamos de nuevo... y así el grano prácticamente aflorará solo. Esto puede dar buenos resultados, pero no tiene por qué. Los granos que aparecen sobre la línea del labio superior entrañan un riesgo añadido, porque en esa zona hay numerosos vasos que abastecen el cerebro. Si se presiona un grano de cualquier manera, cabe la posibilidad de que los gérmenes sean arrastrados hacia arriba, por así decirlo, y las consecuencias pueden ser una inflamación de las venas cerebrales.

Existen tratamientos muy satisfactorios para los granos. Para el «acné corriente» se emplean cremas y geles de prescripción facultativa que inhiben la tendencia a la queratinización de los poros y que van acompañadas de un efecto antiinflamatorio. Como ya he señalado, por vía tópica no se puede intervenir sobre el exceso de producción de las glándulas sebáceas. Y a menudo los productos cosméticos antiacné solo resecarán aún más el manto lipídico.

Cuando los granos y las cicatrices son de consideración, requieren tratamientos que actúen desde el interior.

Conviene no tomarse a la ligera un acné juvenil severo con el argumento de que es un «mal corriente» que «hay que pasar» en la pubertad. Todo lo contrario, requiere actuar con urgencia.

La hiperactividad de las glándulas sebáceas responde al principio activo de la isotretinoína. Este retinoide derivado de la vitamina A se puede adquirir en forma de pastillas y cápsulas blandas, si bien su ingestión no está exenta de riesgos y efectos secundarios. En una terapia con isotretinoína, las mujeres jóvenes deben evitar quedarse embarazadas, ya que la vitamina A y sus derivados pueden dañar gravemente al embrión. Si se desea concebir, será preciso dejar la terapia al menos durante un mes antes.

Como quiera que sea, para muchos afectados este principio activo supone todo un éxito. Con este medicamento, quien toma sus precauciones, ya sea hombre o mujer, se cura y de paso se beneficia de los efectos rejuvenecedores y anticancerígenos de esta sustancia, de los que han dado prueba numerosos estudios; no obstante, su administración está sujeta al régimen de control médico. Cuando se trata de pacientes jóvenes, suele prescribirse un tratamiento de isotretinoína durante medio año con una dosis máxima de 30 hasta 40 miligramos al día, y en adultos generalmente por un periodo más largo, con una dosis más reducida (de 20 a 40 miligramos a la semana).

En el caso de las mujeres, la píldora anticonceptiva redunda en beneficio de la tersura de la piel gracias a los inhibidores de las hormonas masculinas. No obstante, en ocasiones presentan numerosos efectos secundarios: aumento de peso, retención de líquidos, estimulación del tejido de las glándulas mamarias, y un posible aumento del riesgo de que estos degeneren y una disminución de la libido y el apetito sexual.

Otro recurso mucho menos arriesgado consiste en modificar la dieta alimenticia. La producción de sebo y la actividad antiinflamatoria se beneficiarán de ello de modo muy satisfactorio. Privarse de alimentos clásicos de nuestra civilización, como la harina blanca, el azúcar, grandes cantidades de leche y las grasas trans, supone un primer paso. Ingiere en su lugar muchas verduras, cereales integrales, nueces y (aceite de) pescados con ácidos grasos omega-3, tan importantes para el organismo. Las bacterias intestinales antiinflamatorias ingeridas en forma de probióticos, así como las comidas ricas en fibras que alienten su desarrollo en las cavidades intestinales, serán también de gran ayuda para mantener una piel más sana y sin granos.

LA PIEL DEL ADULTO

A veces los adultos también tienen granos. Junto a las hormonas y las causas alimenticias, hay otras razones de peso por las que salen granos, y que acaso hayas experimentado en tu propia piel: quien padece estés, secretará a la vez una consiguiente hormona del estrés que va a disparar la producción de grasa y la actividad inflamatoria en las glándulas sebáceas. Junto a las hormonas de la pubertad, frecuentemente también provocan acné una píldora anticonceptiva inadecuada o los desarreglos hormonales, pues a veces la hormona contenida en el cuerpo lúteo puede tener los mismos efectos que una hormona masculina.

No obstante, también quienes usan cremas solares, cremas de día, cosméticos, mascarillas o ceras para el cabello excesivamente grasas están obstruyendo los poros e impidiendo el flujo normal de sebo, que se estanca muy en particular cuando el producto empleado contiene aceites grasos minerales, como la parafina o los aceites de silicona. La mejor manera de evitar el llamado acné de los cosméticos es tirar todas esas cosas inútiles a la basura. Cuando uno tiene tendencia al acné, es conveniente usar solo los productos que se conocen con el nombre de «anticomedógenos», es decir, que no inducen la aparición de comedones.

El modo en que los granos se distribuyen en la piel también nos da indicios sobre sus posibles causas. Muchos comedones en la zona T, o sea, en la frente y la nariz, son manifestaciones características de la pubertad. Los granos que salen más bien en las mejillas y en el cuello son más propios de las mujeres adultas. Y son profundos y dolorosos. A menudo el estado de la piel empeora antes de la ovulación, y en particular en los días previos a la menstruación, ya que en este caso la hormona del cuerpo lúteo que favorece la aparición de granos es más activa y además antes de la menstruación desciende el nivel de estrógenos, responsables de una piel bonita y sin granos. Si estos se asientan preferentemente en las redondeces de la cara, como mejillas, frente, nariz o mentón entonces se trata más bien de una rosácea. La diferencia más destacable entre esta y el acné es la ausencia de comezones. La rosácea es una enfermedad cutánea que solo se da en la edad adulta y casi siempre en personas con un tipo de piel clara. El cutis se irrita fácilmente y tiende a presentar venitas dilatadas y granos. A menudo, los afectados padecen problemas oculares, gástricos e intestinales.

Cuando a lo que nos enfrentamos es a granos pequeños acompañados de un suave prurito, llenos de agua en lugar de sebo, que dejan un cerco alrededor de los labios y afectan sobre todo a la región de la barbilla, el surco nasolabial o los párpados, entonces es muy probable que se trate del llamado acné de las azafatas. Se caracteriza por una excesiva humectación e hidratación de los poros debidas al uso desmedido de cosméticos (como les ocurre a las azafatas que se maquillan mucho y pretenden protegerse frente al aire seco del aparato usando productos excesivamente humectantes) o mediante la aplicación de una crema con cortisona. Un sinónimo del acné de las azafatas es la dermatitis perioral, es decir, la «inflamación de la piel alrededor de la boca».

En su espectacular auge, no obstante, tiene su papel también la nueva televisión HD. Como esta tecnología no tiene piedad y muestra cada pelo de la nariz, cada arruga y cada poro, a los profesionales del cine y la televisión se les aplica lo último en maquillaje antes de presentarse ante la cámara. Y, lamentablemente, son productos enriquecidos con aceites de silicona que obstruyen los poros. Esto ha traído consigo que el acné de las azafatas se haya convertido en una afección corriente entre presentadoras y actrices, y que los afectados acudan en masa a las consultas médicas por esta causa. Entretanto, el sector ha arrojado ya las primeras víctimas masculinas.

Desde la tumbona se ve bonita

Apenas nuestra piel ha recuperado la calma después de la pubertad, ya empieza a envejecer. Bueno, en realidad envejecemos a partir del primer día de vida, aunque los primeros signos del envejecimiento solo son visibles mediada la treintena, en algunos casos incluso antes. Como el proceso de envejecimiento está programado genéticamente, no solo la piel envejece, sino que lo hace el organismo en general. Sin embargo, el estilo de vida influye de forma muy acusada en lo que se refiere al grado de rapidez e intensidad en que este se manifiesta, y sobre el envejecimiento de la piel más aún si cabe.

La mayor parte de los cambios se producen en la dermis, esto es, en el segundo subterráneo. Se ven afectadas, por un lado, las células del tejido conjuntivo, los fibroblastos que se encuentran llamativamente dispersos por la dermis, y, por el otro, las fibras que estos producen, conocidas como colágeno o elastina. La disposición de las fibras en el tejido se asemeja a una media de nailon, que se puede estirar mucho.

El colágeno se compone de pertinaces fibras proteínicas que confieren estabilidad y firmeza a la piel. La elastina es equiparable a las fibras de la ropa elástica y posibilita que la piel se estire. El promedio de duración de las fibras elásticas es de unos setenta años, por lo que coincide más o menos con el de la vida de una persona; sin embargo, solo se generan durante los primeros años de vida. Nuevas no las hay, lo que se va, se fue.

Con la edad, no solo descienden el número de fibras de colágeno y las elásticas, sino también el de los vasos sanguíneos. Están rodeados también de fibras elásticas, así que envejecen del mismo modo. Es probable que alguna vez te haya fascinado la existencia de unas venas muy marcadas en la nariz o en las mejillas de las personas mayores o incluso de mediana edad: son vasos sanguíneos dilatados que, ante «la debilidad de la vejez», ya no pueden contraerse debidamente y se muestran en forma de venitas rojas a través de la piel.

También las células de la epidermis tardan en renovarse cincuenta días en lugar de veintiocho. Las heridas tienden a curarse más despacio y las uñas no crecen tan rápido, lo que significa que los mayores aquejados de hongos en las uñas deberán seguir tratamiento de hasta un año para que estas se renueven por completo. Lo que en las mujeres fuera una tupida mata de pelo clarea debido a la caída de los estrógenos durante la menopausia, mientras que en los hombres se debe a la acción prolongada de la testosterona.

Un cutis jugoso y joven, sin aristas ni surcos, conserva su encanto gracias a las almohadillas adiposas de la hipodermis. Si los jóvenes atormentados por el delirio de adelgazar supieran que es precisamente la grasa la que aporta juventud y belleza… En el rostro, estas almohadillas de grasa se encuentran perfectamente embaladas en cámaras de tejido conjuntivo. Por desgracia, también este se deforma con el paso del tiempo, de tal manera que, cuando estamos de pie, las almohadillas adiposas se descuelgan en dirección al suelo por efecto de la fuerza de la gravedad. Y de repente se ven las mejillas o los ojos hundidos.

EL TRIÁNGULO SE INVIERTE CON LOS AÑOS

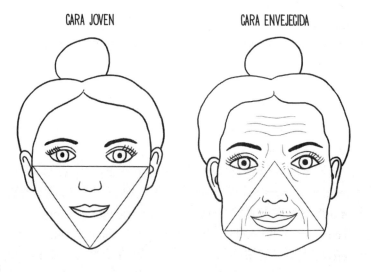

CARA JOVEN   CARA ENVEJECIDA

En comparación con la versión joven de esa misma imagen, se advierte el descolgamiento, la falta de frescura de la piel o incluso un aspecto más cansado. Durante la juventud, la cara es comparable a un triángulo alzado sobre una cúspide y que va invirtiéndose con el paso de una década tras otra.

El sobrepeso tan solo protege hasta cierto punto de estos cambios. Porque si hay demasiada grasa en la piel, los pellejos solo serán más adiposos, pero a nadie pasará inadvertido el descolgamiento.

Aquellos que no desarrollen una mirada hundida, tal vez en su lugar tengan el gusto de que se les pongan las ojeras hinchadas, otro rasgo característico de la vejez. Es preciso imaginar el tejido conjuntivo como si fuera una red de pescador consistente y tupida que, en la juventud, sostiene tensas y firmes todas las capas cutáneas contra la estructura craneofacial. Sin embargo, cuando esta red de pescador se deforma, todo el entramado se desliza hasta un piso más abajo; aparecen bolsas y algunas partes empiezan a colgar o incluso a bambolearse, como ocurre a menudo en la región de la mandíbula.

Que nuestro tejido conjuntivo se deforme de semejante modo se debe, por un lado, a la producción decreciente de hormonas sexuales; en segundo lugar a un paulatino déficit de la hormona del crecimiento y por último a los factores perjudiciales a los que estamos expuestos. Estos aceleradores del envejecimiento son los radicales libres, que deterioran el tejido, las estructuras de proteínas, las moléculas grasas y de glucosa, así como la información genética de las células. Nuestro organismo es capaz de planchar una parte con vitaminas y enzimas que neutralizarán estos radicales. Pero si la emisión de rayos ultravioleta y los cigarrillos interfieren de continuo, este sofisticado sistema de reparación resultará sensiblemente alterado. Los radicales libres activarán entonces unos enzimas que eliminarán el colágeno y debilitarán tanto el tejido conjuntivo que será imposible generar material nuevo.

En efecto, la cuestión del envejecimiento tiene su aquel, pero ante todo es un asunto de suspensión. Lo mejor sería deshacerse de la gravitación, tenderse de espaldas y sonreír, así desaparecerían todas las partes que cuelgan y conservaríamos durante mucho tiempo la belleza de la tumbona.

A menudo la piel adulta tiene que bregar además con las consecuencias del rasurado, algunas de ellas muy molestas. No pocas mujeres y hombres son proclives a que les salgan granos después de rasurarse. Se trata de inflamaciones minúsculas provocadas por agentes patógenos de la superficie cutánea que llegan a la epidermis a través de las heridas microscópicas derivadas del rasurado. Las cuchillas viejas son especialmente perjudiciales y el afeitado en mojado un procedimiento más agresivo que en seco. Además, el níquel de las cuchillas de metal de baja calidad, así como la espuma, las lociones para después del afeitado y las rasuradoras de doble hoja para un afeitado más apurado pueden causar irritaciones y alergias de contacto.

Quien tenga la piel sensible, puede dejar el vello como está, recurrir a un tratamiento duradero con depilación láser o soportar la cera que, no obstante, a veces también irrita bastante. Cuando hay problemas cutáneos en la zona de la barba, el dermatólogo aconseja desinfectar las cuchillas (confiemos en que estén afiladas) o mejor aún un afeitado en seco. Las lociones antisépticas Son apropiadas para antes y después, del mismo modo que una crema espumosa ligeramente antibacteriana (con triclosan al 1 por ciento en linimento acuoso) de elaboración farmacéutica es un producto más suave que sustituirá la espuma de afeitar. Las lociones con alcohol y aguas de colonia son un enemigo de la piel sensible.

LA PIEL EN LA VEJEZ

La piel madura presenta distintas tonalidades y pigmentaciones. Las zonas que han estado expuestas de continuo al sol, como la cara, el escote, el dorso de las manos y los brazos, se llenan de manchas. Es habitual que se distingan también innumerables venitas dilatadas y rojas. Otras manifestaciones características de la vejez son la sequedad en ciertas zonas, la flacidez, así como una piel delgada, quebradiza y a veces con tendencia al sangrado.

Las glándulas sebáceas detienen de repente su actividad o la reducen en gran medida. Si la piel contiene menos grasa, la capacidad de respuesta de la barrera protectora disminuye, por lo que la absorción de agua se restringe. Asimismo, los humectantes endógenos, como el ácido hialurónico, decrecen de manera drástica. La piel pierde entonces firmeza, elasticidad, jugosidad y humedad; los contornos se desdibujan. Como lo expresan en publicidad, se vuelve «muy exigente», a lo que la industria cosmética responde con cremas para «la piel madura». En general, estas son un poco más grasas e inflan el estrato córneo durante unas horas, pero rejuvenecen tan poco como las cremas antiedad en otras fases de la vida. De hecho, las fibras de las arrugas reposan sin inmutarse con tediosa flacidez en el segundo subterráneo.

La industria encuentra sus clientes más fieles sobre todo entre las mujeres, ya que experimentan el envejecimiento de la piel como una circunstancia dramática. Esto no solo tiene que ver en parte con una percepción personal excesivamente crítica, sino que además está relacionado con la menopausia. En este periodo, el nivel de estrógenos desciende con mucha rapidez, situándose en índices muy bajos. Así, en los primeros cinco años de esta etapa vital el contenido de colágeno de la piel femenina decae hasta en un 30 por ciento.

Por muy injusto que parezca, el caso es que los hombres se libran durante bastante tiempo de la caída hormonal. Los varones deportistas y delgados pueden mantener un alto nivel de testosterona durante un periodo muy prolongado; no obstante, cuando baja, acumulan grasa y a menudo les sale barriga y se les enflaquecen las piernas. A veces los hombres mayores no solo engordan unos kilos en el abdomen, sino también en el bajo vientre; cuando esto ocurre, la alteración hormonal puede influir en una reducción del pene —verdadera o causada por un efecto óptico— y en el crecimiento del tejido de las glándulas mamarias.

Con la desaparición del tejido conjuntivo, los poros de la cara se agrandan y, por si fuera poco, algunas glándulas sebáceas empiezan a crecer en exceso. Precisamente los hombres tienden a desarrollar en la cara nódulos benignos en las glándulas sebáceas, aunque también una nariz bulbosa con grandes venas amoratadas en las aletas nasales. En la piel gruesa de la nuca masculina, a menudo se distinguen asimismo unas líneas romboidales que vulgarmente se conocen como «piel del agricultor» y que en dermatología se denomina *Cutis rhomboidalis nuchae.*

Tampoco los hombres están a salvo de los efectos dañinos del sol. El resultado son grandes comedones o unas manchas blanquecinas, rojizas y parduzcas en el cuello, justo allí donde en la juventud de vez en cuando quedaba la marca encarnada de algún chupetón. Esta zona, por debajo de las orejas, suele descuidarse cuando nos aplicamos crema. En las mujeres con pelo largo, esta región está un poco mejor protegida, pero los rayos solares tienen campo libre ante alguien con el pelo corto. Observa alguna vez con atención a los hombres mayores de cincuenta años: estoy segura de que harás algún descubrimiento y hallarás alguna *Erythrosis interfollicularis colli* (enrojecimiento entre los poros en el cuello).

Por un lado, las arrugas son consecuencia de la falta de elasticidad y de la desaparición de la grasa, pero también de la gesticulación, que establece una desastrosa alianza con la decreciente retracción elástica de la piel más madura. Los músculos faciales contribuyen a dotar de expresividad emocional al rostro con gestos que muestran desde la furia hasta la pillería pasando por la tristeza o el más exaltado alborozo. Del mismo modo, cuanto menor es la retracción elástica de la piel, más se marcan las arrugas de expresión. Si uno quiere, el bótox se emplea para exactamente lo contrario. Y por lo demás, lamentablemente beber mucho no sirve de ayuda para combatir la edad. Quien bebe una cantidad de agua suficiente favorecerá la jugosidad en los tejidos, nada más, pero la calidad de las fibras y su elasticidad seguirán siendo flojas. Apenas saciada la sed, todo volverá a arrugarse como antes.

Como el sistema inmunitario ha perdido parte de su eficiencia, las personas mayores tienden a contraer más a menudo enfermedades in-

fecciosas como herpes u hongos en las uñas y en los pies. El riego sanguíneo disminuye en manos y pies, las varices que no se han tratado
durante años pueden conducir a la aparición de úlceras venosas.

El cuello, las axilas y el torso de las personas mayores está poblado
de toda clase de excrecencias, desde carnosidades fijas y otras que se
balancean, hasta hemangiomas y verrugas seniles. De vez en cuando
aparece también un cáncer de piel propiamente dicho, o en alguno de
sus estadios previos, sobre todo en las zonas del cuerpo más expuestas
al sol (la cara, el escote).

Si la vejez no ofreciera muchas otras satisfacciones, porque uno se
ha vuelto más sabio y sabe apreciar la alegría de la vida, porque ha vivido mucho ya y espera seguir viviendo aún, y porque hay personas a
las que querer y uno se siente querido… si no fuera por todo esto, en
fin, uno podría estar tentado a describir la vejez como un proceso difícil o en ocasiones frustrante.

6 EL SOL Y LAS QUEMADURAS SOLARES EN VERANO: LA PIEL Y LA LUZ

El sol y las manchas van juntos, como la luz y la sombra.

No es casualidad que en alemán las alegres pecas marrón claro que aparecen en la cara con el sol y palidecen en invierno reciban el nombre de «renuevos de verano». La naturaleza ha esparcido estas cargas de melanina en la membrana basal de la epidermis del bebé, es decir, en nuestro primer subterráneo. Casi siempre son indicio de una elevada sensibilidad al sol, por mucho que las células pigmentarias, los melanocitos, no varíen en cuanto a tamaño, forma y número. Ya están ahí, solo que salen «a la luz» cuando la radiación solar es muy alta.

Las opiniones con respecto a la belleza de las pecas son controvertidas. Hay quienes adoran sus pecas y otros a quienes no les gustan en absoluto, hasta el extremo de que se las quitan con métodos láser por muy dolorosos que sean. Y lo mismo vale decir acerca de otros puntos y pigmentaciones que afloren en la piel. Las manchas de edad, por ejemplo, aparecen porque la piel dañada por el sol instala una especie de parapeto contra las continuas emisiones de rayos ultravioleta. Se aprecian claramente tanto en verano como en invierno en zonas de la piel que han sido muy maltratadas por el sol. De ahí que también se podrían llamar «manchas de origen solar». En estas pantallas pigmentadas que hacen de parapeto, los melanocitos se agrandan, lo que no tiene nada de extraño puesto que deben producir melanina constantemente y en altas dosis.

Así nos hacen saber con toda claridad que no queremos tomar más el sol. Asunto distinto es que nos demos o no por enterados, y a partir de entonces echemos mano de la crema y del sombrero.

La tercera clase de manchas marrones son los lunares. Son nidos de melanocitos de nacimiento o que con el paso del tiempo se congregan en la epidermis, la dermis o en el espacio limítrofe entre ambas capas. En este caso se trata de tumores celulares pigmentados benignos. Algunas personas tienen muchos esparcidos en su cuerpo como mariquitas, mientras que otras apenas ninguno. Los lunares reciben este nombre porque en el pasado se creía que aparecían por el influjo de la luna. Los rayos solares favorecen su degeneración. De ahí que los dermatólogos dediquen una gran parte del día a examinar atentamente los lunares de sus pacientes.

La mayoría de las personas tienen entre treinta y cuarenta lunares como máximo; sin embargo, el 15 por ciento de la población tiene más cien. Hasta los treinta años de edad afloran desde las profundidades de la piel y a partir de los cincuenta a menudo vuelven a desaparecer en las profundidades del tejido. El motivo de que tengamos lunares es una cuestión que hasta la fecha no hemos podido averiguar. Para consuelo de todos aquellos que necesitan mucho tiempo para contar sus lunares, unos investigadores británicos han descubierto que tanto el envejecimiento cutáneo como ciertas «manifestaciones de senilidad» (como por ejemplo la osteoporosis) se dan mucho más tarde en personas «punteadas» que en las «sin mácula» (es decir, las que tienen muy pocos).

Esto se debe a los bastoncillos que constituyen los extremos de los cromosomas, los llamados telómeros. Dado que los cromosomas transportan nuestro material genético en forma de espiral, los telómeros protegen sus extremos como si fueran capuchones. Durante el proceso de envejecimiento, poco a poco estos se van desgastando hasta que las células ya no se dividen más o mueren. Sin embargo, se ha descubierto que las personas con muchos lunares poseen grandes reservas de telómeros; y un gran reservorio de telómeros es sinónimo de una juvenil longevidad.

POR QUÉ NECESITAMOS LUZ
Y QUÉ HACE LA PIEL CON ELLA

Aun cuando el exceso de sol sea perjudicial, nuestro organismo necesita luz por innumerables razones. Cuando hablamos de luz, nos referimos a la luz solar, el fuego, la luz eléctrica o los materiales fluorescentes. La luz predilecta del ser humano es sin duda la luz solar, una acumulación de un sinfín de rayos luminosos que recibimos en forma de haz. Son rayos que en parte ni siquiera vemos, y que sin embargo ejercen sobre nuestro organismo una influencia, en parte positiva y en parte negativa.

A la luz visible y la radiación invisible que la acompaña, los físicos le han dado el nombre nada romántico de «ondas electromagnéticas». Mientras que los sanadores y esotéricos son capaces de percibir energías y vibraciones cósmicas, apenas advierten un cambio en el color de la luz ya, los físicos calculan las vibraciones y analizan en ondas las partículas que la componen. Quieren saber cuál es la longitud de onda de la luz.

Las ondas electromagnéticas son originadas por diminutas partículas de energía que se desplazan muy deprisa: los fotones. La luz visible para el ojo humano abarca los colores del arco iris, desde el azul violeta de corta longitud de onda hasta el rojo, el color con mayor longitud de onda. Por corta longitud de onda debemos entender que estos diminutos paquetes de energía zumban en el aire en todas direcciones, actúan con más virulencia y son agresivas. De onda larga significa que los diminutos fotones vuelan en ondas más largas y onduladas, por lo que no son ni tan agresivas ni tan virulentas, y por ello resultan un poco más suaves para nuestro organismo.

Más allá de la luz visible, existen otras longitudes de onda. A la onda larga le sigue en orden de sucesión la radiación calorífica o de infrarrojos.

ONDAS ELECTROMAGNÉTICAS CORTAS Y LARGAS

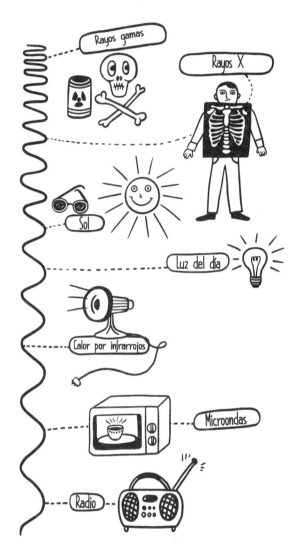

Ese agradable calor que sentimos cuando estamos al sol. Esta radiación calorífica de hecho se considera inofensiva. Pero en realidad no lo es tanto, puesto que exactamente la proporción de infrarrojo A que limita con la luz roja visible producirá envejecimiento en el tejido cutáneo de una persona. La industria también ha reaccionado ya ante estos inquietantes conocimientos y trata de ponerse a la altura incluyendo aditivos especiales en las cremas solares.

La parte del espectro electromagnético que despliega luz de onda corta se compone de las radiaciones ultravioletas, tan temidas por los dermatólogos. El sol emite primero la radiación ultravioleta A un poco más larga, luego la de onda más corta, acompañada de una radiación ultravioleta de tipo B, radicalmente más agresiva, y por último la radiación UVC, extremamente peligrosa. Sin embargo, esta última no llega completamente sola a la superficie de la Tierra, ya que la capa de ozono y el oxígeno del aire capturan los rayos ultravioletas C. Al menos, mientras la capa de ozono no sea perforada de forma masiva. En estos momentos, los agujeros de ozono son ya los responsables de que lleguen a la superficie del planeta radiaciones ultravioletas excesivamente agresivas. Esta es la causa del espectacular crecimiento de las enfermedades relacionadas con el cáncer de piel que ha habido en Australia.

Cuanto más corta es la longitud de onda de la radiación electromagnética, más peligrosa será para nuestro cuerpo. Las ondas de radio o la luz visible son inofensivas, pero las ondas más cortas originan arrugas e incluso cáncer; por último, las que son aún más cortas, como los rayos gamma, son para nosotros mortales.

La luz del día constituye una mezcla de muchas longitudes de onda. La absorbemos con nuestros ojos, nuestra piel y nuestro sistema nervioso, y esta despliega su acción en nuestro cuerpo. El color de la luz y los puntos luminosos crean ambientes e influyen en nuestro ánimo en función de su claridad y tonalidad: desde romántico hasta cargado de energía. Por el contrario, la falta de luz causa fatiga, dificulta la concentración y conlleva depresión. Tanto los aspectos positivos como aquellos más bien funestos de la luz y de la carencia de esta pueden explicarse desde el punto de vista neuropsicológico.

Sueño de belleza, sensaciones primaverales
y los paraísos artificiales cutáneos

La luz controla el ritmo de lo que es para nosotros el día y la noche mediante la regulación de la hormona melatonina. En la oscuridad el nivel de melatonina sube y con la luz del día vuelve a bajar.

La melatonina es un verdadero todoterreno, así como una efectiva hormona del sueño, pues produce cansancio e induce a dormir. Es un antioxidante, por lo que posee propiedades anticancerígenas y antienvejecimiento; y dicho sea de paso, también es un efectivo crecepelo. Se segrega al caer la tarde, cuando anochece, y a partir de la serotonina, que es su fase previa, y junto con otros eficientes colegas del servicio de reparaciones del material genético repara los daños causados por el sol en la piel mientras dormimos. Lamentablemente, este servicio de reparaciones no hace magia, de lo contrario no habría cáncer de piel y las arrugas se harían esperar también mucho más tiempo. Pero en cualquier caso, sin ese «sueño embellecedor» tendríamos un aspecto mucho más envejecido.

La melatonina estimula el sistema inmunitario y contribuye a frenar la aparición del cáncer de piel. Quien padece estrés o duerme poco (o de día) tiene una cantidad escasa de melatonina en la sangre, está más triste y por eso también envejece más deprisa. En invierno, muchas personas padecen fatiga y trastornos depresivos. Pues bien, esto también está relacionado con una deficiencia de melatonina. En los meses de escasa luz, la hormona del sueño no se produce suficientemente. Nos sentimos débiles y apáticos, como si todavía fuera un poco de noche. No obstante, para encontrarnos bien necesitamos melatonina de noche y serotonina de día.

Con la claridad, especialmente en verano (y más aún cuando se hace deporte), se segrega mucha serotonina. Es un eficiente antidepresivo y, por así decirlo, un suministrador de materia prima para sintetizar melatonina. Seguramente ya te habrás dado cuenta de hasta qué punto es importante la interacción entre la oscuridad, el sueño y la luz del día en el equilibrio de la melatonina y la serotonina y cómo todo ello influye en beneficio del equilibrio y la felicidad personal. Los sentimientos primaverales y la voluntad de apareamiento, al menos en el reino animal, están estrechamente vinculados con la caída del nivel de melatonina, puesto que hay más horas diarias de sol.

Los estudios más recientes indican que la luz directa del sol sobre la piel influye en la producción y metabolización de serotonina y melatonina. Esta última se fabrica y metaboliza en las células cutáneas, por queratinocitos, células pigmentarias y las células del tejido conjuntivo. Además, trabaja también sobre el terreno como guardián de los genes. Protege el material genético y las estructuras proteínicas de las que está constituida la piel, y lo hace a la vez en dos plantas de nuestro garaje subterráneo: en la epidermis y en la dermis. La melatonina hace un trabajo más efectivo que las vitaminas E y C, a las que se les atribuye un buen potencial de protección. En la actualidad se estudia de qué modo estos conocimientos pueden ser útiles en la fabricación de cremas de protección solar y regeneradoras de los tejidos. Contra la caída del pelo ya existe una terapia efectiva con infiltraciones de melatonina en el cuero cabelludo para estimular la raíz del pelo.

La luz solar propicia un aumento de serotonina. Hace feliz, lo que añadido a la depresión invernal por falta de sol también podría explicar la adicción a los baños de sol. Incluso existe un diagnóstico médico para el bronceado extremadamente compulsivo: se llama *tanorexia* a la adicción al sol, un término compuesto a partir de la palabra inglesa *tan* (para «bronceado solar») y *orexie* (del griego «apetito»). Es comparable a la anorexia, en la que el afectado cada vez se ve más gordo, por mucho que esté en los huesos y pase hambre. De un modo similar, la persona con tanorexia siempre se ve a sí misma demasiado pálida, aunque desde hace mucho tiempo el color de su piel se parezca más bien a la de un pollo a la parrilla.

Demasiado a menudo esta es la razón que conduce a los adictos al bronceado y a las sirenas a los soláriums o a exponerse al sol. Por un lado, supuestamente sería posible explicar esta adicción por la producción de serotonina, la hormona del placer; pero, por otro lado, este comportamiento también está relacionado con un trastorno físico de percepción en relación con el propio cuerpo. Asimismo, los investigadores han hallado otra auténtica «hormona adictiva» que se libera en la piel con los baños de sol: la betaendorfina, que actúa como un opiáceo, del mismo modo que la heroína. Crea dependencia y combate los dolores.

Bajo la radiación de rayos ultravioleta, las células de la piel fabrican la hormona *proopiomelanocortina*. A partir de esta se produce la hormona que estimula los melanocitos y favorece el bronceado. En este sentido, la betaendorfina es un subproducto. Se desconoce qué función realiza exactamente en la piel. Pero, dado que la betaendorfina desencadena una conducta adictiva, la naturaleza podría haber pensado que, en última instancia, con la adicción al sol estaría asegurado el abastecimiento de una importante vitamina que se sintetiza en la piel bajo la influencia de los rayos ultravioleta: la D.

La vitamina D

Todo el mundo sabe que, gracias al sol, la vitamina D se sintetiza por sí misma en la piel. Hay quienes se sirven de este argumento para eludir la crema solar por temor a que el bloqueo de los rayos ultravioleta tipo B impida sintetizar suficiente cantidad de vitamina D en la piel.

Junto al sol, afortunadamente existe una segunda fuente significativa de vitamina D. Dada su gran importancia para los seres humanos, la naturaleza ha ideado dos vías para acceder a esta sustancia tan necesaria. También absorbemos la vitamina D a través de la alimentación. Encontramos concentraciones especialmente altas en los pescados grasos, como el salmón, el arenque, el atún, la sardina, la anguila y en el aceite de hígado de bacalao. Están en proporción bastante menor en el hígado de vacuno, la yema y en algunas setas comestibles. El hecho de que nuestro organismo sea capaz de fabricarla a partir de sustancias precursoras la convierte en una hormona más que en una vitamina propiamente dicha.

Que la vitamina D influye de manera determinante sobre nuestra salud general lo demuestra el hecho de que los médicos de todas las disciplinas dedican congresos íntegramente a este tema. Todos disertan sobre la importancia de la vitamina D para el órgano o el sistema concreto del que sean especialistas como profesionales. Los psiquiatras informan de que actúa como antidepresivo, que ayuda a sobreponerse a la astenia primaveral y a la depresión invernal y a corregir los trastornos de sueño; los inmunólogos ensalzan la mejora que experimentan las defensas por la acción de la vitamina D y los ginecólogos llaman la atención sobre su importancia para hacer frente a la osteoporosis.

Entretanto, también los especialistas en medicina deportiva se suman a estos elogios: es un beneficio para el aparato motor en su totalidad, los huesos, las articulaciones y los músculos, aumenta la buena forma física y el rendimiento deportivo, reduce las molestias en las articulaciones. Los oncólogos y neurólogos no desean quedarse atrás y señalan respuestas positivas en la prevención y terapia de las enfermedades cardiovasculares, el infarto de miocardio, linfomas y otros tipos de cáncer, las enfermedades autoinmunes y la diabetes mellitus. Da buenos resultados en el tratamiento de la esclerosis múltiple, mantiene sano el hígado en su actividad metabólica y se prescribe en las enfermedades pulmonares y en las terapias antidolor. Por último, en relación con la vitamina D, los dermatólogos hemos puesto de manifiesto sus beneficios en la prevención del cáncer de piel con presencia de melanomas benignos o malignos, en la reducción de la caída del cabello, en la mejoría de las infecciones cutáneas y de la psoriasis.

En pocas cosas están tan de acuerdo la medicina basada en la «eminencia» (que se apoya en la efectividad y la experiencia del trato del médico con sus pacientes) y la medicina basada en la «evidencia» (fundamentada en sólidos estudios) como en cuanto a la vitamina D. Pero, aun así, la vitamina del sol sigue alentando la controversia. En primer lugar, no se trata tanto de los beneficios claros que se le atribu-yen, sino más bien de pronunciarse acerca de la administración diaria recomendable. En Alemania, las autoridades sanitarias competentes informan de que al menos un 60 por ciento de la población no llega a tener en su organismo la concentración de 25-hidroxivitamina D que sería deseable. Partiendo de que la tendencia avanza en la dirección de plantear una concentración en sangre aún más alta, esto significaría que todavía más personas estarían afectadas por una deficiencia de vi-tamina D. Además, es un hecho demostrado que en invierno las reser-vas de vitamina D se vacían por falta de sol. Y es un hecho también que las mujeres que llevan velo por motivos religiosos, incluso si viven en países con desiertos y brille un sol ecuatorial, son proclives a padecer tanto una extrema carencia de vitamina D como osteoporosis severa.

Con respecto al importante papel de la luz solar, apenas un breve apunte con información adicional: en la piel, solo la radiación ultravio-leta B puede activar la síntesis de vitamina D. Los rayos UVA no. Por tanto, acudir al solárium, donde se emiten sobre todo estos últimos, con el propósito de favorecer la síntesis de vitamina D, no tiene ningún sentido. ¿Y qué pasa con la crema solar?

En algunas investigaciones con voluntarios, se ha demostrado que la aplicación de cremas solares no iba acompañada de un descenso en el nivel de vitamina D, lo que supone una buena noticia. Sin embargo, este resultado favorable podría deberse a que la crema solar no constituye una barrera suficientemente gruesa, o bien a que han quedado zonas sin cu-brir, o bien a que la crema ha sido absorbida. Esto propiciaría que una cantidad suficiente de rayos UVB llegara a diferentes zonas del cuerpo, con lo que el nivel de vitamina D se mantendría estable.

Con crema solar o sin ella, casi todos tenemos un nivel de vitamina D que está claramente por debajo de las recomendaciones actuales. Y esto es también válido en verano e incluso para las personas que están al aire libre con regularidad, como los profesores de tenis, los jardineros o los deportistas de vela. Así que se trata más bien de una mala noticia.

Merece la pena hacer una visita al médico y realizar un análisis para conocer tu nivel de vitamina D en la sangre. A la vista de los resultados, si fuera necesario, este te recetará un suplemento alimenticio, como recomienda ya la Sociedad Alemana para la Alimentación, tanto para los niños después de la lactancia como para los adultos.

La alternativa para alcanzar una aceptable cantidad de vitamina D consistiría en tomar aceite de hígado de bacalao, a pesar de su discutible sabor, o ingerir cada mañana 400 gramos de caballa que es un pescado graso… Este resultado se obtendría también consumiendo cada día 10 kilos de queso *brie* o hígado de ternera, unos dieciocho huevos, 20 litros de leche entera, 600 gramos de aguacates o 1 kilo de setas. Las dosificaciones que prescriben los facultativos, entre las 400 unidades internacionales diarias y las 20.000 UI cada pocos días, son habituales. A modo de comparación, en condiciones óptimas es posible abastecerse de alrededor de 20.000 unidades mediante un baño de sol de quince a treinta minutos.

En este caso, serán absorbidas a través de la piel y no por el tracto gastrointestinal, lo que para el metabolismo supone ya una diferencia.

Si eres renuente a la crema solar: comprométete al menos a proteger la cara, que permanece expuesta al sol toda la vida, y por tanto es la zona más sensible al riesgo de cáncer; y expón en su lugar el abdomen o el culo al sol durante quince minutos. Si hablamos de tipos de pieles un poco más resistentes, puede llegarse hasta los treinta minutos. Ir más allá sin tomar precauciones supone arriesgarse a recibir muy malas noticias.

Antes de ocuparnos de este tema tan ingrato, he aquí un breve apunte adicional acerca de los efectos beneficiosos del sol para nuestra piel: las enfermedades cutáneas con inflamación crónica, como la psoriasis y dermatitis, se alivian con la luz solar porque las defensas del sistema inmune actúan sobre la superficie cutánea como si fuera una crema con cortisona. La terapia con luz solar se denomina «helioterapia». En Israel, donde la radiación ultravioleta llega directa a través de un cielo sin nubes, se recurre a ella desde hace décadas. En combinación con baños en las aguas de alto contenido en sal y minerales del mar Muerto, producen un muy considerable efecto antiinflamatorio sobre la piel.

LA CARA OSCURA DEL SOL

Lamentablemente, la luz solar también tiene una cara oscura: provoca quemaduras, arrugas, manchas, alergia solar. La presión sobre el sistema inmunitario hace que las infecciones aún se aviven más. El sol empeora los comedones, la enfermedad autoinmune *Lupus erythematodes* (traducido literalmente: «piel de lobo encarnada»), la rosácea (la aparición de venitas rojas y granitos) y el herpes. El sol desencadena conjuntivitis y cataratas, es causa de desprendimiento de retina y visión turbia. Y en el peor de los casos, cáncer de piel.

La alergia al sol y el acné mallorquín

Precisamente quien es propenso a los granos de grasa, debería elegir una «no comedógena» en el momento de comprar una crema solar. Esto significa que «no tapona» los poros y, por tanto, tampoco contribuye a su aparición. Un comedón puede salir como consecuencia de usar cosméticos excesivamente grasos que cubran los poros, cerrándolos.

Los rayos UVA también favorecen los granos. Esta sintomatología se ha denominado «acné de Mallorca» porque es una mezcla entre el acné y la alergia al sol. Los médicos llaman a la intolerancia al sol «fotodermatosis» o «dermatitis lumínica».

Bajo el término «alergia solar» se agrupan las ingratas reacciones de la piel al sol; casi siempre reacciona con granitos rojos y pequeñas ampollas acompañadas de prurito o con una hinchazón superficial y ardiente inflamación. Las causas de ello son numerosas: la sedimentación de medicamentos ingeridos acumulados en la piel, que al interactuar con la luz solar suscitan reacciones adversas, así como inflamaciones cutáneas semejantes a las quemaduras solares. También las sustancias adherentes que se encuentran en los productos cosméticos y las cremas solares (más concretamente, en los aromatizantes, colorantes, emulgentes y conservantes) pueden desencadenar una alergia al sol. Incluso las sustancias químicas que actúan como filtros de protección pueden ser destruidas por los rayos solares y convertirse en los detonantes de una alergia. Por eso, siempre se recomienda usar cremas solares de eficacia comprobada, y dado el caso, antialérgicas. En el caso de las alergias solares, lo que cuenta es eliminar los rayos UVA, desencadenantes de la inflamación con prurito. Es evidente que en el cuidado corporal deben evitarse los alérgenos. Por tanto, alerta también con los aromáticos geles de ducha y las lociones corporales de los hoteles. Habituarse de una manera progresiva, así como tomar altas dosis de anaranjados betacarotenos, son medidas preventivas muy recomendables.

Morbus piel de esparto

Entre los habitantes del sur de Europa, el bronceado es un símbolo de estatus. Una persona bronceada es considerada deportista, joven, sana y en forma. Quien vivió la infancia en los setenta, como es mi caso, recordará las leches solares con factor de protección dos o cuatro. Después llegaron las del ocho, que ya eran todo un atrevimiento. ¿Y aquel aceite de coco en botella marrón que prometía un bronceado rápido e intenso? Todavía recuerdo perfectamente a la modelo del anuncio que exhibía una piel achicharrada de «bronceado prolongado», que luego sería desteñida con ayuda del Photoshop hasta conseguir una tonalidad beis claro, cuando se empezó a sospechar que aquel moreno agresivo era en realidad una imprudente lesión corporal.

Hasta que se produjo este cambio en la forma de pensar, la quemadura solar no era como romperse una pierna, porque, una vez que desaparecía el enrojecimiento, aparecía un bronceado bonito, esa era la opinión generalizada. De hecho, la expresión un «bronceado sano» es una contradicción en sí misma, porque no existe tal cosa. Cada vez que la piel se tuesta y se enrojece es señal de una reacción de acción dudosa a los nocivos rayos ultravioleta.

Hoy luchamos contra las consecuencias de un contacto con el sol demasiado despreocupado. La factura llega con un retraso de veinte a treinta años y registramos el mayor número de casos de cáncer de piel que nunca; y las cifras siguen aumentando de forma espectacular.

Pues bien, para nuestra piel el solárium tiene un efecto criminal o al menos similar.

Por norma general, el paciente nos devuelve una mirada de aburrimiento o de irritación cuando, como profesionales, le echamos el sermón de que el exceso de sol y el solárium causan cáncer de piel. Hace rato que está con los ojos perdidos en el horizonte mientras sus pensamientos evocan alguna zona del Caribe. Solo nos vuelve a prestar atención cuando seguimos insistiendo: «¿Ya sabe que demasiado sol provoca arrugas y manchas de la edad que afean la piel?» «¡Cómo…! ¡Qué me dice! ¡Horror!» Con esa pregunta insignificante llegamos antes al paciente.

La piel que durante años se ha tostado al sol o bajo los fluorescentes del solárium, pierde su elasticidad. Se vuelve áspera, coriácea, rugosa y con manchas. Los capilares ya no se contraen y se dilatan como debieran, sino que están ahí desmotivados y se ensanchan a su alrededor como cables rojos de la dermis y con una presencia visible. Son como las varices en las piernas y a veces hasta pueden provocar una obstrucción linfática, con el consecuente edema en la piel del rostro. Los dermatólogos llaman a esto *elastosis acnítica,* que traducido significa «deformación de las fibras elásticas condicionada por el sol». Con el término *poikiloderma*, que es otra palabra griega cuyo significado es «piel polimorfa, variable», nos referimos a una «piel moteada». En pocas palabras, podríamos llamar a los efectos perjudiciales de los rayos UV «síndrome de la cara de esparto multicolor».

Cuando la piel ha alcanzado este estadio, lo único que se puede hacer son modestos «trabajos de renovación» con láser, escalpelo, terapias de ultrasonido y lumínica (es decir, que requieren mucha energía, paciencia, dinero, y que provocarán también unos cuantos dolores). Sin embargo, nunca es demasiado tarde para enmendar las cosas. Una vez se ha conseguido proteger para siempre del sol las áreas de la piel gravemente dañadas, le daremos al sistema inmunitario la posibilidad de desarrollar una respuesta, al menos parcial, en aquellas zonas del tegumento que presenten un estadio preliminar de cáncer de piel.

EL CÁNCER DE PIEL

Pero, ¿qué es en realidad el cáncer de piel? Que el sol altera nuestra piel no es nada nuevo. Y lamentablemente, no todas las manchas son inofensivas. La culpa es de las radiaciones ultravioleta A, B y también de los rayos infrarrojos que emite la luz solar.

Antes se creía que solo los rayos UVB podían desencadenar cáncer de piel, debido a las adherencias que causaban en el material genético, es decir en el ADN, mientras que los rayos UVA no producían nada semejante. Esta suposición se consideró válida hasta que enviaron a unos ratones de laboratorio sin pelo al solárium. Allí fueron expuestos a las radiaciones de rayos UVA y contrajeron cáncer de piel. Hoy sabemos que también los rayos UVA provocan cáncer de piel masivamente, porque al impedir que el sistema inmune se defienda ante el tumor, inhiben también la posibilidad de que el organismo desarrolle una respuesta endógena contra el cáncer. Esto se explica asimismo por el hecho de que en este proceso se generan especies reactivas del oxígeno: los radicales libres que dañan el material genético.

Los rayos UVA son onda larga y, por tanto, penetran profundamente en la piel. Aunque quizás en su recorrido la radiación afecte de forma más breve y en menor proporción al material genético que los rayos UVB, no obstante son el causante de los amargos efectos dañinos de avance lento. Por lo demás, en el solárium se reciben unas sobredosis espantosas de esta peligrosa radiación, mucho más que a la luz solar natural.

A propósito del solárium: aún hay que acabar con el mito de la conveniencia de prepararse para las vacaciones tostándose bajo los reflectores, porque es un craso error. Acudir al solárium no supone en absoluto una profilaxis contra las quemaduras solares, porque el pigmento que se forma es de menor calidad y más volátil, y por consiguiente no permite un engrosamiento de epidermis como medida de protección. Además, los rayos UVA del solárium tampoco favorecen el aumento de la vitamina D.

En suma, tostarse en el solárium supone infligir al organismo una lesión corporal intencionada. Desde la perspectiva dermatológica, los soláriums tendrían que cerrarse.

Recientemente, también la radiación infrarroja A se ha considerado al mismo tiempo una señal de peligro y un riesgo. Quien desee calentarse al sol, debería tomárselo en serio y ponerse a la sombra. En este aspecto, la naturaleza se ha mostrado muy ducha para crear señales de advertencia que no deberíamos pasar por alto. Hasta el momento no es posible protegerse de la radiación infrarroja con una crema solar; únicamente los antioxidantes y los enzimas reparadores sobre la piel (en forma de componentes en algunos productos farmacéuticos) intentan neutralizar sus efectos dañinos.

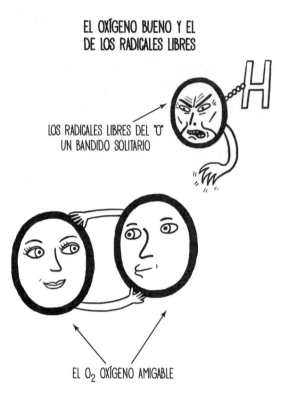

EL OXÍGENO BUENO Y EL
DE LOS RADICALES LIBRES

LOS RADICALES LIBRES DEL "O"
UN BANDIDO SOLITARIO

EL O_2 OXÍGENO AMIGABLE

La ropa o la sombra son claramente más efectivos.

La radiación ultravioleta B de onda corta penetra en la epidermis y se queda escondida ahí, antes de que pueda llegar al segundo subterráneo. Pero se sulfura tan intensamente que causa daños en el ámbito del material genético. Cuando el sistema reparador endógeno no consigue eliminar estos desperfectos, aparece el cáncer de piel.

«Radicales libres» no es el nombre de una organización política, sino el de unos enlaces de oxígeno hiperactivos y agresivos. Como elemento químico, el oxígeno se designa con el símbolo O. Seguramente conocéis la fórmula molecular O_2 para identificar el oxígeno. Representa un enlace de dos átomos de oxígeno que juntos forman la afortunada molécula O_2. Para mantener este enlace estable, ambos átomos se toman del brazo uno a otro.

No obstante, con las quemaduras solares, el tabaquismo, los procesos del envejecimiento, el deporte o el estrés, cada vez se forman más radicales de oxígeno unitarios, que se podrían denominar oxígeno desaparejado. Y con su bracito libre, estos siempre se hallan a la búsqueda urgente de compañía. Por desgracia, a menudo la encuentran en el tejido o en el material genético al que se acopla intrusivamente y con descaro. Esta unión malsana conduce al deterioro del tejido, lo que a su vez se traslucirá en un envejecimiento prematuro de la piel y favorecerá la aparición de cáncer.

¡El amor salva vidas!

No siempre es el médico el primero en detectar un cáncer de piel. Es muy frecuente que sea nuestra pareja, en la medida en que aún tengamos ojos para mirar el cuerpo del otro y la llama del amor se mantenga encendida. Hace poco acudió a mi consulta un matrimonio con una conducta modélica: el marido había señalado todos los puntos aparentemente sospechosos con un bolígrafo azul en el cuerpo de su esposa. En todos los casos se trataba más bien de nódulos superficiales o de excrecencias que le habían llamado la atención cuando la acariciaba, porque la mano se le había quedado enganchada. Por norma general, son absolutamente benignos y pueden eliminarse sin problemas con el bisturí. A los cirujanos les divierte a veces cerrar la herida con unos puntos de cirugía que se secan y se caen.

La prevención del cáncer de piel practicada por un dermatólogo sirve para diferenciar las manchas inofensivas de las que lo son menos. Sobre todo se seleccionan aquellas que no tienen un contorno bien definido y/o presentan un dibujo coriáceo, por lo que plantean el riesgo de degenerar. Estas bombas de relojería se denominan lunares *displásicos* o *atípicos*. Una vez se descubren, conviene observarlos con regularidad o extirparlos enseguida por precaución.

En una exploración de carácter preventivo, el paciente debe desvestirse por completo, aun cuando a menudo muchos no se quitan los calcetines. Pero es imposible hacer un buen diagnóstico con los pantalones o los calcetines puestos. ¡Así que rogamos desvestirse por completo! Como dermatólogo, sencillamente hay que examinar todas las áreas del cuerpo, incluido el cuero cabelludo, detrás de las orejas, la boca, los ojos, las uñas, el pliegue del culo y el área genital. Incluso bajo el monte de Venus puede esconderse una mancha susceptible de degenerar.

Ni como médico ni como paciente, la vergüenza puede ser un freno en la prevención del cáncer de piel. Aún recuerdo a una paciente que en mi época de estudiante llegó al hospital con un cáncer de piel negro. El cáncer se había extendido de un modo espantoso y había causado metástasis. Pero, ¿dónde estaba el tumor de partida? La mujer fue examinada con los procedimientos más específicos, entre ellos también la tomografía computerizada, pero el tumor primario, es decir, el melanoma original responsable de la proliferación de las muchas otras colonias de células cancerígenas peligrosas, no lo encontraba nadie. Todos estaban desconcertados. ¿Se habría degradado? ¿O acaso estaba oculto en el interior del cuerpo, como en los ganglios linfáticos o en la coroides del ojo? Raro es, pero ocurre.

Un día el jefe de planta tomó la determinación de dedicarse a examinar a la paciente una vez más con todo detenimiento. De nuevo observó todo su cuerpo, y por fin se le ocurrió pensar en mirar bajo sus bragas. Y mira por dónde, ahí estaba el tumor primario. ¿Cómo se podía haber pasado por alto? Es evidente que en el primer examen a la paciente, un médico inexperto o muy «remilgado» no había insistido en que esta se desvistiese por completo. Se habría podido extirpar el tumor mucho antes y nos habríamos ahorrado algunas diligencias de diagnóstico solo con haber mirado antes debajo de la ropa interior. Una tomografía computerizada no es capaz de detectar siempre melanomas peligrosos en la piel, dado que por su tamaño de tan solo 1 a 2 milímetros resulta demasiado minúsculo para esta técnica. En un caso así se requiere la mirada del médico en persona.

Negro y blanco

Hay dos variantes de cáncer de piel. Casi todos los cánceres negros se desarrollan a partir de lunares. Antes de la pubertad los melanomas son muy escasos. No obstante, en entre un 10 y un 20 por ciento de los casos los melanocitos degeneran aun cuando la piel presente un aspecto completamente normal. El cáncer de piel negro puede aparecer en cualquier parte del tegumento, incluidas las mucosas e incluso en regiones recónditas como los ganglios linfáticos o en cualquier parte del interior del cuerpo. Los hombres suelen contraer este tipo de cáncer en la parte superior del torso, mientras que las mujeres más bien en la cara y en las pantorrillas. Los melanomas son particularmente peligrosos en la planta del pie, ya que a menudo se esconden bajo la piel con durícias y se etiquetan sencillamente como suciedad, cuando entrañan un elevado riesgo de metástasis.

El cáncer de piel blanco abarca el llamado *basalioma* y el *carcinoma epidermoide*. El primero se origina por la degeneración de las células germinales en la epidermis y de la vaina externa del pelo, y el segundo por causa de la degeneración de las células espinosas que forman una capa celular ligeramente más madura en la epidermis. El basalioma no provoca metástasis, pero se incrusta en las profundidades de la piel, extendiéndose parcialmente de forma incolora y subterránea, de modo que puede pasar desapercibido mucho tiempo. Y para entonces puede haber deteriorado ya, precisamente en la cara, importantes estructuras del tejido.

El basalioma se considera un cáncer de piel blanco porque en general los tumores son de color de la piel o ligeramente rojizos. A menudo las rojeces cancerígenas con costras escamosas han sido diagnosticadas de manera errónea como eczemas y tratados con corticoides. En un «basalioma de libro», adorna el tumor un cerco «en forma de cordón perlado» y atravesado por venillas rojas que crecen con una disposición casi artística; y en el centro destaca una úlcera abierta.

La intensa radiación solar, el solárium y un tipo de piel clara constituyen factores de elevado riesgo. Pero a esto se añaden además factores genéticos, un sistema inmune debilitado o el contacto con sustancias cancerígenas, como el arsénico, por ejemplo. Casi todos los basaliomas aparecen en las zonas cutáneas más expuestas al sol. La frente, la nariz, el entrecejo, los pómulos, las orejas y a veces también el torso son especialmente sensibles a esta amenaza.

El carcinoma epiteloide, que no tiene reparos en atacar las partes del cuerpo más expuestas al sol, así como los labios de los fumadores, puede causar metástasis, sobre todo si se ha dejado crecer mucho y las células de su interior han degenerado de manera muy acusada. Los factores de riesgo son parecidos a los del basalioma, aunque en este caso el virus del papiloma humano puede convertirse en portador y atacará precisamente las zonas no expuestas al sol. De estos virus se conocen cien subtipos, algunos de ellos muy propensos a la degeneración celular. En su forma inofensiva, estos virus del papiloma humano se conocen como vulgares verrugas en los dedos o pies. Del mismo modo, las verrugas genitales son casi siempre inofensivas, pero hay algunos subtipos que intervienen en la génesis del cáncer cutáneo, así como también en el de la boca del útero, el pene y las mamas. El carcinoma epiteloide aparece también en las mucosas, y aquí el riesgo de que degenere es más elevado. Fumar es un factor de riesgo decisivo.

Siempre son dignas de mencionar una y otra vez las historias que cuenta la gente sobre un cáncer de piel que durante mucho tiempo han malinterpretado. Así, no es raro oír a alguien contar que había supuesto que era sencillamente un grano, que esa lentejita rara en la cabeza había aparecido después de un golpe, que la herida en el labio superior que no se curaba era por un rasurado desafortunado.

En la República Federal de Alemania mueren más de veinte mil personas al año a causa de un melanoma maligno, el cáncer de piel negro. Los expertos en estadísticas cifran el aumento anual de las nuevas enfermedades en un 10 por ciento. Además, al menos doscientas mil personas enferman cada año de cáncer blanco: un 80 por ciento desarrolla basaliomas y un 20 por ciento carcinoma dermitoide. Para las personas de piel clara, el riesgo de padecer cáncer de piel en el transcurso de su vida es casi de un 100 por ciento, en caso de una exposición considerable a los rayos ultravioleta si no se toman medidas de protección. Gran parte de los efectos nocivos (un 80 por ciento) se origina ya en los primeros veinte años de vida. Pero estos solo serán visibles dos o tres décadas más tarde.

Antes, las personas con más de sesenta años se consideraban el «grupo diana» por excelencia para padecer cáncer de piel blanco. Mi paciente más joven apenas ha cumplido veintiocho años y muchos otros tienen alrededor de cuarenta. En las mujeres jóvenes de entre veinte y treinta años, el cáncer de piel negro es el más frecuente, cosa que se atribuye en particular a las visitas al solárium. En las mujeres de entre treinta y cincuenta años, es el segundo más común después del cáncer de mama.

Por cierto, el riesgo de los afroamericanos a sufrir un melanoma maligno equivale al de un factor 20 por debajo de las personas de piel clara. Entre estas últimas, de nuevo los australianos son los más afectados en todo el mundo. No obstante, también entre los africanos, asiáticos y latinoamericanos se da el melanoma de las mucosas, que aparece en las zonas cutáneas con una acusada exposición al sol, y además es muy peligroso. Por tanto, queda claro que existen necesariamente otros factores desencadenantes, como los de tipo genético. Por eso es tan importante realizar con regularidad exámenes de carácter preventivo.

Chequeo rápido de cáncer de piel

Haga un chequeo rápido de sus propias manchas y las de sus seres queridos. En la mayoría de los casos uno puede valorar bastante bien si estamos ante un tumor maligno o benigno. Además, el dermatólogo extrae cualquier mancha sospechosa en pocos minutos. Así no hay peligro de que degenere. Muy importante: nunca se debe quitar un lunar con láser sin haber realizado antes una biopsia de los tejidos, porque después ya no se puede enviar al patólogo el tejido para observar las células al microscopio. Solo de este modo es posible tener la seguridad de si es un lunar normal, si presenta algún riesgo o si se trata de un cáncer de piel.

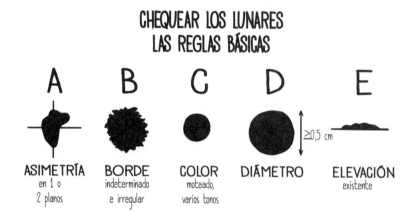

Para jugar al médico dermatólogo siga estas reglas:

A se refiere a la asimetría en uno o dos planos. Cuanto más asimétrico, más riesgos implica.

B representa el borde. Si es difuminado e irregular, es mala señal.

C alude al color. Si el lunar tiene muchos colores, incluidos el marrón, el negro, el gris, el rojo, el blancuzco o el lila, será más bien desfavorable. En cambio, cuando es de una sola tonalidad, entre claro y marronáceo, generalmente todo está en orden.

D indica el diámetro. Un lunar que mide menos de medio centímetro, suele ser benigno. A partir de esta medida y si se advierte un crecimiento, no es buena señal.

E se refiere a su elevación. Un lunar que siempre ha sido elevado, bulboso, que admite un movimiento de un lado a otro y tiembla, por norma general es siempre benigno. Un lunar que ha sido plano y de repente engrosa o se abulta, es una inminente señal de alarma. Habrá que extirpar esta mancha enseguida.

Las manchas que pican, sangran y se extienden constituyen igualmente signos de alarma.

Se ignora si arrancar los pelos que salen en un lunar está exento de peligro o no. Pero quien se roza un lunar sin darse cuenta con la pretina del pantalón, por ejemplo, no debe temer que con ello aumente el riesgo de cáncer.

En un chequeo rápido de este tipo nos toparemos constantemente con alteraciones cutáneas de difícil clasificación. A menudo se trata de protuberancias ásperas y marrones bastante grandes. Casi siempre son manchas seniles. Para un neófito puede ser muy difícil distinguir estas de un tumor pigmentado sospechoso. Las manchas queratinocíticas son una mera acumulación de corneocitos benignos impregnada de la melanina que ha producido el propio organismo. Pero al microscopio reconoceremos que no contienen células pigmentarias, sino que solo son masas de corneocitos teñidos de color marrón. Con frecuencia, las manchas seniles pierden la costra al ser frotadas en la ducha o al secarse con la toalla, pero nunca degeneran. No obstante, en caso de dudas, merece la pena acudir al dermatólogo, que realizará un raspado o un tratamiento con láser. También aquí conviene enviar una parte de la protuberancia al patólogo para cerciorarnos de que es benigno. Extraerlo con láser sin un examen dermatológico previo siempre es un riesgo que debería evitarse.

Como emplear el término «mancha senil» es en cierto modo perjudicial para el negocio, en el sentido de que podría desencadenar el desánimo del paciente, los dermatólogos prefieren emplear el término *queratosis seborreica*, que significa «cornificación grasa». No tiene nada que ver con «grasoso» en un sentido literal, pero a veces las queratosis seborreicas presentan un aspecto mantecoso brillante, de ahí que se les haya dado este nombre. Sin embargo, como ya he mencionado, es mucho más frecuente que sean manchas ásperas y queratinosas. De ahí que los neófitos las confundan ligeramente con las verrugas virales, cuya superficie también es áspera y queratinosa. La buena noticia es que, a diferencia de las verrugas virales, las queratosis no son contagiosas.

Examinar las manchas exige una observación personal continuada y una visita al médico periódica. Las aplicaciones del *smartphone* que analizan manchas, por desgracia aún no son suficientemente fiables. Aunque sé por propia experiencia que de vez en cuando los dermatólogos también se llevan alguna lección: una paciente, médico igual que yo, me mostró una mancha marrón clara junto a la planta del pie que le había salido recientemente. Su apariencia era benigna, casi como una peca. Me pidió que se la quitara en un momento porque la consideraba antiestética. No obstante, estimé más conveniente extraerla con el bisturí y envié el material al patólogo, como era habitual. El resultado fue sorprendente: la peca reveló un cáncer negro en etapa temprana y en una variante muy peligrosa.

En los pies es fácil pasar por alto un cáncer de piel como el anteriormente descrito. Recibe el nombre de *melanoma acrolentiginoso*. Traducido: «cáncer de piel negro en forma de lenteja que se encuentra en una extremidad corporal». *Lentiginoso* significa «en forma de lenteja». Afortunadamente, la membrana basal de la paciente, es decir, la capa de separación ondulada que hay entre la epidermis y el estrato córneo, no fue atravesado por las células malignas. La paciente pudo ser operada a tiempo y recuperarse por completo. De haberme limitado a eliminar con láser el pigmento o parte de las células malignas con láser, como ella quería, es muy probable que el asunto no hubiera terminado bien.

Testar los diferentes tipos de piel

Hay una serie de factores de riesgo que favorecen el cáncer de piel negro. Además del sol, el solárium y las quemaduras solares en la infancia, intervienen también los que se añaden en la edad adulta: un gran número de lunares (más de cincuenta), cáncer de piel en la familia, la existencia de lunares atípicos, es decir, irregulares, así como muchos otros moteados en personas que padecen el *síndrome del nevo displásico* («síndrome del lunar atípico»).

Si te ves afectado por uno o varios de estos factores, lo más oportuno sería que una vez al año acudieras al dermatólogo. Y no hay que esperar a tener más de treinta y cinco años para empezar, tal como estiman muchas mutuas de enfermedad, sino que a partir de los veinte ya es una buena edad.

La importancia de la prevención se puso de manifiesto en el marco de un proyecto modelo por el cual el estado federal de Schleswig-Holstein se ha granjeado fama mundial. En los años 2003 y 2004 se realizó allí un proyecto de *screening* o cribado para la detección de cáncer de piel con la participación de 370.000 ciudadanos. Se constató que la tasa de mortalidad por melanoma se había reducido a la mitad gracias a las medidas sistemáticas de prevención. Ciertamente, de pronto se descubrieron muchos más melanomas que nunca, pero en una fase tan temprana que fue posible eliminarlos y lograr que los pacientes recuperasen la salud antes de que causaran metástasis. Como consecuencia del éxito de este programa sistemático de prevención, desde el año 2008, el *screening* para la detección del cáncer es uno de los servicios regulados por ley que prestan las mutuas sanitarias en la República Federal de Alemania. Cuando el tumor alcanza un grosor de 1,5 milímetros, un 33 por ciento de los afectados no sobrevive más de diez años. Cuando el tumor es de 4 milímetros, en el transcurso de una década muere un 57 por ciento de las personas que lo padecen.

Pero una cosa es prevenir y otra tomar las medidas de protección adecuadas. En el cáncer de piel, uno de los mayores factores de riesgo es la radiación solar. Para poder protegerse del sol de manera efectiva primero debes saber cuál es tu tipo de piel y cuánto sol es capaz de tolerar. A grandes rasgos, cabe distinguir seis tipos de piel en función de la tonalidad cutánea y sensibilidad frente a las radiaciones ultravioleta.

TIPO DE PIEL	DESCRIPCIÓN	QUEMADURA SOLAR	BRONCEADO	PROTECCIÓN ENDÓGENA ANTE LA EXPOSICIÓN SOLAR
1	piel: muy blanca, rosácea pecas: frecuentes cabello: rubio claro hasta pelirrojo ojos: verdes, azules, raramente castaños	siempre, intensa	ausente	10 min.
2	piel: clara pecas: a veces cabello: rubio oscuro hasta castaño ojos: verdes, azules, raramente marrones	muy frecuente, intensa	un ligero tono tras la quemadura	15 min.
3	piel: clara intermedia sin pecas cabello: rubio oscuro hasta castaño medio	escasa, medianamente, intensa	bueno	20 min.
4	piel color «de oliva» sin pecas cabello: castaño oscuro, negro ojos: oscuros (origen: zona mediterránea, Asia)	muy poco frecuente	rápido e intenso	30 min.
5	piel oscura o morena sin pecas cabello: moreno oscuro hasta negro ojos: oscuros (origen: Latinoamérica, África septentrional, India, Asia)	si hay quemadura, algo muy infrecuente, será por una elevada dosis de rayos UV (p. ej., en un glaciar).	marcado	más de 30 min.
6	piel: muy oscura sin pecas ojos: oscuros (origen: África, aborígenes australianos)	nunca	marcado	más de 60 min.

Los diferentes tipos de piel por genética se adaptan a los diferentes grados de latitud y a la radiación del sol predominante en cada caso. Así, el tipo de piel noreuropeo es pálido para poder absorber los rayos solares que llegan en los escasos días soleados y con ello mantener elevado el nivel de vitamina D. Por el contrario, el tipo de piel próximo al ecuador es oscura, de ahí que pueda protegerse suficientemente ante la proporción de rayos perjudiciales.

EVITAR EL SOL–ROPA ADECUADA–CREMA

Afortunadamente, nuestro cuerpo ha creado algunos mecanismos de autoprotección contra la radiación ultravioleta. Uno es el bronceado de la piel en contacto con el sol. Los rayos UVA propician un rápido bronceado que se ve enseguida y durante la exposición. En este caso, las partículas de melanina ya prefabricadas son empujadas un poco más cerca de la superficie, haciendo visibles unos melanocitos en estadio temprano y exentos de su color característico porque aún no han completado su ciclo químico. De ahí que a menudo la tonalidad del bronceado tienda a ser grisáceo. No es duradero y protege el material genético solo someramente.

Más efectiva es, en cambio, la radiación ultravioleta B que estimula la formación de nuevos pigmentos, un proceso que puede durar hasta tres días pero protege mejor el material genético. El resultado es un tono de bronceado cobrizo hasta café. La melanina, nuestro colorante endógeno, protege de los peligrosos rayos ultravioleta porque se sitúa ante el núcleo celular de forma preventiva, actuando como una crema solar interna. Al mismo tiempo, la propia radiación estimula la producción de melanina.

En la protección celular es aún más determinante el engrosamiento de la epidermis que, por otro lado, contribuye también a reducir el riesgo de insolación. Esta película fotoprotectora tarda hasta tres semanas en crearse. Por tanto, quien se va de vacaciones blanco como la leche, con un poco de suerte, la capa córnea habrá completado el efectivo engrosamiento al final de sus tres semanas de descanso estival, justo antes de volver para reincorporarse al mundo laboral. Y cuando ya no sirve de nada, desaparece en forma de descamación. Por eso después de unas vacaciones al sol a menudo la piel da muestras de sequedad y aparecen pequeñas escamas. La piel se pela, como dicen algunos. Y aplicar crema en este caso no ayuda, evidentemente, porque la piel tiene que hacer lo que debe: descamarse, soltar, desechar. ¡Adiós a la película protectora endógena!

Ante las radiaciones ultravioletas, los mecanismos de protección que genera el propio organismo están en condiciones de prolongar la autoprotección desde un factor dos hasta un cuatro. En los bebés este mecanismo autoprotector no funciona todavía. Y también nosotros los adultos deberíamos tomar medidas adicionales para protegernos o evitar estancias en aquellas regiones poco idóneas para nuestro tipo de piel. De lo contrario nos exponemos a sufrir las consecuencias más adelante.

Camisa, pantalón, sombrero… Si un europeo del norte se aventura a adentrarse en la campiña meridional o permanece mucho tiempo al aire libre en verano, deberá incentivar las medidas de protección endógenas tanto como sea posible. Las reglas básicas de cualquier dermatólogo son: evitar el exceso de sol, llevar ropa adecuada y ponerse crema.

Los tipos de piel 1 y 2 se denominan «tipos de piel celta» y lucen muy bonitas, según el cliché de un turista inglés en el Mediterráneo. Ahora bien, apenas han pasado diez minutos y hasta un máximo de veinte de exposición solar, existirá riesgo de una quemadura grave, lo que equivale a un eczema fototóxico. La piel ha enrojecido, duele, salen ampollas y, debido a los graves daños infligidos al material genético en determinadas zonas, ya no podrá ser reparada y se despegará. En consecuencia, el paciente inglés hará bien en ponerse un sombrero que le dé sombra en la cara, la nuca y las orejas. Unas gafas de sol protegerán sus ojos y la delicada piel de los párpados, y también serán particularmente adecuados los tejidos de fibra que dejen pasar el aire pero cubran brazos y piernas.

Cuando el sol del mediodía aprieta, entre las once y las tres de la tarde, es el momento en que nuestro celta debería echarse la siesta, como suelen hacer los naturales. El índice ultravioleta (UV), un indicador que describe la intensidad de las radiaciones UVB, es muy intenso a esas horas del día. A partir de un índice UV de tres, que en la Europa meridional a menudo se registra todavía durante el otoño, es recomendable usar protección solar. En el ecuador puede rebasar incluso el índice once. El índice de radiación UV puede consultarse a diario en Internet, en las páginas de las agencias meteorológicas oficiales.

Ahora bien, he aquí una advertencia para quien crea que el mejor momento para achicharrarse al sol puede ser antes y después de la siesta. Como sabes, la radiación de rayos UVA supone igualmente un problema. Es muy intensa entre las diez y las cuatro de la tarde e incluso durante las horas de sol restantes, manteniéndose en el aire en altas dosis. Su acción persiste en casi un 50 por ciento hasta en la sombra o debajo de una sombrilla. Los rayos UVA traspasan también los cristales de un coche o de un avión. De hecho, los pilotos tienen muy a menudo cáncer de piel en estadio preliminar o avanzado; en su caso, el riesgo de desarrollar un cáncer de piel se duplica en comparación con las personas que permanecen en tierra.

Y tampoco en el agua está nadie seguro, como sabe cualquiera que alguna vez se haya entretenido practicando esnórquel. A una profundidad de 50 centímetros, siempre hay aún un 60 por ciento de radiación ultravioleta. La capacidad reflectora de la nieve y del agua eleva esta radiación entre un 50 y un 90 por ciento. Y, atención: las nubes solo la reducen en un 10 por ciento, por lo que también cualquiera puede quemarse a pesar de que el cielo esté nublado.

Aun cuando la piel del celta consiga en cierta medida fabricar pigmento, esto no significará en modo alguno estar mejor protegido. El motivo de ello es que, en este tipo de piel, la melanina no es suficientemente resistente; por tanto, la crema solar, además de ser obligatoria, debe tener un factor de protección muy alto y será preciso aplicarse una buena cantidad.

En los productos solares aparece siempre un número. El SPF *«sun protection factor»* 50, por ejemplo, significa que la protección endógena de, digamos diez minutos en el caso del tipo de piel 1, se prolongará multiplicándose por 50. En consecuencia, nuestro turista británico podría permanecer quinientos minutos, es decir 8,3 horas al sol. En teoría. ¡En la práctica, en cualquier caso, es demasiado tiempo! Al fin y al cabo, la crema solar no es un film plástico de color negro y siempre deja traspasar rayos ultravioleta. Y además, casi siempre aplicamos una capa demasiado fina.

¿Sabía que un adulto debería aplicarse el equivalente a dos vasitos de licor cada vez para que la crema solar cumpla sus promesas? Ciertos estudios han demostrado asimismo que, en lugar de respetar la proporción adecuada de 2 miligramos de crema por centímetro cuadrado de superficie de piel, en general solo nos ponemos entre 0,5 miligramo y 1 miligramo por centímetro cuadrado. Quien se va de vacaciones con un tubo de crema para toda la familia y ni siquiera lo acaba, sin duda se ha puesto muy poca crema.

CREMA SOLAR, PERO DEL MODO CORRECTO

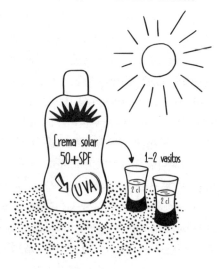

Crema solar
50+SPF
UVA

1-2 vasitos
2 cl   2 cl

Además, una parte desaparece siempre con el sudor, el roce de la ropa o al bañarse en el mar. En cualquier caso, es conveniente aplicarse crema después de nadar. Con ello no se prolonga los efectos del factor, como muchos piensan, sino que sencillamente se mantiene como debe. Por no hablar de que tendemos a olvidar ciertas regiones de piel cuando nos ponemos crema…

Este pasado verano observé durante un rato a mi vecino mientras trabajaba en el jardín con la parte superior del cuerpo desnudo. Ya había construido una tienda para los niños y merodeaba por el huerto de hortalizas cuando su mujer le pidió por favor que se pusiera crema. Visiblemente irritado por tener que detener sus tareas, se echó a toda prisa un buen chorro de loción solar en las palmas de la manos, se dio un poco por los brazos y el resto se lo pasó por la espalda de cualquier manera. Con eso daba por zanjado su compromiso en el asunto de ponerse crema.

Mientras a la caída de la tarde regaba las flores, me arriesgué a echar de nuevo una mirada a la espalda del vecino. Esta vez lo que llamaba la atención al otro lado de la valla era una quemadura solar que parecía un auténtico tatuaje: estaba todo rojo menos las marcas de las manos, que habían quedado blancas…

¿Ponerse crema los hombres? ¡Me consta que es un problema tremendo! La crema es evitada sobre todo por los tipos que tienen más bien la piel grasa porque es demasiado pegajosa para ellos. Por suerte para esta especie, ya hay en las farmacias cremas solares de textura fluida o gel. Contienen poca grasa, no obstruyen los poros, se absorben con rapidez y permiten la transpiración. Porque, ¿de qué serviría la mejor crema solar si no se usa?

En el momento de comprar una crema solar debes cerciorarte de que, además de un alto factor de protección (50+), ofrezca también una protección suficientemente alta frente a los rayos UVA. En tanto que consumidor, es fácil de reconocer porque en el envase aparece un círculo con el distintivo UVA, de acuerdo a las directrices de la UE. Una crema carente de esta protección específica tal vez resulte de ayuda para contrarrestar los rayos UVB e impida una quemadura solar, pero no la de los rayos UVA que penetrarán en la piel sin que la rápida señal de advertencia de una amenazante quemadura solar haga que regreses a casa a tiempo.

Por tanto, ten en cuenta los factores de alta protección solar y el símbolo UVA rodeado por un círculo para estar protegido relativamente bien frente a estas dos radiaciones diferentes. Cuando en el tubo de crema leas que su contenido es «resistente al agua», no te dejes confundir. En este contexto, quiere decir que, después del baño, un 50 por ciento de las sustancias del filtro protector se conservan aún sobre la piel. ¡Así que es necesario volver a aplicarse crema!

Los niños menores de dos años, por principio no deberían exponerse nunca al sol directo. Pero todos sabemos que esto no siempre es fácil de conseguir. Por eso es aconsejable ropa que permita el paso del aire y que tengan los brazos y las piernas cubiertos. Aplicarles una crema infantil con un filtro de protección alto también es importante y no entraña riesgos de salud serios. Más bien es a la inversa: una quemadura solar grave sí es efectivamente un riesgo, pues sus efectos tal vez se prolonguen toda la vida. No obstante, a muchos padres les preocupa la posibilidad de que una crema desencadene alérgenos o actúe sobre el sistema hormonal, y se preguntan si deberían usar una crema con filtros de protección químicos o más bien físicos. Valga decir que ambas son adecuadas, puesto que los requisitos que actualmente debe cumplir una buena crema solar, y más aún si es de la farmacia y para uso infantil, son altos en ambos casos.

Para que un filtro de protección solar desarrollado por la industria sea atractivo como crema solar, no solo debe incluir un par de *«hard skills»*, sino también otras *«soft skills»*. No debe degradarse con el sol, sino mantenerse fotoestable. Un filtro que se estropea puede convertirse en un alérgeno. No debería ser perjudicial para la salud ni presentar efectos hormonales, y a ser posible no penetrar demasiado hondo en la piel hasta el punto de rebasar la capa limítrofe, la membrana basal. Es muy importante además que conserve su capacidad para el trabajo en equipo. Los protectores solares modernos casi siempre constituyen una mezcla entre filtros de protección químicos y físicos.

Los químicos absorben los rayos UV. Si las moléculas (recordemos: los fotones) han absorbido un paquete de energía luminosa, por un momento entran en un estado de estímulo energético. La energía de los rayos UV que es absorbida es transformada de inmediato en una radiación visible de onda larga o en una radiación calorífica (radiación de infrarrojos) y emitida nuevamente. Un «equipo» formado por filtros de protección solar químicos competentes absorbe distintas longitudes de onda y, en consecuencia, será capaz de capturar tanto los rayos UVA como los UVB. Además, la plantilla también se protege siempre recíprocamente, de manera que el sol difícilmente puede destruir los filtros químicos. La interacción del filtro ahorra mano de obra, por lo que, en conjunto, se necesita una menor cantidad de filtro químico, y esto repercute visiblemente en beneficio del cliente final: la piel. Los filtros de protección químicos no dejan residuos y provocan pocas alergias solares.

Los filtros protectores químicos son objeto de controversia. En algunos ensayos con animales se vio que los ratones a los que habían administrado ciertos filtros mostraban una reacción hormonal, si bien las dosis eran desorbitadas. Las buenas cremas solares prescinden de los filtros protectores químicos calificados de riesgo y una quemadura solar sigue siendo considerada del mismo modo un riesgo mucho mayor aún. Sin embargo, quien todavía se preocupe por las hormonas en la crema solar debe ser consciente de esto: con la comida absorbemos cada día dosis más elevadas de fitoestrógenos de lo que jamás sería posible a través de una crema solar. Asimismo, con el agua corriente, en ocasiones disfrutamos de estrógenos genuinos (hormonas que, tras la toma de la píldora anticonceptiva, vuelven de nuevo al agua a través de la orina). Y por desgracia, también en otros innumerables cosméticos encontramos asimismo conservantes que causan alteraciones hormonales: los parabenos.

Entretanto, incluso existen ya filtros de protección solar químicos infantiles considerados seguros. Estos a menudo se mezclan con los filtros de protección solar de origen físico. Por físico entendemos aquí mineral. Estas cremas solares contienen finas partículas pulverizadas a partir de dos minerales: dióxido de titán y óxido de zinc. No absorben apenas o incluso nada las radiaciones ultravioleta, sino que actúan de pantalla reflectora y las dispersan como en un pequeño espejo. De hecho, es posible imaginarse estas partículas pulverizadas como minúsculas sombrillas dotadas de una superficie reflectora. Su ventaja es que retienen el espectro de ondas completo. No pueden ser destruidas por la radiación ultravioleta, ni penetran demasiado profundamente en la piel; cualquier efecto de tipo hormonal es impensable y se desconoce que causen alergias.

Si no estuvieran combinados con los filtros de protección químicos, técnicamente sería mucho más difícil que los filtros físicos alcanzaran factores de protección superiores a 20 sin provocar en la piel un tono blanquecino estéticamente muy poco atractivo. En los niños pequeños, ese color blancuzco no molesta, pero a nosotros los adultos, sí. Todos preferimos lucir una piel bronceada que parecer un miserable fantasma.

Desde hace poco tiempo, el efecto «yeso» se está contrarrestando, en la medida en que estos filtros físicos incorporan nanopartículas. Son tan diminutas (menos de 1.000 nanómetros o 1 micrómetro) que penetran un poco más profundamente en el estrato córneo. De este modo la protección se mantiene durante más tiempo, dado que es menos sensible al roce de la ropa, el sudor o un buen baño en el agua. Las nanopartículas no reflejan la luz visible, por lo que no confiere un efecto «yeso» a la piel. Desde el punto de vista estético, es todo un triunfo.

La tolerancia a los protectores solares con sustancias minerales es muy buena, aunque a veces están elaborados con una base demasiado grasa, lo que puede causar granos y una sensación desagradable. Cuando se tienen problemas de piel vale la pena acudir a la farmacia para encontrar la crema idónea o un gel ligero y no graso con una buena tolerancia.

Antes de hacer algunas sugerencias para intensificar un poco más el efecto de la protección solar, un breve apunte destinado a mis lectoras: muchas mujeres usan cremas de día o maquillajes con filtros ultravioleta pensando que así estarán seguras, cuando en realidad no es cierto, porque estas cremas a menudo ofrecen protección contra los rayos UVB, pero no contra los UVA. Así pues, sé precavida cuando en el envase solo indique SPF 15 y se obvie en cambio la protección UVA. De lo contrario, sin apenas darte cuenta estarás más expuesta a las arrugas y al cáncer de piel.

Y añade a ello que quien aplica una crema de día por la mañana y encima se pone un producto solar está sobrecargando su piel. Sería mejor optar por un «dos en uno» que brinde protección solar y cuidados o maquillaje en un solo producto (y atención a la protección UVB y UVA). Esta clase de productos combinados existen en forma de crema o como maquillaje compacto y pueden encontrarse en la farmacia. Ahora bien, ten siempre en cuenta que los cuidados excesivos son impropios de la naturaleza y perjudiciales para la salud de la piel. También en este caso vale decir que menos es más.

Consejos definitivos: protección solar extraplús

Con la tríada «evitar el sol, usar ropa adecuada y aplicarse crema» podrás prevenirte perfectamente contra la acción perniciosa de los rayos ultravioleta, pero aún puedes hacer más con la ayuda de antioxidantes como las vitaminas A, C y E. Han demostrado ser efectivas en aplicación tópica, de ahí que algunos productos de cuidado corporal y protección solar las incluyan entre sus componentes. Pero mejor todavía es ingerir estos antioxidantes. Come frutas y verduras de colores variados. El betacaroteno, y sobre todo el licopeno del concentrado de tomate (es más efectivo aún que los tomates frescos porque es concentrado), las zanahorias, así como las espinacas, la col verde, la remolacha, el té verde y un poco de vino tinto benefician a la piel desde el interior. Dado que el cáncer de piel y las arrugas responden al mismo mecanismo de génesis, podemos aprovechar por partida doble las bondades que nos aporta la ingesta de sustancias vegetales antioxidantes y las vitaminas.

¿Qué más podemos hacer? Para responder a esta pregunta recurriré de nuevo a mi vitamina preferida: la vitamina D. Ya sea de «fabricación propia», ingerida como suplemento alimenticio de la farmacia o en forma de pescado fresco, la vitamina D previene contra cualquier clase de cáncer de piel. Se acopla a los receptores cutáneos impidiendo que se forme el tumor. En este sentido, la vitamina D actúa como una llave y el receptor es la cerradura.

Usa unas buenas gafas de sol grandes: la piel del párpado inferior es fina y delicada y siempre está tensa sobre el pómulo expuesto permanentemente al sol, y por tanto a las quemaduras. Las gafas siempre protegen. Un pequeño consuelo para todos sus usuarios: quienes llevan gafas suelen tener menos arrugas bajo los ojos. Los cristales incoloros de material artificial protegen también de las radiaciones ultravioleta, siempre y cuando se haya fabricado de tal modo que el material no amarillee con el sol.

Y otra buena noticia para el mundo de las damas: la barra de labios protege contra el cáncer labial. No obstante, la fundación Warentest no se cansa de alertar acerca de que los lápices labiales elaborados con aceites minerales pueden incluir sustancias cancerígenas, como hidrocarburos aromáticos. Para tu seguridad, lo más sencillo es optar por un labial sin aceites minerales. Cualquier protección coloreada es una estupenda medida para defenderse de la radiación solar.

El autobronceado más dulce

Ahora que ya sabes cómo actuar ante el exceso de sol, te contaré qué puedes hacer para, a pesar de todo, lucir una piel morena: sin duda alguna, broncearse con carbohidratos es una alternativa saludable ante los estragos de las radiaciones ultravioleta.

¿Con carbohidratos? Me refiero al principio activo dihidroxiacetona. Es una sustancia parecida al azúcar, de sabor más dulce incluso, que se adhiere a las partículas de proteínas del estrato córneo de la epidermis mediante una reacción química, favoreciendo un efecto de bronceado. Tal vez conozcas este fenómeno por la cocina: «la reacción Maillard» confiere al asado, el pan, el café y las patatas fritas su color tostado y aroma característicos.

La dihidroxiacetona es el principio activo más apreciado en todos los autobronceadores modernos. Ligeramente modificada, participa incluso en nuestro metabolismo y no es tóxica. Como componente en cremas, a veces se encuentra combinada con una sustancia semejante, la *eritrulosa,* que da un tono de piel rojizo. Ahora bien, no es recomendable tenderse al sol si se usa autobronceador, pues podrían liberarse cantidades muy pequeñas de formaldehído tóxico y desencadenar alergias.

Por desgracia, los autobronceadores tienen un inconveniente decisivo: el color no dura y deja manchas en la piel, y no solo porque la aplicación se realice con cierto descuido. Como ya sabes, los corneocitos se descaman poco a poco y eso te sucederá también cuando estés bronceado: allí donde haya roce irán a parar las escamas bronceadas a la ropa. En los lugares donde el estrato córneo sea más áspero o más grueso, van a adquirir un tono más intenso, análogamente a lo que les ocurre a los leopardos con sus manchas o al tigre con sus rayas.

El bronceado sin sol promete también una sustancia que gana elogios en Internet: se trata de la proteína llamada melanotan, una variedad sintética de los melanocitos, los que estimulan la hormona melanina. Se la conoce como la droga Barbie y se vende de forma ilegal como sustancia líquida para utilizar como atomizador; junto a un bronceador uniforme, promete además un aumento del apetito sexual y una silueta bonita y esbelta. Por mucho que suene a final feliz, no es así. Se ha granjeado severas críticas porque produce vómitos, aumento de la presión sanguínea, erecciones súbitas, repentinas ganas de bostezar y de estirarse, y además estimula el crecimiento de los lunares, que pueden degenerar hasta convertirse en cáncer negro. Por tanto, mejor ni tocarlo.

La belleza pálida

Hace mucho tiempo que conocemos las amenazadoras consecuencias del bronceado excesivo. Sin embargo, en Europa es bastante menos conocido el fenómeno inverso, es decir, las medidas insensatas que adoptan muchos africanos, afroamericanos, indios y asiáticos para aclarar su piel, lo que trae consigo peligrosos efectos secundarios. En estas sociedades, la piel blanca se considera más atractiva, es indicio de buena salud y de un alto estatus social. Una tez clara es una promesa asegurada de éxito profesional y social. En Asia, en particular en China, cuando van a la playa muchas mujeres llevan «facekinis», máscaras con hendiduras de la misma tela que el traje de baño, para evitar que el sol les dé en la cara; allí, además, los maquillajes son en tonos porcelana como las muñecas.

Según la OMS, en Nigeria hasta un 77 por ciento de las mujeres usan productos blanqueantes para aproximarse al modelo de piel clara, y hasta un 40 por ciento, en los países asiáticos.

Desde una perspectiva dermatológica, el aclarado cutáneo solo sería adecuado en aquellos casos en que los problemas de tipo médico fueran acompañados de amplias zonas con manchas oscuras, es decir, por causa de un exceso de pigmentación. Entre estas se encuentran las manchas condicionadas por las hormonas femeninas, el embarazo o la píldora anticonceptiva en combinación con el sol. A menudo, otras hiperpigmentaciones de semejantes características aparecen también a consecuencia de inflamaciones, puesto que, cuando la inflamación es muy severa, la melanina traspasa del primer al segundo subterráneo, donde permanece durante meses.

Cuando el sol provoca manchas que afean el rostro, puede ser conveniente emplear fármacos blanqueantes que reducen la producción de melanina para aclarar la piel. Se aplican durante poco tiempo y en un área no demasiado extensa. Los tratamientos con láser también son muy efectivos.

Es peligroso y extremadamente perjudicial para la salud aplicar en amplias áreas de la piel altas dosis de hidroquinona, mercurio y cremas corticoides muy fuertes. Se comercializan envasadas en lociones corporales con nombres tentadores como «Ultra complexión», «Fair & White» o «Clear fast», y están al alcance de cualquiera en las estanterías de los supermercados de muchos países. Las consecuencias de su uso pueden ser fatales: pérdida de elasticidad cutánea, estrías, inflamaciones con manchas oscuras, marrón grisáceas y negras, granos y nódulos purulentos en la cara, infecciones fúngicas, alteraciones en la curación de las heridas, fortalecimiento del vello, cuperosis extendida o trastornos hormonales (por la aplicación intensiva de la cortisona). En los ensayos con animales, la hidroquinona causa cáncer, el mercurio acarrea graves daños en el riñón, trastornos cerebrales y nerviosos; y además contamina el agua y el suelo, por lo que llega también a la cadena alimentaria.

¿POR QUÉ LOS MOSQUITOS Y LAS AVISPAS VUELAN SOBRE NOSOTROS?

Apenas llega el verano, se amontonan en nuestra piel puntos rojos que pican. ¡Los mosquitos nos quieren! Pero, ¿por qué les pican a unos constantemente y a otros ni siquiera se les acercan? Al menos un 20 por ciento de las personas son auténticos imanes para los mosquitos.

Ahora bien, los mosquitos hembra son los únicos que quieren nuestra sangre. Necesitan las proteínas que contienen y el hierro para poner sus huevos. En realidad, podrían vivir perfectamente del néctar y de los dulces jugos de las plantas, a diferencia de sus descendientes, unos *gourmets* para nada veganos que se alimentan de caldos sanguíneos animales o humanos. Para ello, mamá mosquito hace una punción en los vasos capilares de la dermis de sus víctimas de forma certera. Cada vez que clava su aguijón, obtiene de su víctima entre 0,001 a 0,01 miligramos de sangre.

La picadura de mosquito es un cóctel muy logrado a base de narcóticos (para picar sin que nos demos cuenta), anticoagulante sanguíneo (para que no se coagule en su probóscide y lo tapone), sustancias que agrandan los capilares (y que garantizan aún más el abastecimiento de sangre al huésped), así como enzimas y proteínas. Estas últimas contribuyen a repartir el cóctel por el tejido, actuando a la vez como antibactericida. La histamina, el transmisor químico responsable del picor, es liberada como reacción a las sustancias extrañas de la saliva del mosquito en el reservorio de la dermis, los mastocitos. Pese a los componentes antibacterianos existentes en la saliva humana, al rascarnos nos exponemos a que la picadura se infecte si se lesiona la barrera cutánea y penetran gérmenes.

Además, los mosquitos tienen sus gustos en lo que a la sangre de sus víctimas se refiere, hasta el punto de que su presa debe tener un olor determinado. De la descomposición de las bacterias del sudor humano en la piel surge el olor propio de cada individuo. El ácido láctico, el amoniaco, el ácido úrico y el ácido graso en determinadas proporciones de mezcla causan verdadera adicción en los mosquitos. Y nada les atrae más que el olor de pies. Vuelan hacia el aroma a queso de la superficie cutánea poblada de un abundante y variado zoo bacteriano. Esta es la razón por la que en Tanzania se intenta confundir a los mosquitos de la malaria dejando calcetines apestosos ante las puertas y ventanas de la casa. Los científicos especialistas en las tribus bacterianas responsables del mal olor de pies trabajan, en efecto, en trampas para mosquitos con el aroma *«Eau des pieds»* (Agua de pies) para controlar la propagación de la malaria.

La fragancia a humano consta de numerosos componentes. Aún no sabemos con exactitud cuáles son los aromas favoritos de los mosquitos, pero no hay duda de que, junto al olor del sudor, también los genes desempeñan su papel. Asimismo la exhalación de CO_2, sobre todo durante la práctica del deporte, es algo que los mosquitos encuentran extraordinariamente digno de recibir una picadura y se apresuran a volar desde una distancia de 50 metros para llegar a su objetivo. El perfume, los suavizantes, las lociones corporales y geles de ducha perfumados los atraen del mismo modo. Las personas con el grupo sanguíneo o constituyen un bocado exquisito. A menudo sobrevuelan a su alrededor y les pican. Tienen la famosa «sangre dulce», como se dice popularmente. En cambio, las personas del grupo sanguíneo A no les resultan atractivas en absoluto. Nadie ha podido dilucidar con exactitud por qué esto es así. El hecho es que la mayoría de las personas desarrollan en la superficie cutánea una señal química que revela el grupo sanguíneo al succionador volante.

Por tanto, el plato predilecto de los mosquitos sería un deportista que respire fuerte, sude mucho y huela a loción de afeitado, que sea del grupo sanguíneo O y tenga unos pies malolientes. En el paraíso de las exquisiteces para mosquitos, solo sería superado por una deportista embarazada, ya que su temperatura corporal es más elevada y exhala aún más dióxido de carbono al respirar.

Pero, ¿qué hacer para que los mosquitos no nos tomen por un bufé libre? La N-dietiltoluamida (DEET) y la icaridina son repelentes químicos muy efectivos que mantienen alejados a los mosquitos (y también a las garrapatas) durante seis horas. No obstante, el DEET es un irritante de la piel de las mucosas y el sistema nervioso, de ahí que no sea aconsejable para embarazadas y niños pequeños. La icaridina es aquí un poco menos agresiva, si bien tampoco es biológica ni mucho menos. Lamentablemente, las sustancias biológicas tampoco son una buena alternativa, pues sus efectos son mucho más leves que las sustancias sintéticas, se evaporan muy deprisa y al cabo de dos horas hay que repetir la operación. Las sustancias biológicas, como el aceite de coco y los aceites etéreos de plantas como la citronella, el árbol del té, el extracto de lavanda, eucalipto, clavel, geranio, cedro, albahaca, ajo y menta despiden un olor horroroso, incluso para el olfato humano, pero no son tóxicos. Ahora bien, quien dé por supuesto que las sustancias biológicas no son perjudiciales se equivoca. Algunos de estos aromatizantes naturales son fuertes desencadenantes de alergias de contacto. Un recurso siempre inocuo será protegerse con ropa que nos cubra brazos y piernas, y las mosquiteras.

¡Ay! Cuando las picaduras se vuelven peligrosas

Las abejas y las avispas no pican con premeditación, sino solo para defenderse. Para los alérgicos su picadura es muy peligrosa. Y para los que no son alérgicos también, pues son dolorosas y desagradables.

Tras una picadura hay una buena retahíla de remedios caseros a los que recurrir. Mi favorito es la cebolla: recién cortada, se ralla y el jugo se aplica directamente sobre la picadura.

Si el aguijón se queda en la piel, como ocurre a veces con las abejas, nunca debes intentar extraerlo con los dientes, pues cabe el peligro de que el veneno llegue a la mucosa bucal y provoque una hinchazón de carácter masivo, hasta el punto de que se te obturen las vías respiratorias. Por tanto, lo mejor es hacer un raspado para favorecer que salga, pero sin apretar para evitar así que entre más veneno en la piel. A continuación enfriaremos la zona con hielo, ya que el frío contrae los vasos sanguíneos, y así el veneno no se expandirá tan deprisa por debajo de la superficie cutánea.

Para favorecer la extracción del veneno que haya penetrado en el tejido es posible aplicar brevemente calor. En la farmacia encontrarás lápices sanapicaduras que despiden un calor tolerable. Puedes conseguir este mismo efecto si dejas una cucharada sopera un rato en agua caliente y a continuación presionas la piel con esta unos segundos. Pero atención, no demasiado, porque de lo contrario corres el riesgo de quemarte.

Si logramos que el veneno se caliente entre 40 y 50 °C en el interior del tejido, los componentes de las proteínas se destruirán en el veneno y el picor se reducirá. Además, las terminaciones nerviosas se irritan, por lo que durante un rato no darán aviso de picor al cerebro. Así pues, primero cebolla, luego frío y después calor. También una crema corticoide fuerte puede aliviar la inflamación con efectividad.

La responsable de que las picaduras piquen, enrojezcan y se inflamen es principalmente la histamina, que además es un alérgeno. En caso de una alergia al veneno de los insectos, pueden aparecer habones o ronchas semejantes a las que causa el contacto con las ortigas. El asunto es más trágico cuando la histamina se extiende por los vasos sanguíneos, de tal manera que, a consecuencia de la fuerza de la gravedad, la sangre se acumula en las piernas; y, si no está disponible ya para el cerebro y el corazón, se producirá un estrechamiento de las vías respiratorias. En estas circunstancias, la alergia causada por el veneno de los insectos puede llegar a ser muy peligrosa, siendo capaz de acarrear un colapso de consecuencias fatales.

Aquí no ayuda en modo alguno un tratamiento local con un gel antihistamínico, ya que no penetra lo suficientemente hondo en la piel. El antihistamínico deberá administrarse por vía interna, en gotas, jarabe, pastillas o inyectable, para que actúe desde el interior.

Quienes son alérgicos al veneno de las abejas o las avispas deberían llevar siempre consigo un pequeño set de urgencia provisto de sendas dosis de antihistamínico y cortisona líquida (que se ingieren completos) y un inyector de adrenalina que, en caso de emergencia, se pueda pinchar en el muslo incluso a través de unos tejanos. Es el modo de salvar la vida.

También es recomendable realizar una hiposensibilización durante tres o incluso cinco años. Para ello, se inyecta el alérgeno regularmente en pequeñas dosis. De este modo, el sistema inmune tiene tiempo de generar anticuerpos con los que neutralizar el veneno si se produce una nueva picadura. Al término de una hiposensibilización no es infrecuente que el paciente reciba una picadura de abeja o avispa bajo supervisión médica en la consulta o en una clínica, ya que, si a pesar de la sensibilización se produjera una reacción alérgica, se obtendría auxilio de inmediato.

7 CUIDADOS CORPORALES O QUIEN SE ENJABONA DEMASIADO APESTA

¿Te suena esto? Una buena amiga ha estado de compras y pasa por tu casa un rato. Pone una elegante bolsa de papel sobre la mesa con un montón de tubos, ampollas y cajitas en unos envoltorios monísimos: crema de ojos, tónico, limpiador suave, crema de día, de noche... ¡Y cómo no! Evidentemente, también *peelings*. Uno facial y otro corporal. Todo eso no ha sido barato, pero por tener un cutis impecable y la eterna juventud hacemos lo que sea. Afortunadamente, hoy la belleza se puede comprar. Al menos, eso asegura la publicidad, y se encarga además de que en un momento u otro se apodere de nosotros un leve complejo de culpabilidad si no nos permitiéramos «eso»; hace que nos planteemos si invertimos suficiente en nuestro cuidado corporal y, por tanto, en nuestra apariencia y en nuestra salud. ¿Acaso deberíamos probar alguna vez con las algas raras o con minerales de origen volcánico...? ¿O quizás los polvos traslúcidos para que la piel adquiera un brillo seductor...?

¡Para nuestra barrera protectora y el manto ácido cutáneo, todo eso representa una alarma de catástrofe! Todo cuanto hacemos cada día por nuestra piel, y a veces más de una, es algo que la madre naturaleza no tenía previsto en absoluto. Hace miles de años, cuando aún vivíamos en los bosques, cazábamos y recolectábamos, no se conocía el jabón, la crema de ojos ni tampoco las ampollas de ácido hialurónico. No usábamos desodorante ni tampoco nos rasurábamos las piernas. Desde entonces nuestra piel no ha experimentado cambios evolutivos representativos, al margen de las variaciones en su tonalidad. Dicho en otras palabras: hasta hoy, nuestra piel supone que la condición específica más deseable es seguir siendo tal como era en la Edad de Piedra.

¿Qué diría su piel si le preguntaran abiertamente con qué frecuencia le gustaría ducharse o bañarse? Con toda probabilidad respondería: «¡Una vez a la semana como mucho!»

¿Y cuál es la realidad?

Casi todos nos duchamos al menos una vez al día, a veces —después de hacer deporte, por la tarde, por ejemplo— incluso dos. Nos enjabonamos el cuerpo con minuciosidad, nos lavamos el pelo con champú, nos rasuramos las piernas, las axilas, y a veces también la zona de los genitales y el torso. Usamos jabones líquidos con aroma a hierbaluisa o a hombre irresistible con incontables conservantes y colorantes que recuerdan al mar, a los verdes prados alpinos o a una macedonia y que, por lo demás, contienen agentes químicos que proporcionan un agradable cosquilleo o una gran cantidad de espuma. Para los niños los hay con aroma de fresa, polvo brillante de hadas y aroma de chicle. Son productos obligados.

¿Y qué hace la industria? No solo nos vende todos estos productos desastrosos, sino que a la vez nos proporciona otros para contrarrestar los estropicios que han causado los anteriores con tanto jabón y tanta espuma. Aunque parezca una ironía, todas las gamas de cuidados para la piel coinciden en lo siguiente: primero retiramos debidamente el sebo con jabón y después aplicamos agua micelar para tonificar. Lo que significa tanto como «vigorizar» o «vivificar» la piel, otro invento más de la industria cosmética. Al final de la operación, habrá que aplicar una crema para restaurar el manto hidrolipídico y mantener la humedad.

Ante un ataque semejante, hasta la piel más sana y vigorosa reaccionará con muestras de irritación, como sequedad, prurito y a veces también con alergias de contacto. ¡Los excesos con los que zaherimos cada día a nuestra piel rozan las lesiones corporales con negligencia!

¿Recuerdas? La epidermis tarda cuatro semanas en completar el fino estrato córneo que constituye nuestra barrera de protección. Y, ¿qué hacemos? Destruir esa barrera tan laboriosamente construida al eliminar día tras día con coloridos jabones espumosos y aromáticos la grasa, es decir, el cemento entre los ladrillos, al tiempo que le suministramos otros irritantes: aromatizantes, colorantes, emulgentes, conservantes, un alérgeno tras otro... Todo eso es horroroso para la piel.

LAVARSE CUANDO VIENE EL MÉDICO

Algunos argumentarán que la idea actual de higiene es distinta a la de la Edad de Piedra... Por supuesto, faltaría más. Pero no exageremos. Si estamos sanos y no acabamos de hacer una carrera de resistencia enfundados en una camiseta sintética y desgastada, nuestro cuerpo no huele tan mal. Solo el sudor añejo y seco corroe la mucosa nasal a cualquiera.

Lamentablemente, muchos consideran el olor corporal algo sucio. Nos atemoriza la suciedad visible, y ante la amenaza de los gérmenes invisibles compramos frascos higienizadores para el bolso de mano y nos da asco el contacto corporal con los demás. Quizás haya quien, en las instalaciones públicas solo accionan las manillas de las puertas con los codos y la cadena del váter con el pie. Además, ya de niños aprendemos que no hay que sentarse en el asiento del inodoro. El miedo a la infección y esperar a lavarse cuando viene el médico son dos cosas que a menudo van estrechamente unidas.

Hoy preferimos cubrir nuestro genuino olor corporal con aromatizantes sintéticos, con perfume. También yo fui a uno de esos templos odoríferos para hacerme con una exquisita fragancia veraniega. Apenas pisé la tienda, una diligente dependienta me abordó para preguntarme con un encantador acento extranjero: «¿Puedo ponerle una nube?»

Era incapaz de imaginarme a qué se refería con eso, pero pensé que sonaba bien lo de «ponerme una nube». Así que asentí con interés. Antes de que pudiera arrepentirme, ya había echado mano de un frasco y con ampulosos gestos, empezó a rociarme de pies a cabeza un perfume «superactual» para todo el cuerpo. Poco antes de asfixiarme, conseguí frenarla con el ceño fruncido y salí a la calle despavorida.

Supongo que habrá mucha gente que considera normal envolverse como es debido en una nube de perfume después de la ducha. Pero, del mismo modo que no vaporizamos la piel de una vaca, tampoco la nuestra. No obstante, quien no desee renunciar al perfume debe saber que es mejor echarse un poco en la ropa o en el pelo para evitar arriesgarse a que los aromatizantes nos causen una alergia.

Por tanto, acordemos un compromiso: se permite la ducha diaria siempre y cuando utilicemos básicamente agua. El agua tiene un pH neutro y no reseca la piel tanto como el jabón. Si queremos usar un producto de higiene, digamos un gel de ducha, conviene que sea poco espumoso y sin colorantes. Un jabón sintético es preferible al clásico. Mientras los jabones naturales se elaboran a partir de aceites y grasas con sosa cáustica, los sintéticos contienen agentes activos artificiales. Además de un gran poder de higiene, la adición de humectantes para el cuidado cutáneo, así como aceites restauradores de lípidos, favorecen una mejor adaptación a las necesidades de la piel, y también porque permite que el pH se regule en modo «ácido». Es cierto que los artesanos que mezclan aceites vegetales biológicos en sus jabones elaboran pastillas menos irritantes y con más agentes restauradores de lípidos en comparación con los que se fabrican para el supermercado, pero tienen un pH alcalino, cosa que no todas las pieles toleran.

Los jabones clásicos son alcalinos y alteran nuestro índice de pH, elevándolo a 7 e incluso a 8, unos valores nada saludables. Nuestra piel tarda entre dos y seis horas en recuperar fatigosamente su nivel normal. ¡Un periodo de tiempo en que la flora bacteriana sana se encuentra sin protección! Durante este largo intervalo de regeneración, pueden proliferar alegremente gérmenes indeseables (bacterias y hongos nocivos) y también los virus pueden deslizarse más deprisa bajo la superficie cutánea. Y todo por enjabonar el manto de protección ácido hasta el extremo de dejarlo fuera de combate, de tal manera que nuestras propias bacterias guardianas yacen patitiesas en el suelo en vez de vigilar la entrada.

Y ya tenemos el lío: ¡quien se enjabona demasiado apesta! De repente, los gérmenes que no queremos en absoluto empiezan a multiplicarse porque la acidez del pH es ya insuficiente para tenerlos en jaque. Estos gérmenes modifican el buen olor corporal, y de bueno pasa a ser ¡puaj!

Mantener un índice de pH ácido es esencial si tu piel tiende a las infecciones cutáneas, por ejemplo en el pliegue del pompis, debajo de los senos o en las ingles. Más adelante haré alusión a las sustancias jabonosas que favorecen la acidez. Es conveniente que no sean en forma líquida, para evitar echarnos demasiada, sino sólida, y a ser posible enriquecidas con agentes restauradores de lípidos.

Además, ni siquiera es necesario enjabonarse todo el cuerpo cada vez que nos lavamos. Basta con aplicarse con cierta dedicación a las zonas más críticas, es decir, los pies, las axilas, la región de las ingles y el pliegue del culo. En el resto basta única y exclusivamente el agua. El sudor, el polvo y las células que se desprenden se diluyen muy bien con agua. No pretendemos desgastar con jabones el sebo corporal que nuestra epidermis tarda cuatro semanas de gran consumo de tiempo y energía en elaborar.

En la lucha contra la piel seca y el olor corporal desagradable, vale decir asimismo que, para la piel, la ducha es más saludable que el baño, y que tanto uno como el otro deberían ser relativamente rápidos y con agua bastante fría. Los baños de espuma calientes agostan la piel. Esto se hace visible en el aspecto hinchado, ondulado y blanquecino de las yemas de los dedos. En tales circunstancias, la barrera cutánea se desgasta y la epidermis se arruga por el efecto del agua. Lo que exigirá aportar cuidados específicos para restaurar cuanto antes el manto hidrolipídico deteriorado de la epidermis.

Y con esto hemos llegado al tema «cremas»: los brazos y las piernas son bastante propensas a la sequedad, porque en estas zonas las glándulas sebáceas son escasas y muy pequeñas. La grasa epidérmica se añade al sebo de las glándulas y ambas se mezclan creando una suave película mantecosa, con lo que la piel adquiere un brillo aterciopelado. El sebo es especialmente abundante en el cuero cabelludo, la cara, las orejas y en la parte superior del cuerpo, dada la existencia ahí de numerosas glándulas sebáceas muy grandes y muy activas.

No sería tan necesario aplicarse crema si no retirásemos el sebo natural de nuestra piel de un modo tan agresivo. Cuando está tirante, pica o se descama alguna vez, basta con aplicar crema en las regiones afectadas. En la cara, normalmente bastaría en los pómulos y a veces en los labios. La zona T (frente, cejas, nariz y mentón) suele ser tan grasa que no requiere más.

Por último, ¿cómo se ven nuestras cabezas? También aquí el sebo es la fórmula mágica. ¿Sabías que el brillo del pelo se debe a la estructura lisa del cabello? Las minúsculas escamas microscópicas no sobresalen como sucede con una piña de abeto, sino que conforman una película lisa en el cabello, de tal forma que el sebo del cuero cabelludo, lo cuida y le proporciona el glamuroso brillo como haría un acondicionador o un suavizante. Si el cuero cabelludo careciera de sebo, el pelo se volvería áspero y quebradizo. Cuando se tiene una larga melena, el sebo no llega en cantidad suficiente a las puntas, tan alejadas de las glándulas del folículo piloso, por lo que pueden abrirse. Esto sucede también cuando nos lavamos el cabello con excesiva frecuencia. Maltratado con el peine o el secador, se queda sin brillo y pierde color; y si el pelo es tan largo que las puntas rozan constantemente contra los hombros, ya ni hablemos.

Si no nos excedemos, lavarse el pelo no es perjudicial. La persona con un cabello graso debería usar un champú suave de uso diario con un pH ácido. Una recomendación para la fracción ecologista: por su pH ácido, los aclarados con agua de vinagre son estupendos para tener un cuero cabelludo resistente a los gérmenes y favorecer un bonito brillo. Y las puntas estropeadas pueden tratarse con un poco de manteca de karité un poco caliente, que puede encontrarse en las tiendas africanas y será más pura, o bien sencillamente cortarlas...

Por abajo y por arriba

Vayamos ahora a un tema explosivo: ¿cómo me lavo la entrepierna? Ahí huele enseguida y la orina, la materia fecal y otros fluidos corporales no quedan lejos. Pero, ¡ojo! en la vulva y bajo el prepucio hay mucosa, igual que en la boca. En estas zonas los jabones o sustancias higienizantes son innecesarios, basta con el agua caliente. Cualquier desecho corporal (secreciones, orina o células muertas) es hidrosoluble. Por eso también el agua es suficiente. O, ¿acaso te enjuagarías la boca con jabón? Si lo hicieras atacarías la mucosa y destruirías la flora bacteriana protectora, lo que te causaría picor e inflamación. No obstante, exactamente esto les sucede a muchas personas que se empeñan en acabar con el olor de las glándulas odoríferas mediante enjabonados porque consideran que de lo contrario serían sucios. Sin embargo, las glándulas odoríferas producen aceites etéreos de continuo, lo que empuja a los afectados a caer en un círculo vicioso de higiene y picor que, al final, acabará por llevarlo al médico.

Una zona sensible en particular es el esfínter anal, como ya hemos visto. La piel y la mucosa se pegan entre sí en nuestro músculo de cierre, solapándose una sobre la otra. Nuestro orificio anal reacciona con relativa intensidad a los restos de jabón depositados en las hendiduras. A esta área de piel sobre piel no llega el aire, por lo que todas las sustancias irritantes del jabón se adentran en la superficie cutánea y causan un prurito que puede derivar en eczema anal e infecciones de hongos o bacterias, como ya hemos visto al referirnos a los pliegues corporales. Por tanto, quien se enjabone los pliegues anales debe aclararse después con abundante agua.

Las lociones de higiene íntima tampoco sirven de ayuda aquí. Aunque tengan un pH ácido parecido al de la vagina, a lo sumo serán adecuados solo para la zona genital externa. «Por dentro» nada más que agua.

¿Y por arriba? Tratándose precisamente de la cara, que todos ven, queremos hacer las cosas como es debido. Ahora, hasta los hombres se retocan, preguntan sobre los cuidados más óptimos y acerca de las posibilidades para frenar el envejecimiento con toda clase de productos. Aunque sigue habiendo algunos especímenes a quienes no les importa. Y está bien que sea así.

Estos tipos no son unos descuidados, ni mucho menos, sino que se limitan a dejar su piel en paz. Y por esta razón se acogen a un equilibrio absolutamente natural.

¿Cuál es el secreto de estos muchachotes tan naturales? Pues, lavarse la cara solo con agua. Después se pasan una toalla para secarse y empiezan el día. O la noche. Y para las mujeres igual. La toalla es suficiente para retirar los eventuales restos de maquillaje, sobre todo si no usan maquillajes densos con un alto contenido en minerales que se aplica con la técnica de paleta. Si todavía quedan restos, más efectivo que «un tratamiento posterior» con una limpiadora a base de alcohol es el agua micelar no grasa o un jabón facial.

Además, cuando nos lavamos el cabello bajo la ducha, siempre se desliza una buena cantidad de espuma por la cara. Así que, con relativa frecuencia, realizamos poco menos que una «limpieza profunda de los poros» de una manera involuntaria. Dicho sea de paso, esta expresión es horrible: nuestros poros son como son y no están sucios, sino que contienen un poco de sebo, células y unos cuantos habitantes afines al sebo, como *Malassezia furfur*, *Propionibacteriu acnés* (así se llama el bacilo del acné) y algún que otro ácaro Demodex… Pueden y deben quedarse ahí y no hay que frotar para erradicarlos bajo ningún concepto.

Lo que me lleva al siguiente producto que casi nadie necesita: el *peeling*. ¿Verdad que nuestros ancestros neandertales y de la Edad de Piedra no recurrían a los *peelings*? Pues eso. Como ya hemos visto en el tema de la caspa, una piel sana no requiere ningún tratamiento de limpieza profunda porque los corneocitos caen por sí solos. Los *peelings* solo son idóneos si la piel es propensa a una excesiva queratosis, cosa que en general sucede con el acné. De lo contrario, solo benefician a los fabricantes e incluso pueden resultar peligrosos porque perforan nuestra barrera protectora cutánea.

Sí, ya sé. Ahora mismo habrás abierto unos ojos como platos al pensar que tu consejera cosmética te recomienda unos productos maravillosos y todos de alta tolerancia. No obstante, lamentablemente la mayoría de los tratamientos cosméticos se limitan a aportar bienestar. Retiran las hojuelas de piel muerta, en la medida en que las hay, durante dos o tres días, y esponjan el estrato córneo con humedad. El efecto no es más prolongado. Si estas limpiezas innecesarias de los poros son excesivamente recurrentes —porque a menudo ni siquiera están justificadas por una razón médica—, incluso aumenta el riesgo de inflamación, lo que puede dar muy mal aspecto al rostro.

De hecho, ni siquiera los caros principios activos propios de los cosméticos de gamas altas, supuestamente ideados para rejuvenecer la piel, llegan allí donde deberían para restaurar las fibras envejecidas y flácidas, debido a la presencia de nuestra barrera cutánea y de nuestra robusta epidermis.

Si a pesar de todo no quieres renunciar a una crema, deberías elegir un producto idóneo para tu piel. Y no un cosmético cuya descripción prometa la luna solo porque te ha costado un dineral. Como ocurre a menudo, que sea caro no significa necesariamente mejor. En particular, presentan buena tolerancia las cremas que no obstruyen los poros y que en vez de aceites minerales contienen lípidos semejantes a los de la piel. También son muy buenas aquellas cremas que se acogen al principio DMS (membrana de estructura dérmica), ya que imitan los lípidos que contiene la barrera protectora en la epidermis. Resultan muy adecuadas para la piel sensible en particular porque, a diferencia de las cremas cutáneas clásicas, no son emulsiones que por su contenido en agua, aceites y emulgentes eliminen el sebo de la superficie cutánea y puedan desencadenar alergias. Además, los lípidos análogos a los de nuestra piel no obstruyen los poros, una cualidad muy importante tratándose de una crema facial porque evita el llamado acné cosmético.

Pipí para la piel

A diferencia de la cara, donde se alojan numerosas glándulas sebáceas, nuestro cuerpo tiende más bien a la sequedad. Los brazos y piernas en concreto, así como los pies, siempre en contacto con la sosa del jabón en la ducha, se resecan mucho, por lo que, en periodos de excesivos cuidados corporales será preciso volver a proporcionarles grasas. Las cremas con lípidos análogos a los de la barrera cutánea se toleran muy bien y además dejan una agradable sensación en la piel; no obstruyen los poros, así que tampoco causan sudoración. Pero también se pueden usar lociones con aportación de lípidos, como las de la farmacia, ya que sin duda sus ingredientes causan menos alergias.

Para la piel seca resulta muy recomendable usar una loción corporal con «urea», una sustancia que se excreta a través de la orina y del sudor. En nuestro cuerpo participa en el metabolismo de las proteínas. Quien tiene los riñones dañados, presenta en sangre unos valores elevados de ácido úrico.

Pero, por otro lado, la urea es un excelente aglutinante del agua, de ahí que actúe en nuestra piel como humectante natural atóxico y que sea muy utilizado en cosmética.

En altas concentraciones, la urea puede reblandecer los corneocitos, por lo que da buenos resultados para ablandar las duricias de los pies y hasta puede eliminar ingentes concentraciones queratinosas localizadas en las uñas y afectadas por hongos.

En la antigüedad, las personas se aplicaban orina directamente sobre la piel para beneficiarse de la urea, uno de sus componentes. Pero olía demasiado fuerte. Sin embargo, aislada, la urea es inodora y está exenta de gérmenes. Hoy las lociones con urea son de fabricación sintética; los dermatólogos y farmacéuticos las recomiendan para tratar cualquier tipo de piel seca en cualquier estado. No obstante, si la superficie cutánea está muy deteriorada, la urea puede causar ardor, por lo que, antes de su aplicación, conviene restaurar la barrera protectora para que en cierta medida vuelva a recobrar su estabilidad.

El aceite: una herida corporal accidental

Siempre hay quien me cuenta que ha descubierto el producto más maravilloso para el cuidado corporal: el aceite puro de oliva, de argán, comino, almendra o cualquier otra clase de ingrediente secreto. Pero, por desgracia, una vez más me veo obligada a llevar la contraria. Sin duda es una sustancia grasa, pero fluida y por tanto excesivamente líquida para el cuidado corporal. Esta propiedad lo convierte más bien en una sustancia limpiadora enérgica. Basta pensar que la llamada vernix caseosa, esa especie de grasa negruzca y pegajosa del recién nacido, difícilmente se desprende a menos que se use aceite. Del mismo modo, la persistente pasta de zinc, que se queda adherida a la piel, o el maquillaje resistente al agua, solo se quitan con aceite. Pero como cosmético de cuidado personal es completamente inadecuado. Se mezcla con nuestros valiosos lípidos de la epidermis y los elimina.

A menudo las embarazadas se aplican aceite en la barriga y en todo el cuerpo, pero, ¡cuidado!, la aplicación continuada de aceites puede acarrear la aparición de eczemas debido a que la piel se seca cada vez más. En estas condiciones, las rojeces, el prurito y las grietas, en definitiva, el *eczema craquelado* está servido. También se advierten ciertas preferencias por aplicar aceite a los bebés, lo que puede causar una lesión corporal accidental por la gran cantidad de humedad que el bebé pierde con ello. Cabe lamentar que todavía muchas comadronas recomienden el aceite para los bebés. Los masajistas y los fisioterapeutas hace tiempo que lo saben mejor que nadie: hoy muy pocos trabajan ya solo con aceite, sino con lociones que aportan lípidos, conocidas también como *lipolociones*, con objeto de evitar el riesgo de desarrollar eczemas con prurito, lo que a largo plazo podría provocar una incapacidad laboral.

Del mismo modo, los aceites de baño para pieles secas deben disfrutarse con mesura; pero no solo porque la bañera es resbaladiza y cualquiera podría acabar con un trauma craneoencefálico, sino porque estos baños solo sirven si se hace buen uso de ellos. Al salir de la bañera debe quedar sobre la piel húmeda una película oleosa que actúe como una capa antitranspirante para así retener el agua. Hay que secar esta película oleosa mediante toques. Si frotamos muy fuerte, el aceite arrastrará consigo los lípidos de la piel y no habremos ganado nada, sino todo lo contrario.

Para restaurar el manto hidrolipídico de una piel seca es necesario usar una crema, ungüento o *lipoloción* grasa, y mejor aún si está ligeramente enriquecida con urea. Quienes se lamenten porque son fans del aceite, deben saber que en la farmacia se encargarán de convertir su aceite favorito en una crema grasa o en una pomada. Así podrán aprovechar los ácidos grasos esenciales sin sufrir por ello el «efecto lavado» del aceite. Otra opción no menos útil consiste en ingerir el aceite, de este modo estará cuidando la piel desde dentro.

Las alergias de contacto

Una escena habitual espantosa: una joven madre empuja ensimismada el carrito del niño por la droguería de su barrio a la búsqueda de artículos delicados para su bebé. Algún jabón, algo para el baño… una crema y también unas suaves toallitas para el culito. Llega a la estantería de los productos para el cuidado del bebé. Tarros, tubos y pequeños frascos en colores pastel esperan a su respectivo comprador. La mamá abre la botellita de una loción y aspira fuerte. No, esta no. Además, ¡no huele a nada! Abre otra botella y vuelve a respirar hondo. ¡Sí! Esta tiene un olor maravilloso. Y ¡zas!, enseguida va a parar al cesto de la compra. Es un tremendo error.

¿A quién le sirve esa deliciosa fragancia? ¿Es beneficiosa para la piel del bebé? ¿O más bien para la nariz de la mamá o del papá? En realidad, ni para el uno, ni para el otro. En los productos de cosmética, los aromatizantes están pensados sobre todo para influir sobre nuestra decisión de compra. Pero, de hecho, al igual que muchas otras sustancias, constituyen la piedra angular de las alergias por contacto.

¿Cómo se origina una alergia de estas características?

Aunque la epidermis carece de vasos sanguíneos, el sistema inmunológico posee aquí un importante puesto de avanzada: las vigilantes células de Langerhans. Estas se encargan de capturar los alérgenos, así como los innecesarios aromatizantes al entrar en la epidermis; los aplastan y los transportan fraccionados hasta los ganglios linfáticos. A continuación, activan una flota de células de guerra, compuesta por regimientos de células asesinas naturales (NK) y sus ayudantes. Este imponente ejército adjunto a las células del sistema inmune posee una gran movilidad. No solo se dispersa por el área de contacto propio, sino también en zonas de la piel muy alejadas, como ilustra el siguiente caso:

A una niña de siete años le regalaron su primer reloj de pulsera. Un accesorio rosa muy bonito. La pequeña se sentía tan orgullosa con su reloj que lo llevaba de día y de noche, hasta que un día le entró un intenso picor y los padres detectaron una zona enrojecida e hinchada exactamente debajo de la caja metálica del reloj. Un indicio claro de alergia de contacto al níquel. Favorecidos por el sudor y el roce, los iones del níquel se habían desprendido del metal y migraron a la epidermis. Tenían el juego fácil, pues la caja del reloj actuaba como un apósito con film y esto propiciaba un ambiente húmedo, dado que el sudor no se evapora con tanta rapidez. La humedad reblandeció la barrera protectora de la piel, favoreciendo la aparición de la alergia.

Aunque la niña se quitó el bonito reloj rosa con todo el dolor de su corazón, en su piel seguía habiendo una inquietante actividad. No tardaron en aparecer otras rojeces con prurito y granos, primero ligeramente alejadas del área de contacto con el reloj, ¡y luego incluso en la otra muñeca!

¿Qué había pasado?

Las diligentes células soldado del sistema inmune tomaron la determinación de abandonar el sector de contacto y desplazarse hacia otras zonas del cuerpo, prácticamente por obediencia ciega. Nunca se sabe si el ignorante ser humano pretenderá tratar aún otras regiones de su cuerpo con un objeto provisto de alérgenos. Las células que actúan contra las alergias (los linfocitos T) poseen relativa movilidad y se desplazan por cualquier parte del tegumento hacia otros frentes potenciales, y debido a ello pueden inflamarse también otros lugares donde ni siquiera ha habido un contacto directo. Si el eczema que ha aparecido al principio no se trata, en algún momento toda la superficie de la piel podría verse afectada. Esto se conoce como «reacción dispersa».

En un estado tan agudo, el dermatólogo no puede realizar un test de alergia en la espalda porque, suponiendo que una de las sustancias del test fuera el alérgeno desencadenante, este aparecería en esta zona en forma de quemadura: con pequeñas ampollas de agua que causan un intenso picor, granitos y rojeces. Por lo demás, los dermatólogos llamamos respetuosamente a esto el síndrome de la espalda irritada *«angry back»*.

En la epidermis las alergias de contacto, tan habituales ya, se originan cuando la barrera cutánea está perforada por el exceso de jabones, sequedad cutánea o porque los desinfectantes han destruido el manto hidrolipídico. Como en el ejemplo mencionado, son clásicas las reacciones al níquel, así como las alergias a los cosméticos o a los perfumes. Hay alergias ante las cuales los consumidores deben estar muy alerta porque los alérgenos suelen camuflarse y ser imperceptibles. Una es el níquel, presente en los botones de los pantalones tejanos, la bisutería, las cajas de los relojes, las monturas de las gafas, las pesas, las monedas y las llaves, por poner solo unos ejemplos. A menudo se dan también alergias cruzadas con otras sustancias del grupo de los metales, como el cobalto y el cromato, empleados para curtir el cuero, por lo que llevar zapatos sin calcetines provocará eczemas con considerable picor.

Del mismo modo, para el consumidor es casi imposible evitar los aromatizantes que causan alergias, por muchos esfuerzos que haga. Así es, aunque uno se aplique en leer la lista de componentes, difícilmente reconocerá al enemigo de su propia piel, que aparecerá disimulado como «fragancia», «aroma» o aceite etéreo natural. De aquí, musgo de haya, de árbol, isoeugenol, cinnamaldehído, hydroxi-citronelal, alcohol de cinamilo, lyral, farnesol, linalool, benzoato de benzilo, eugenol, bálsamo del Perú, limoneno, geraniol, etcétera. ¿Los habrías reconocido como aromatizantes? Probablemente no… En realidad, debería figurar en el envoltorio: «Sin aromatizantes». Así no correríamos riesgos.

Es escandaloso que, si bien la reglamentación de cosmética europea obliga a etiquetar un total de veintiséis aromatizantes con un fuerte potencial alérgico, esta solo sea vinculante a partir de cierta concentración. Por desgracia, bastan cantidades muy pequeñas para que se desencadenen las alergias. Además, cada día se crean nuevos aromatizantes que no figuran en reglamentos de ninguna clase. Estas sustancias llegan al mercado de forma masiva sin haber pasado antes ningún control y luego a nuestra piel.

Aún hay otra complicación más para el afectado. En una alergia de contacto, los síntomas suelen aparecer pasadas cuarenta y ocho horas del contacto con el alérgeno. Y para entonces, uno se ha olvidado de qué llevaba puesto. O, ¿acaso el lunes por la mañana se acuerda de que el viernes por la noche usó el corrector de su amiga?

Y tengo otra mala noticia: una alergia de contacto es muy fiel y apegada. Quien alguna vez ha tenido una reacción alérgica volverá a tenerla. De eso se encargan las células de la memoria que patrullan durante toda nuestra existencia por el tejido con gran aplicación y bien organizadas, haciendo sonar la alarma cada vez que contactan con un alérgeno. Por consiguiente, es importante inmovilizar al maleante cuanto antes para evitar tener que vérselas nuevamente con él en el futuro.

Para prevenir las alergias de contacto es imprescindible que la barrera cutánea esté intacta. Procura evitar el contacto directo con aromatizantes, conservantes, colorantes y metales, excepto el platino y el oro de muchos quilates.

Algunos podrían pensar que con la biocosmética estaremos en la orilla segura, pero solo es así en parte. Hay componentes vegetales muy peligrosos debido a su alto contenido en alérgenos que ni siquiera se conocen bien. Las asteráceas, como la árnica, la artemisa, la manzanilla y la aquilea tienen un elevado potencial alérgico. Y son precisamente las plantas y sus extractos que un aficionado a la naturopatía aplicaría sobre heridas, inflamaciones y heridas, es decir, en aquellas zonas cuya barrera de protección cutánea ya ha sido agredida y, por tanto, son más sensibles aún a las alergias. Ya lo estás viendo: en este contexto, el concepto «plantas curativas» es algo equívoco…

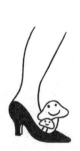
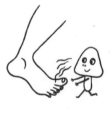
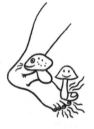

LAS PIERNAS

¿En qué se reconoce a un dermatólogo, microbiólogo, micólogo o virólogo? ¡En que siempre van a la sauna con zapatillas y jamás tocarán descalzos el suelo ni el banco! Yo también lo hago. Una vez en el banco, las escondo avergonzada debajo de la toalla. Como buenos conocedores del repertorio de micosis en los pies, de ninguna manera nos dejaremos las zapatillas ante la cabina y caminaremos unos metros a lo largo de una superficie caliente y húmeda donde reposan hasta mil quinientas partículas infecciosas diferentes. Ni soñarlo.

Los sabelotodo de la sauna, el personal de la piscina y los muchachotes naturistas siempre tienen algo que decir al respecto. Los saunistas acérrimos me aseguran que, al activarse la circulación sanguínea, mejoran las defensas en los pies. Puede ser. Sin embargo, en tales casos los hago callar lanzando una impaciente mirada de soslayo, asintiendo con aire preocupado y asegurándoles: «Sí, tal vez tenga razón, pero sabe usted... ¡Prefiero dejarme las zapatillas puestas porque tengo unos hongos horrorosos y unas verrugas terribles!» Las voces críticas enmudecen enseguida con profunda aversión y aliviadas a la vez de proteger a los demás saunistas de mi propia persona. La idea de que en esa sala minúscula, con altas temperaturas, se sienten numerosas personas desnudas con alguna infección es algo que nadie se atreve ni a imaginar siquiera.

Verrugas plantares y hongos podales

Según las estadísticas, una de cada dos o tres personas tiene verrugas virales u hongos en los pies. Estos últimos son un generoso regalo que le hacen sus semejantes. Nadie está a salvo. A tenor de las cifras estadísticas, en lo que se refiere a los hongos podales los alemanes se sitúan en la media europea y el grado de infestación varía, entre un 5 y un 80 por ciento, según el clima y la región. Los lugares más propicios para contraer este tipo de infecciones cutáneas son las moquetas de los hoteles, las duchas públicas, las piscinas (sobre todo en trampolines y vestuarios) y por supuesto en las saunas.

Las esporas de los hongos se cuentan entre los organismos más tenaces que podamos imaginar. Son capaces de esperar pacientemente durante meses antes de actuar. No les inmutan ni el calor ni el frío. La micosis fúngica podal se desencadena por distintas especies de hongos cutáneos a los que les encanta la queratina. Predominantemente se asientan en los pies húmedos y fríos, con una temperatura de 35 °C, sobre la piel y en las uñas, porque ahí hay abundante comida en forma de queratina. Las botas de esquí, así como las pesadas y malolientes zapatillas de deporte y de trabajo constituyen un hábitat ideal para su proliferación.

Si pensamos que un pie micótico deja a cada paso cincuenta escamas de queratina infecciosa las probabilida-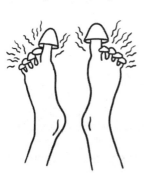des de atrapar un hongo como «peatón» por andar descalzos son altas. Si uno tiene los pies sudados o húmedos por la piscina o demasiado secos por el exceso de jabón y productos desinfectantes, hasta el extremo que los mecanismos de defensa se han debilitado debido a alguna alteración en el riego sanguíneo o por falta de micronutrientes, la barrera protectora resultará fácil de abordar para el «hongo desalmado».

Los dermatólogos atendemos cada día a multitud de pacientes afectados por hongos podales. Así que no es de extrañar que en nuestro tiempo libre presintamos su presencia por todas partes. A veces esto hace difícil apretujarse con otras treinta personas sudorosas en la sauna sin echar cuentas de que, entre todas ellas, al menos diez son portadoras de hongos…

En algunos casos, la infección se manifiesta como un enrojecimiento pruritoso formando un cerco pronunciado, con llagas, descamaciones queratinosas blandas y vesículas.

Sin embargo, también se dan hallazgos mucho más discretos, donde el hongo apenas aparece como una descamación harinosa. En estos casos, los afectados creen que tienen la piel del pie un poco seca por no haberse aplicado suficiente crema. Cuando se tienen los pies secos la necesidad de aplicarse cre-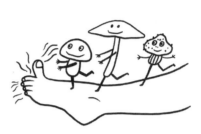ma para restaurar la barrera protectora y evitar así que los hongos puedan penetrar fácilmente es evidente. Las pomadas y las cremas grasas con queratina resultan aquí muy apropiadas. No obstante, conviene hacerse una oportuna revisión para descartar que ahí se asiente desde hace tiempo un hongo y que la piel seca sea solo un síntoma engañoso.

Quien a menudo tiene hongos podales desarrolla también hongos en las uñas. Los hongos cutáneos adoran la queratina y consideran el pie un hábitat excelente para arraigarse también en las uñas. Basta con que el hongo salte de la piel a la uña y a continuación empiece a devorar queratina desde el extremo hacia atrás. A la uña esto no le sienta nada bien: se vuelve amarillenta y a veces también parduzca y negra, se engrosa, adquiere un aspecto pulverulento y se deforma.

Los hongos de las uñas pueden campar a sus anchas durante las manicuras y pedicuras si el instrumental no está esterilizado. ¡Digo esterilizado, no desinfectado! La higienización con un baño ultrasónico y líquido desinfectante no basta, ya que con eso solo conseguiremos reducir los gérmenes. Además, el instrumental de cuidados podales tiene aristas, ángulos exteriores e internos y superficies ásperas, todos ellos perfectos escondites para los más tenaces. Solo una esterilización suficientemente prolongada en caliente puede erradicar por completo los hongos y sus esporas.

Quien tiene hongos en los pies y se sube el slip descalzo transporta las escamas infecciosas hasta la entrepierna, donde encontrarán en las inglés y en los pliegues corporales un lugar ideal donde asentarse. Después de todo, en esta zona predomina un pH más bien alcalino y el contacto piel con piel proporciona una cámara húmeda... ¿Qué más puede desear un hongo?

Entre las treinta personas de la sauna, lamentablemente también algunas tienen verrugas en los pies. ¿Sabías que la aparición masiva de verrugas es una enfermedad infecciosa causada por el virus del papiloma humano? A algunos subtipos les encantan los pies y las manos, mientras que otros prefieren los genitales.

Cuando quieren asentarse en alguna parte, los virus de las verrugas construyen diminutas moradas de queratina para estas. A veces se trata de verdaderos tumores queratinosos, virus contagiosos erigidos en fortalezas. En los dedos, las verrugas afloran hacia el exterior. En cambio, en la planta del pie se desarrollan hacia dentro por la presión al caminar. Cuando esto sucede, la única manera de reconocerlas es por un círculo en medio de las líneas del tegumento. Mucha gente no advierte estos círculos jamás porque no observa sus pies de cerca y menos aún las plantas. Los pies están en la otra punta, ¿verdad?, por eso análogamente suele decirse también que lo que no se ve no existe.

Incluso quien advierte un círculo de estas características, a menudo lo considera sencillamente un cuerpo extraño que ha entrado por descuido, o lo toma por un ojo de pollo, es decir, una callosidad. Las verrugas y los ojos de pollo tienen algo en común: reclaman los mismos lugares para asentarse; son siempre aquellos donde el hueso presiona los tejidos desde el interior o donde la planta del pie recibe empuje desde el exterior. Un dedo huesudo, que ejerza una fuerte presión sobre su vecino, y un calzado demasiado estrecho pueden causar igualmente callosidades, dado que aquí se produce una merma puntual del riego sanguíneo. A medida que aumenta la queratina opone más resistencia. Las consecuencias son los ojos de pollo callosos o incluso las verrugas virales. Estos malos bichos pueden arraigar porque los vasos sanguíneos están aplastados en el punto de presión y el sistema inmune no puede conducir a sus ayudantes hasta esa posición.

Las verrugas plantares son como un punzón o un clavo que perforara con fuerza y obstinadamente el blando tejido del pie, donde además muchas veces oscila de un lado a otro hasta provocar microsurcos en torno al nódulo queratinoso. Estos clavos de queratina causan dolor y constituyen una puerta de entrada ideal para las bacterias que bullen entre el clavo y la piel más blanda en las profundidades del tejido, donde son capaces de desencadenar una infección con un dolor lacerante, acompañado de fiebre, sentimientos de auténtica desesperación e infección de la sangre. Si la verruga-clavo se encuentra a mucha profundidad, los diminutos capilares de la dermis quedarán aplastados, y una vez cerrados se verán en su interior como pequeños puntos negros. Por tanto, quien sea capaz de reconocer estos en su propia verruga, ahora ya sabe que no se trata de suciedad, sino de una verruga muy profunda con diminutos trombos que se han formado al ser aplastados los capilares.

Quien tiene verrugas las transmite a su entorno y se las contagia a sí mismo. Por ello, para evitar seguir esparciendo estas bestezuelas, no deben rascarse con las uñas. Y por favor, ni se te ocurra jugar a los médicos, será mejor ponerse en manos de un profesional para acabar con las verrugas. Quien no haga esto correrá el peligro, literalmente, de que penetren aún más bacterias nocivas en las partes blandas del pie a través de grietas microscópicas. La primera medida contra las verrugas persistentes consiste en aliviar la presión para esponjar por fin el punto aplastado sin apenas riesgo sanguíneo, de tal manera que la sangre pueda traer consigo medios de ayuda del sistema inmune. Por último, se trata de acorralar el virus y combatirlo con ácidos, medicamentos antivirales en forma de lacas o apósitos antiqueratinosos, así como también con el intenso calor del láser o el frío del nitrógeno líquido inferior a –196 °C. Merece la pena subrayar que los espráis de efecto frío de venta en el mercado casi nunca bastan, porque –55 °C no es una temperatura suficientemente baja, así que su efecto es escaso. «Tunear» el sistema inmunitario también resulta de ayuda para reforzar el organismo de modo que sea capaz de defenderse ante las verrugas. Son beneficiosos los micronutrientes como el zinc, la vitamina C y la vitamina D, fortalecedores del sistema inmune. El *training* vascular, andar descalzos (no en la piscina ni en la sauna, precisamente), evitar los jabones que resecan la piel y aportar los cuidados óptimos a unos pies secos con cremas grasas son también recursos que ayudan. Nuestros pies agradecen un masaje con una pomada grasa que contenga urea al 5 o al 10 por ciento. Por el contrario, habría que descartar de plano medidas agresivas para eliminar la queratina, ya que esta protege también el tejido blando frente a los puntos de presión. Con una lima de la droguería es posible eliminar cuidadosamente el excedente. Sin embargo, con un raspador metálico o una cuchilla nos llevaremos por delante demasiada queratina de una vez e incluso podríamos causarnos alguna herida.

La queratina puede secarse y causar asperezas y surcos que abrirán las puertas a perniciosas bacterias. Una pomada grasa será de gran ayuda para mantener la humedad en el estrato córneo. En caso de que ya existan grietas muy pronunciadas en los talones, por ejemplo, primero tendrá que «ahogarlas» en grasa. Lo mejor será, por tanto, aplicarse un buen ungüento antes de acostarse y cubrir la piel con un film transpirable. Puedes encontrar esta clase de apósitos de poliuretano en la farmacia. Con la exudación, la pomada se adentrará hondo a través del grueso estrato córneo.

Es importante secar muy bien los pies y los espacios entre los dedos, así los agentes patógenos no podrán entrar tan fácilmente. Lava los calcetines con agua caliente, de 60 a 90 °C. Lavar unos calcetines con hongos a 40° C reactivará su proliferación en el agua del aclarado y saldrán de la lavadora más infecciosos que cuando los metimos.

No utilices duchas desinfectantes para pies, ya que debilitan la barrera protectora cutánea; además, en sus alrededores siempre hay muchas esporas fúngicas porque nadie respeta el intervalo de acción de unos cinco minutos, sino que los dedos se retiran a los cinco segundos. Así es imposible que los productos resulten efectivos; al contrario, los hongos pueden volverse más resistentes.

Y una advertencia más: quien tenga una verruga y se proponga brindar cuidados a sus pies por su cuenta, se arriesga a esparcir las partículas infecciosas con la lima, lo que traería consigo la aparición de otras nuevas. Lo primero siempre será curar la verruga y luego el cuidado de los pies, no a la inversa.

Varices

Algunas enfermedades cutáneas están relacionadas con nuestras venas, las vías de retorno del sistema sanguíneo. A través de estas, la sangre pobre en oxígeno, procedente de todos los órganos y de los lugares más recónditos de nuestro cuerpo, es conducida al corazón y los pulmones para ser oxigenada de nuevo.

Tenemos dos grandes sistemas venosos en las piernas: el superficial y el profundo. Las venas del sistema superficial se ven a simple vista. Son los conductos azulados que a menudo resaltan bajo la piel al lado de las articulaciones y los grandes músculos. Constan de dos ramificaciones principales y muchas secundarias que a su vez se dividen en otras cada vez más pequeñas, hasta llegar a los minúsculos capilares. En muchos lugares hay conexiones de cortocircuito con las venas profundas. Pero solo se ven con técnicas radiológicas como el ultrasonido.

En las piernas, las venas tienen que trabajar toda la vida contra la fuerza de gravedad para conducir la sangre de abajo arriba; después de todo, el agua tampoco asciende montaña arriba por sí sola. Tres mecanismos ayudan a las venas en esto: el bombeo, las válvulas de cierre y la succión.

Para empezar, el corazón bombea la sangre desde la cámara izquierda hacia el cerebro y los brazos, y hacia abajo en dirección al tronco y las piernas.

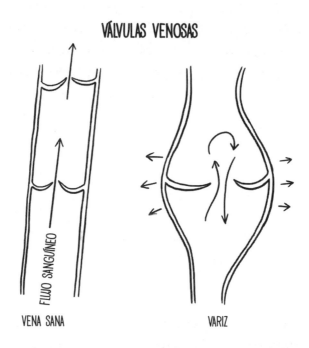

Después de su viaje por el cuerpo, la sangre regresa a la cámara derecha primero porque, en las venas, las válvulas de cierre dejan pasar la sangre hacia arriba, impidiendo a la vez que esta circule en sentido contrario. Segundo, los músculos surales y las arterias impulsan la sangre hacia arriba en forma de bombeo. Por tanto, es muy importante tener unas pantorrillas musculosas, ya que, siendo así, actuarán como medida de compresión o de refuerzo. Y por último, con la respiración, el diafragma y las aurículas del corazón succionan la sangre para atraerla hacia arriba.

Ahora bien, si por causas genéticas (un pequeño regalo de los padres o los abuelos) poco a poco se dan de sí y las paredes de las venas se deforman, las válvulas no cerrarán por completo. Cuando esto sucede, la sangre retorna casi constantemente hacia abajo. El organismo intentará reconducir la sangre de nuevo hacia arriba, porque al fin y al cabo con cada latido llega sangre nueva, pero los resultados no serán óptimos. El transporte de retorno solo será logrado cuando uno se tumba en sentido horizontal o cuando pone las piernas en alto. Durante el día, si estamos más bien sentados o de pie, favoreceremos una acumulación de sangre en las venas, por lo que aún se ensancharán más y, con el paso de los años, esto se hará paulatinamente más visible: en forma de serpenteantes varices gruesas y azuladas bajo la piel, sobre todo en las pantorrillas y también en los muslos. Pero no olvidemos que su origen no es nuevo, sino que se remonta a unos años atrás.

Las varices no causan calambres, como mucha gente cree, sino pesadez en las piernas, dado que a través del permanente flujo sanguíneo de retorno siempre se escapa un poco de líquido interticial de las vénulas cercanas. Y como consecuencia de la acumulación de líquido en los tejidos el resultado será la aparición de un edema.

Si deseas comprobar si tienes varices, contesta a las siguientes preguntas: ¿te aprietan los calcetines cuando estás mucho tiempo de pie o sentado, hasta el punto de constatar cierta discontinuidad en el bombeo venoso? ¿El elástico del calcetín te deja una marca clara en los días cálidos, cuando el calor hace aún más visibles los vasos sanguíneos? ¿Si presionas con el dedo sobre el tejido muscular, queda una huella que tarda unos segundos en desaparecer? ¿Sí? Lamento decirlo, pero probablemente tienes varices.

Las varices no causan ni mucho menos trastornos de riesgo, al margen de que tal vez resulten antiestéticas a la vista. Sin embargo, son insidiosas. El agua acumulada en los tejidos favorecerá que el viaje hasta el oxígeno sea más largo, las células cicatrizantes serán estimuladas y el tejido envejecerá. Por debajo de las venas desgastadas, también cederán los capilares, antes intactos, a causa del persistente estancamiento de la sangre de retorno. Esta sintomatología es fácil de reconocer en el pie por debajo del maléolo interno. Sobre todo a los hombres en su mejor edad, se les dibuja la *Corona phlebectatica*, la «corona de las venas ensanchadas». Si es tu caso, te bastará con echar un rápido vistazo a tu tobillo...

Cuando el pie y la pantorrilla adquieren poco a poco cierto color y la sangre que se escapa origina manchas y puntos amarronados y amarillentos, el dermatólogo utilizará el elegante término francés *Purpura jaune d'ocre* para referirse a estos sangrados internos amarillentos y ocres. Sin embargo, a veces el tejido se torna fino y de aspecto blanquecino, como una cicatriz que parece salir de dentro, a pesar de que no hay una herida visible (aquí el concepto clave es «estimulación de las células cicatrizantes»). El diagnóstico será entonces una vasculitis denominada *Atrophie blanche*. Un tejido deteriorado de esta forma también puede desarrollar en algún momento un eczema varicoso, una inflamación venosa o incluso una úlcera venosa *Ulcrus cruris*. Sin la ayuda de una escleroterapia o una safenolisis, un tegumento en estos estados de deterioro no sana.

Arañas vasculares

Tal vez hasta ahora «solo» hayas reparado en las arañas vasculares... Pero no te hagas falsas ilusiones: no dejan de ser varices, aunque evidentemente se trate de las ramificaciones venosas más pequeñas. Se consideran antiestéticas pero no son mórbidas. No obstante, a menudo son un importante indicio, puesto que su presencia puede indicar que debajo de lo que se ve a simple vista se ocultan varices.

Muchas personas desean eliminar las arañas vasculares de sus piernas por razones estéticas. Como dice su nombre, los finos vasos sanguíneos superficiales recuerdan a las delgadas patas de una araña. Se eliminan inyectando un producto antiedema o con la ayuda de un láser específico. Pero antes de tomar una decisión así, sería necesario hacerse unas pruebas exhaustivas para saber en qué estado se encuentran las venas principales, las ramificaciones laterales y las conexiones de cortocircuito entre el sistema venoso profundo y el superficial. De lo contrario, es posible que la escleroterapia no funcione porque las varices de gran tamaño han vuelto a presionar las venas de araña, lo que supondría haber realizado un gasto inútil.

Imaginémoslo así: las grandes venas son una poderosa corriente como la del Rin. El río tiene muchos afluentes y estos a su vez poseen arroyos laterales más pequeños. Pues bien, estos arroyos son equiparables a las arañas vasculares. Y el único modo de sellarlas con éxito es impedir que llegue hasta ahí el flujo de la corriente, puesto que si siempre lleva demasiada agua, los pequeños arroyos se desbordarán una y otra vez. En nuestro símil, el líquido que se ha expandido por los tejidos, el edema, se corresponde con un paisaje pantanoso. Si cada vez bombeamos más agua en una charca y no nos ocupamos de desalojarla, en algún momento se desbordará, convirtiendo los alrededores en una ciénaga. Algo parecido sucede en nuestra pantorrilla cuando se estanca la sangre venosa y se filtra demasiado líquido intersticial en los tejidos.

Junto a los factores genéticos, también el embarazo favorece las varices y arañas vasculares, porque el aumento de la presión en el abdomen dificulta el flujo venoso de retorno. El bebé está, por así decirlo, en medio del camino, y además las hormonas que se liberan en este periodo debilitan los vasos sanguíneos. De ahí que las embarazadas se tomen muy en serio llevar medias compresivas. Evitan que se formen varices y con ello el riesgo de trombosis o de una inflamación venosa. Las medias de compresión actuales no tienen nada que ver con las antediluvianas medias de goma beis que se hacían antes. Son elaboradas con materiales transpirables de alta tecnología y hay un gran surtido de elegantes colores. Para señora las hay también con liguero.

Para terminar, valgan unos cuantos consejos y recomendaciones importantes aún:

Del mismo modo que las varices, las hemorroides y los pies planos son la expresión de un tejido conjuntivo débil por naturaleza y con frecuencia se presentan los tres juntos.

Si tienes venas de araña y varices o hay casos en tu familia, esto debería ser motivo suficiente para hacerte un buen chequeo del sistema venoso con ultrasonidos.

Todas las enfermedades relacionadas con los pies y las piernas posiblemente manifiestan una capacidad de curación limitada por falta de defensas. La persona que trata con negligencia sus piernas y pies puede desatender alteraciones cutáneas como hongos o verrugas. En una piel expuesta a impurezas, como entre los dedos de los pies, los gérmenes y las bacterias lo tienen muy fácil.

Llevar calcetines y medias que aprieten hasta la rodilla y cruzar las piernas es como un veneno para nuestras venas. Procura no permanecer de pie o sentado en exceso y mueve y ejercita los músculos gemelos siempre que puedas. Las curas «Kneipp» también son beneficiosas para los vasos sanguíneos, así como tomar extracto de castaño de Indias por vía oral o tópica, puesto que impermeabiliza ligeramente las venas contra la pérdida de líquidos.

Quien deba pasar mucho tiempo de pie de forma continuada o realice viajes largos en avión por motivos de trabajo, debería ponerse medias de compresión, como las embarazadas. Ejercen una presión más intensa que las medias de descanso, mucho menos efectivas. Incluso los corredores de maratón usan medias de compresión para aumentar su capacidad de rendimiento y favorecer una recuperación más rápida después de la carrera.

8 ARREGLOS EN LA FACHADA

Mientras que a menudo nos olvidamos de los pies, a la cara y a otras zonas visibles del cuerpo les prodigamos todo tipo de esmerados cuidados. En estos lugares, la piel es decorada, maquillada, pintada; le ponemos *piercings*, la tatuamos con tinta y *branding* o la manipulamos de un modo u otro. En este sentido, al menos entre las mujeres, el maquillaje es la medida de decoración más ampliamente extendida.

El gusto por la piel como superficie simbólica para la pintura y el arte corporal no tiene nada de moderno, sino que se fundamenta en los rituales de las tribus primitivas. El maquillaje decora y acentúa el estímulo sexual. Con los labios rojos o los ojos delineados tratamos de parecer más jóvenes y aproximarnos al ideal de belleza actual. Mantener una apariencia joven a una edad avanzada, convertir la piel en un fetiche teatral... todo esto se consigue con el maquillaje, cuando se sabe utilizar bien.

No obstante, a veces los recursos utilizados se llevan a tales extremos que la persona que hay detrás desaparece, y entonces la cara actúa como una máscara. Un rostro así más bien frena, alarma al observador. ¿Tendrá esa persona embadurnada de maquillaje algo que ocultar? ¿Es tan infeliz que trata de esconder su propio yo para fingir lo que no es?

La belleza siempre está en el ojo del observador, según vieron ya los antiguos griegos. Un saber que en ocasiones puede acabar en un trastorno físico. El miedo a un físico deforme o a una «fealdad figurada» se conoce con el nombre de *dismorfofobia*. Los afectados tienen la sensación de tener una cara, una nariz y un cuerpo feos.

Su entorno reacciona casi siempre con muestras de incomprensión, puesto que muy a menudo este temor infundado afecta precisamente a personas muy atractivas.

FEALDAD FIGURADA: LA DISMORFOFOBIA

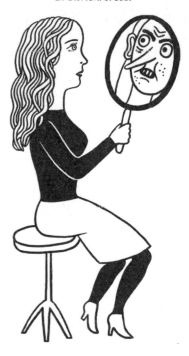

Al contemplar su cara reflejada en un espejo solo ven defectos, supuestos o verdaderos, y solo ven eso por más agraciados que sean. Se ocupan exageradamente de su cuerpo, se observan con mirada escrutadora en cada escaparate por el que pasan y buscan a todas horas la aprobación de su entorno. Tienen la autoestima muy baja, casi siempre hay que buscar las causas en la infancia y los síntomas aparecen ya antes de la pubertad. Siguen a pies juntillas los ideales de belleza con los que la publicidad y los medios de comunicación nos maltratan a todos constantemente. Los cirujanos plásticos y los dermatólogos son los referentes predilectos de estas bellezas tristes que tienen una percepción distorsionada de su propia persona y caen en un delirio de perfección insondable. Huelga decir que sin reconciliarse jamás con la verdadera imagen que les devuelve el espejo. Llegados a este punto, el único camino para recobrar la salud es la psicoterapia.

BÓTOX O LA DOSIS HACE EL VENENO

Este delirio por la perfección con frecuencia va ligado al miedo a envejecer. Y a veces los resultados son grotescos.

Una directiva de unos cuarenta años. Delgada, bien vestida, triunfadora. Hacia el mediodía se presenta en mi consulta. Empiezo la anamnesis y me informo sobre los medicamentos que toma, le pregunto por su historial médico, por su ciclo menstrual… en suma, por todo lo que un médico debe saber acerca de su paciente.

Pero al cabo de un momento algo me sorprende. ¿Qué le pasa a esta mujer? ¿Por qué me mira todo el rato como si estuviera ofendida? ¿Acaso la he intimidado? ¿La habré herido con mis preguntas?

Intento concentrarme en la siguiente anamnesis. No, no tiene niños. No tiene alergias. Entonces, ya casi al final, le pregunto: «¿Alguna vez se ha puesto bótox?»

«¡Sí! ¡Evidentemente!», responde casi indignada.

«¿Y dónde, exactamente?»

Su respuesta: «¡Pues, en todas partes!», como si no fuera obvio…

¡Bótox en todas partes! Me sentí aliviada. Los gestos distantes y altaneros de mi paciente no tenían nada que ver conmigo. No podía hacer otra cosa. Sencillamente, le resultaba imposible mover los músculos de la cara de manera que su rostro expresara también lo que sentía o decía. Estaba todo paralizado. Solo sus labios se abrían y se cerraban como un pez fuera del agua y sus ojos daban vueltas en el interior de las cuencas fieles a su compromiso. Una máscara *mórbida*. Era evidente que esa mujer había sido víctima de algún colega excesivamente entusiasta.

El motivo real por el que había acudido a mi consulta era el deterioro que el sol había causado en su piel. Tenía los poros muy abiertos y una textura cutánea inquietante. Como ayuda propuse aquí una terapia con láser. No fue sencillo, pero al final del tratamiento hubo alivio por ambas partes. En mi caso, estaba contenta con el resultado y, para concluir, hice una broma a la que reaccionó con una sonora carcajada. Fue fascinante observar el efecto de un inmenso ataque de risa en una cara completamente paralizada. La boca abierta en una mueca de felicidad interminable, acompañada de los sonidos de una risa vibrante y hasta el cuerpo se vivificaba con entusiasmo. Lo único que no cuadraba en absoluto era aquel semblante liso, como recién planchado e inmóvil. La risa no le había causado ni una arruga, tampoco se le había arrugado la nariz; no se le habían redondeado los pómulos ni se le habían movido las cejas. A mí me satisface ver a la gente cuando se ríe con el corazón abierto hasta el punto que se olvida de sí misma. Y me habría encantado ver todas esas reacciones gestuales en mi paciente. De haber sido así, en ese momento habríamos estado unidas de un modo especial. Pero de este modo, se impuso entre ambas una distancia un poco grotesca, casi horripilante.

Qué tiene que ver el bótox con la carne podrida

La palabra «bótox» es en realidad el nombre de un producto, igual que «Kleenex» es el de unos pañuelos de papel. Se llama toxina botulínica. Pero, dado que el nombre del principio activo suena mal por lo de tóxico, un grupo de creativos acertó con la abreviatura del «Botulinum». Suena más biológico, encantador incluso, y por tanto más vendible. Es una buena manera de que una temerosa clientela se libere de prejuicios ante unas inyecciones venenosas y tóxicas. Así es, en efecto. La dosis hace el veneno, y en el caso de la botulina también.

La toxina botulínica es uno de los venenos más tóxicos que conocemos. Lo elabora la bacteria *Clostridium botulinum*. Su nombre deriva de la palabra latina *botulus* (embutido) porque, en la antigüedad, el embutido pasado, así como las conservas de carne contaminada, causaban envenenamientos mortales. En el caso del embutido pasado, las bacterias de toxina botulínica provocan la paralización de los músculos del aparato respiratorio y las funciones pulmonares.

¿Y cómo es posible que un veneno tan peligroso se utilice con fines terapéuticos, cuando 1 gramo de este veneno es suficiente para matar a más de un millón de personas? Basta ingerir 70 microgramos para acabar con un ser humano e, inyectado en un músculo o una vena, tan solo 0,1 microgramo. Sin duda alguna es muy poco, pero aun así mucho más de lo que contiene cada ampolla de botulina. Seguramente solo serían mortales si se inyectaran entre unas cincuenta y setenta botellitas en el organismo. A modo de comparación: en una sesión estética para combatir las arrugas o la transpiración excesiva —aquí se inyecta la sustancia en la piel de la axila— se necesitan una o dos botellitas.

Desde 1978 la toxina botulínica se usa como medicamento para tratar el estrabismo, los espasmos oculares, la tortícolis y la parálisis espasmódica infantil consecuencia de una deficiencia de oxígeno durante el parto. Con otras palabras, en enfermedades donde la musculatura presenta contracturas y anquilosamiento. En las inyecciones de toxina botulínica, el músculo se ablanda y no se retrae tanto, por lo que al final favorece la rehabilitación fisioterapéutica del paciente.

Por el contrario, sus aplicaciones estéticas para borrar las arrugas se deben a un descubrimiento casual. En los años ochenta, cuando unos médicos estadounidenses intentaban relajar con bótox los espasmos del músculo ocular de sus pacientes, detectaron un asombroso efecto secundario. Esta sustancia no solo disminuía la tensión del músculo, sino que con el tiempo también desaparecían las arrugas de los ojos como por arte de magia. ¿Por qué? Pues porque, al no contraerse tanto los músculos, la piel circundante también se fruncía menos. Ese fue el momento en que nació el «bótox para las arrugas». Y desde 1989 se inyecta millones de veces en todo el mundo.

La toxina botulínica inhibe la acción del transmisor acetilcolina desde las terminaciones nerviosas en el músculo. El efecto se estabiliza a los pocos días y se mantiene alrededor de cinco meses. Después todo vuelve a ser prácticamente como era «antes». Sin embargo, se da un interesante efecto secundario. Durante el tiempo en que los músculos faciales tratados permanecen en reposo, en cierto modo la mirada de enfado, malhumorada o concentrada desaparece. Es un caso análogo a los bíceps de los deportistas de pesas, que si no entrenan sus contornos se desdibujan pronto. Del mismo modo, también los músculos de expresión se debilitan cada vez más y la piel que los cubre forma menos pliegues. Como consecuencia de ello, el efecto antiarrugas se mantiene incluso cuando la acción de la toxina botulínica ha disminuido y la musculatura vuelve a recuperar toda su movilidad.

Míster Spock y una diminuta arma milagrosa

Para tratar la arruga del ceño, el médico inyecta una mínima cantidad de toxina botulínica en cinco puntos formando una «V» entre las cejas.

Y, a los pocos días, el músculo entre las cejas empieza a relajarse aproximadamente 1 centímetro alrededor de cada pinchazo. Tanto es así, que por mucho que el paciente deseara lanzar una mirada iracunda difícilmente lo conseguiría. Por eso, para los maridos que están casados con mujeres «gruñonas», un tratamiento con bótox es casi como una victoria. Porque, aunque la esposa esté furiosa, su rostro reflejará una expresión abierta y amable.

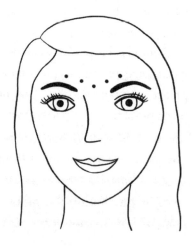

AQUÍ SE INYECTA BOTOX
CONTRA LAS ARRUGAS DEL ENTRECEJO

Aquí la causa se debe a un desplazamiento de trabajo en la musculatura de la frente.

Las zonas que no han recibido toxina botulínica, de repente descubren nuevas habilidades y trabajan más duro que antes. A consecuencia de esto tirarán de las cejas hacia arriba, lo que en el mejor de los casos despejará un poco la mirada y eso es algo que a las mujeres les satisface mucho. No obstante, a veces estos flamantes músculos resultan exagerados. Entonces observamos que las cejas se han elevado tanto que el rostro adquiere una expresión de asombro. Este tipo de cejas alzadas se conocen como la «señal Spock» en alusión al míster Spock de la serie *Star Trek*. Sin embargo, el efecto vulcanita no es ningún drama. Dos leves pinchazos más por encima de las cejas y estas volverán a su sitio.

En otro orden de cosas, el efecto antienfado se emplea también en psiquiatría. En este ámbito, la toxina botulínica se inyecta como antidepresivo. En estos casos se trata sobre todo de positivizar en el cerebro la reacción del músculo responsable de la mirada furibunda. Cuando la arruga del ceño tiene la capacidad de distenderse, entonces el cerebro piensa: «¡Ah! ¡Estupendo! ¡Ya no hay razón para enfadarse, así que ya puedo volver a estar contento!» Es fácil observar este efecto en nosotros mismos. Quien se esfuerza en sonreír, aunque tenga pocas ganas, al final se sentirá mejor. Los sentimientos llaman a los gestos y viceversa.

En todas las partes donde los músculos puedan sufrir contracturas u ocasionar problemas por un exceso de actividad, la toxina botulínica presta un buen servicio. Los neurólogos, por ejemplo, aplican este principio activo a los pacientes con dolores de cabeza y migrañas cuando un músculo muy tenso presiona algún nervio, causando una neuralgia. Una vez se relaja el músculo, el dolor cede. Los odontólogos emplean la toxina botulínica para encoger los grandes músculos maxilares, lo que resulta de ayuda contra el rechinamiento de los dientes. Además favorece que la mandíbula parezca más ancha y angulosa.

En urología, este veneno se emplea para aplacar una vejiga urinaria excesivamente activa; en ortopedia, contra el codo de tenista; en la medicina cardiovascular, para distender los músculos contraídos en exceso; en ginecología, contra los espasmos vaginales, y en coloproctología, para las fisuras anales, es decir, las dolorosas grietas en el ano.

Sin embargo, los efectos asombrosos de esta diminuta arma milagrosa no solo se extienden al ámbito muscular. Cuando las personas padecen de sudoración mórbida, sobre todo en determinadas zonas como las axilas, las manos o los pies, unos pinchazos pueden ser una rápida ayuda. Las glándulas sudoríparas se encuentran en la dermis. Al igual que los músculos, estas se activan también por la acción del transmisor *acetilcolina* y la toxina botulínica las bloquea. El sudor remitirá en el transcurso de dos días y se mantendrá así algunos meses. La acción del medicamento es rápida, se inyecta con facilidad y en general se tolera muy bien. Lo único que no siempre es de alta tolerancia es su precio.

Pros y contras del borrador de arrugas

En el negocio de la belleza, hace tiempo que se ganan miles de millones. Y el sector no se cansa de despertar nuevos anhelos. De esta manera, las arrugas habituales y del todo normales se convierten en diagnósticos abominables que van acompañados de grandes inversiones en publicidad. Basta con buscar un nombre absolutamente espeluznante para las arrugas que luego podrán ser «sanadas» con la toxina botulínica: el «ceño fruncido», las «patas de gallo» alrededor de los ojos, las *«bunny lines»* (las arrugas de conejito) en la nariz, las «oblicuas» de la frente, las de «marioneta» (los belfos faciales) debajo de la boca, la «mandíbula adoquinada» (en alusión a la presencia de numerosos y diminutos hoyuelos en el mentón), la sonrisa «caballuna» (gingival), el «código de barras» (las arrugas del labio superior) y por último «el cuello de pavo». En la mayoría de estos casos descritos con espantosos nombres de fantasía, oficialmente no está autorizada la aplicación de la toxina botulínica, pero aun así se inyecta con toda tranquilidad al margen de los controles.

Aplicar esta sustancia alrededor de la boca es algo muy complicado. En ocasiones la toxina botulínica es utilizada en el contorno labial para rellenar los labios y también para combatir las pequeñas arrugas del labio superior; por desgracia, si algo sale mal el resultado puede ser unos labios caídos, lo que puede traer consigo además trastornos de habla y causar dificultades para reñir, besar, comer y beber...

Es igual, lo que importa es tener una piel lisa a toda costa... No obstante, hasta que la zona se recupera del todo y la boca deja de realizar movimientos grotescos, a menudo transcurren meses.

Un médico responsable debería aplicar la toxina botulínica en la cara puntualmente y en casos

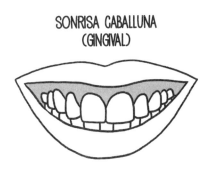

SONRISA CABALLUNA
(GINGIVAL)

muy específicos. ¡Y sin llegar al extremo de que el bótox cause una rigidez total! Precisamente los gestos otorgan a nuestra apariencia vitalidad, juventud y dinamismo, y sobre todo encanto. Debe ser algo legible. Las personas interactúan unas con otras casi siempre de forma inconsciente, por actos reflejos. Por tanto, de nada sirve decir algo amable si actuamos con indiferencia o si nuestra mirada es fulminadora.

Cuando la toxina se inyecta oportunamente en el nervio y de forma muy comedida, a menudo los resultados son espectaculares desde el punto de vista cosmético. Los pacientes se sienten felices y el riesgo es mínimo. Como médico, es una satisfacción ayudar y poder dormir bien por la noche sin miedo a que un tratamiento derive en un sinfín de efectos secundarios.

ARRUGAS CON NOMBRES INFAMES

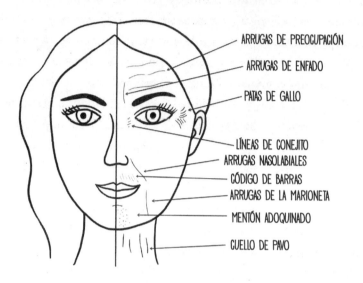

ARRUGAS DE PREOCUPACIÓN

ARRUGAS DE ENFADO

PATAS DE GALLO

LÍNEAS DE CONEJITO
ARRUGAS NASOLABIALES
CÓDIGO DE BARRAS
ARRUGAS DE LA MARIONETA

MENTÓN ADOQUINADO

CUELLO DE PAVO

El límite que separa el remodelado facial que «embellece» y hace más feliz y el de una imagen malograda de juventud y de belleza es muy sutil. Quien alguna vez haya asistido a un congreso médico de belleza habrá visto con asombro hasta dónde son capaces de llegar también los médicos retocándose a sí mismos. Hay colegas que se inyectan delante del espejo del cuarto de baño y al poco rato están hablando de belleza con la cara tan desfigurada, abultada y paralizada como un monstruo.

Considerar sin más que las arrugas envejecen o afean me parece muy problemático. Con sesenta años no se puede tener el mismo aspecto que a los veinte. Y tampoco es necesario. Además, ¿de qué sirve una cara lisa y recién planchada con bótox si el cuello y el escote delatan el paso del tiempo, y de los hombros cuelgan unos brazos flácidos y con arrugas? Uno siempre puede disimular sus cosas de algún modo, pero la cara de una persona mayor planchada desde luego que no se ve joven.

Ahora bien, personalmente, también inyecto la toxina botulínica a mis pacientes, y lo hago con gusto. Cuando la aplicación es discreta, los resultados son fascinantes y muy satisfactorios. Lo mejor es cuando el entorno ni siquiera se da cuenta de que hay bótox en alguna parte, sino que da por supuesto que uno acaba de volver de vacaciones por su aspecto despejado y descansado.

Si estás pensando en someterte a un tratamiento de bótox, de entrada olvídate de ponerte un envase entero. La expresión «burro grande ande o no ande» no va en absoluto con el bótox. Aquí, no hay forma de evitar el pinchazo con la jeringa. Este principio activo no se absorbe a través de una crema, dado que sus moléculas son demasiado grandes para viajar a través de nuestra barrera cutánea. Así pues, desconfía de las promesas publicitarias sobre las cremas con bótox. Aunque tampoco es más fiable un tarro de crema milagrosa, por muchas bondades que se le atribuyan…

MÉTODO INYECCIÓN O UNOS LABIOS CASI NUNCA VAN SOLOS

La puerta se abre y unos labios aparecen en el quicio de la puerta, seguidos de su dueña. No puedo quitarle los ojos de encima. Ese morro enorme rosa encarnado a modo de reborde que sobresale ampliamente sobre el perfil del rostro, asentado sobre un labio superior igual de rígido y proyectado hacia delante.

No hay duda alguna de que unos labios bonitos encarnados son sexualmente atractivos. Ahora bien, eso que acaba de aparecer ante mí más bien recuerda —para hablar en términos freudianos— a la caricatura de un sexo femenino invitante y sanguíneo.

UN LABIO ENTRA POR LA PUERTA

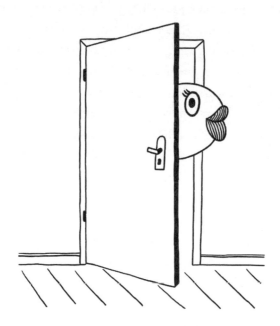

Ahora bien, ¿qué hace una megavulva en la cara de esa mujer? Además, se diría que tiene vida propia porque se mueve de una forma muy rara.

A veces me pregunto cómo es posible perder el sentido de la proporción de lo que es normal y también bello. ¿Era eso lo que quería? ¿O más bien algo ha salido definitivamente mal?

Junto a las inyecciones de toxina botulínica, hay otro procedimiento que pugna en la lucha por la belleza exterior con más o menos pinchazos dolorosos: el relleno de las arrugas y la reestructuración de volumen con gel de ácido hialurónico inyectado.

Innumerables ejemplos fallidos del mundo de la cosmética han dañado la reputación del tratamiento con ácido hialurónico, a pesar de que —como la toxina botulínica— es una sustancia empleada desde hace mucho tiempo en medicina y también muy apreciada por los beneficios que aporta. Tanto si se trata de dolores articulares, heridas, cicatrices hundidas, defectos en el contorno corporal a consecuencia de un accidente o por malformaciones, el ácido hialurónico es un remedio eficaz, de ayuda y generalmente de buena tolerancia para mitigar o corregir cualquier imperfección. Concretamente, en el caso de las cicatrices deprimidas este «relleno» es un producto rápido y efectivo que hace que, una vez inyectado, las cicatrices se vean más llenas, a la altura de la piel.

En la medicina cosmética, el ácido hialurónico es un buen perfilador, ilumina las sombras oscuras, eleva los defectos de volumen, da esponjosidad a los tejidos y tensa y redefine los contornos que han perdido tersura. Gracias a sus propiedades, se puede dar a los labios una forma más sensual, con más volumen, de modo que adquieran un agraciado impulso al favorecer el equilibrio entre el labio superior y el inferior, elevando suavemente la comisura o al modelar un arco de Cupido en el labio superior. Todo esto se puede crear, igual que sucede con una obra de arte o con una talla escultórica. No obstante, la anatomía y el tipo de cara establecen unos límites naturales en lo que al modelado labial se refiere y eso es algo que no se debería obviar. Aun así, hay una cantidad ingente de «artistas» que hacen un uso muy particular de la masa de modelar; prueba de ello son los labios que parecen flotadores.

El ácido hialurónico es una sustancia que produce nuestro cuerpo y forma parte de la materia de relleno natural. Nuestros tejidos contienen una sustancia fundamental fibrosa y gelatinosa que se conoce como «matriz extracelular». La sensación al tacto de esta matriz sería similar a la que obtendríamos al presionar sobre la niña del ojo: henchido y elástico. Esta matriz está presente en todo el organismo, en particular en la piel, en el líquido de las articulaciones, en los ojos, en los discos intervertebrales y en el cartílago.

En esta matriz, el ácido hialurónico almacena agua. Un gramo de ácido hialurónico absorbe 6 litros de agua y da a nuestra piel elasticidad y un hermoso aspecto jugoso. Por desgracia, el nivel de ácido hialurónico baja significativamente a lo largo de la vida. Los reservorios se vacían muy despacio, pero al llegar a los cuarenta años, como mucho, hay un 20 por ciento de la cantidad que había al principio. Y a veces sin siquiera nada. De ahí que, con la edad, perdamos el jugo en el verdadero sentido de la palabra y seamos más viejos y más pellejos.

El ácido hialurónico se compone de moléculas especialmente grandes, y en aplicación tópica, a lo sumo penetra en el estrato córneo más superficial. No llega más hondo. Aun así, consigue retener humedad y esponjar la piel, aunque su efecto no se prolonga más de unas cuantas horas.

Ahora bien, si pretendemos llevar esta sustancia allí donde paulatinamente desaparece, es decir, a la segunda planta del garaje subterráneo (a la dermis), el único modo de conseguirlo es con las agujas, en la medida en que atraviesan la epidermis y la membrana basal. Las costosas ampollas de ácido hialurónico de aplicación tópica que prometen un efecto antiedad no son más que un bonito envase engañoso. Rentables para la industria cosmética, pero mucho menos para tu bolsillo, y desde luego ineficaces para rejuvenecer tu piel de forma prolongada.

Antes, el ácido hialurónico (un tipo de polisacárido) era extraído de la cresta de los gallos y después se inyectaba en los tejidos de las personas en forma de cuerpo extraño. Esto a menudo conducía a que el sistema inmune desencadenara reacciones alérgicas, con la aparición de granos quísticos rojos e inflamados y endurecimientos de aspecto desagradable. Hoy el ácido hialurónico se obtiene mediante la biotecnología. Se produce con la ayuda de cultivos bacterianos y a continuación se limpia de todas aquellas proteínas susceptibles de desencadenar alergias. La sustancia adquiere así alta tolerancia. Además, las moléculas están asociadas entre sí técnicamente, por lo que permanecen más tiempo en los tejidos. En algún momento, el organismo degrada por completo el gel y hay que volver a inyectar. Hasta entonces hay un reservorio de agua subcutáneo, tal como se pretendía, que brinda elasticidad y jugosidad al cutis.

El ácido hialurónico resulta de ayuda, asimismo, en la curación de heridas, en casos de coágulos sanguíneos y para estimular la regeneración del tejido conjuntivo porque atrae células sanadoras; precisamente, gracias a esta capacidad, positivada por el relleno de la piel, con el tiempo se produce un auténtico rejuvenecimiento de la piel. Sin embargo, también aquí la regla de oro es: solo quien utiliza el ácido hialurónico con moderación y considera los inyectables como un medio para hacerse ligeros retoques, evitará accidentes de belleza graves. Con todo, también es cierto que, en el peor de los casos, si algo va mal el gel de ácido hialurónico puede ser hidrolizado en unas pocas horas con un enzima (hialasa). Esto lo diferencia del bótox, con cuyos resultados y posibles efectos secundarios habrá que cargar durante semanas y meses.

DELIRIOS DE BELLEZA: EN EL CAMINO EQUIVOCADO

En una época en que la juventud lo es todo y la belleza casi siempre lo más importante, estas ideas necesariamente van a generar presión social. Las grandes y pequeñas estrellas del celuloide saben mucho al respecto y la prensa del corazón también hace lo suyo para que sean desplazadas las mujeres cuando rebasan los cuarenta años. En cuanto aparecen las primeras arrugas se ven obligadas a dejar su sitio libre frente a la cámara, al menos el tiempo necesario para que pueda dar un nuevo salto a la pantalla convertida en abuela. Y ni siquiera eso, porque hoy ese papel es interpretado por mujeres que aún no son madres.

Pero no solo las personas expuestas a la opinión pública sienten esa presión, sino que esa moda avanza hacia la aburrida falta de defectos. ¡Un camino erróneo! Hace algún tiempo tuve la oportunidad de ver a una famosa actriz de cine en el escenario, y bajo la luz de los focos su rostro delataba la acumulación de unos cuantos reservorios subcutáneos de ácido hialurónico. Los implantes para los pómulos, unas arrugas nasolabiales excesivamente estiradas, montañas, valles, promontorios y elevaciones artificiales hacían de su cara un mapa. Y en una conferencia sobre los inyectables subcutáneos para las arrugas, en el estrado había un famoso dermatólogo de ultramar con tanto bótox en la frente que no la podía mover y casi le caía sobre los ojos. Para contrarrestar este efecto se había rellenado las cejas con unas protuberancias. Más que un especialista en cirugía estética parecía un neandertal.

La lista de ejemplos de este tipo sería interminable pero no aclaran nada. Porque la pregunta sigue siendo por qué los seres humanos hacen semejantes cosas. Tal vez hay algo que está por encima del anhelo de la belleza y es eso lo que impulsa a mucha gente a acudir a los consultorios de estética…

Es evidente que así es: hace poco llegó a mi consulta una nueva paciente y me pidió que subsanase con ácido hialurónico una pequeña imperfección (apenas imperceptible para mí) para equilibrar sus labios. No quería cargar un día más con ese «defecto». La mujer, que se había trasladado a vivir a Berlín hacía poco, me describió con todo lujo de detalles cómo el médico «absolutamente divino» que tenía antes le había tratado el labio. «Aquí clavaba la aguja en el labio, justo ahí y ¡Uy…! —. Y al decir esto su voz se elevaba con deleite en un gritito. «Y entonces lo hizo; descargó la jeringuilla.»

Mi interés como médico en el psicoanálisis hizo inevitable que pensara que, en su caso, aquel pinchazo en el labio parecía haber sido un acontecimiento placentero. Su «¡Uy…!» y su entrega al exclamar en un jadeo «clavaba la aguja en el labio» y cuando dijo «justo ahí», me llevó a observar sin equívocos el comportamiento entre médico y paciente desde una perspectiva sexológica. En efecto, en la medicina estética no son raras las situaciones supuestamente masoquistas; se trata de dolor, placer y de la sumisa entrega a un maestro en posesión de una jeringuilla, el artista modelador que crea algo nuevo, o al menos pone remedio a un defecto molesto. Un médico que promete perfeccionar la belleza y frenar la decadencia que ha alcanzado tiene mucho de demiurgo en bata blanca. ¡Es Dios!

En el psicoanálisis, el miedo a los padres, crear máscaras de bótox y los labios como flotadores se interpretan como recursos de defensa, tal vez incluso ante el miedo a la muerte. Al fin y al cabo, a partir de la primera respiración empezamos a envejecer y a morir cada día un poco más, estrictamente según el lema: en la vida todo es riesgo y siempre acaba con la muerte. Pero es evidente que deberíamos aprender a saber enfrentarnos al proceso de envejecimiento y a disfrutar de la vida con todas las experiencias que llevamos escritas en la cara.

TATUAJES: UNA PELÍCULA GORE PARA LA PIEL

Echémosle imaginación y supongamos que nos sentamos en el suelo de la segunda planta de nuestro garaje *subcutáneo*. De repente una gigantesca aguja perfora el techo que hay sobre nosotros y nos cae encima un chapapote de tinta negra. Así, una y otra vez. Al cabo de un rato esa cosa horripilante pasa de largo, aunque durante mucho tiempo todavía oímos el zumbido, sentimos el temblor de la piel lesionada, estamos rodeados de dolor y de sustancias tóxicas. Nuestro organismo ha detectado enseguida que algo extraño ha rebasado con virulencia la barrera cutánea. Ha penetrado color; una parte cuelga lentamente aún por las columnas de protección, otra se ha pegado al techo y el resto se desliza por las hendiduras de los vasos linfáticos lesionados. Y en algunos lugares hasta se ha desmoronado la cubierta y el color se ha esparcido sobre el tejido adiposo. Un infierno semejante a una película gore, una pesadilla.

Esta sería más o menos la percepción que tendría un habitante de nuestro edificio cutáneo si le sobreviniera un tatuaje.

¿Qué hacer con esas ingentes cantidades de residuos peligrosos? Se esparcen por todas partes perturbadoras partículas de cuerpos extraños, algunas de ellas son pigmentos colorantes y conservantes cancerígenos desencadenantes de alergias, así como también poderosas toxinas; y no hay camino de retorno.

La membrana basal no tardará en sanar, pero si ha sido perforada brutalmente, puede que —si algo va mal— solo se recupere a costa de una cicatriz. Eso mismo ocurre también cuando uno desea eliminar con láser un tatuaje que ya no le gusta. Aunque la técnica se ha perfeccionado considerablemente, puede quedar un recuerdo deslucido de lo que una vez fue un adorno. Y allí donde antes hubo color, aparecerá ahora el espectro blanco de lo que un día fue un tatuaje, en forma de cicatrices en el tejido.

En el interior de la dermis, los comandos de limpieza (los macrófagos) y los gestores de residuos (la linfa) intentan subsanar los daños y desalojar el chapapote. Las células del sistema inmune aíslan una parte de los pigmentos colorantes y estos permanecen encapsulados para siempre en la dermis como si fueran un paquete de cuerpos extraños. Mientras que otra parte del pigmento colorante es transportado a través de la linfa con la esperanza de que tal vez los ganglios linfáticos consigan apañárselas con el problema. Pero evidentemente tampoco saben cómo desalojar estos desechos tóxicos. De ahí que sean enviados a una especie de depósito final.

En este caso, las consecuencias pueden ser fatales. Los ganglios linfáticos afectados se teñirán de color. Solo un patólogo sabe reconocer al microscopio la diferencia entre los residuos del tatuaje y la metástasis causada por un cáncer de piel negro. Sin embargo, para que este pueda examinar el tejido primero hay que operar: una estadounidense de treinta y dos años padecía cáncer en el cuello uterino. Llevaba ambas piernas tatuadas. Los procedimientos suministradores de imágenes empleados para la búsqueda de metástasis mostraron nódulos sospechosos en el bajo vientre, por lo que sometieron a la joven a una operación de vaciado. Sin embargo, después se supo que la alteración de los ganglios linfáticos no se debía a la metástasis, sino a los pigmentos del tatuaje, por lo que esta histerectomía radical era innecesaria.

Sin embargo, no solo los ganglios linfáticos se convierten en depósitos finales, los pigmentos extraños son empujados también hacia otros órganos, igualmente con la esperanza de que el organismo encuentre una vía de desalojo. Pero no la hay. Estas partículas permanecen dispersas en el cuerpo como si fueran minúsculas bombas de relojería.

Bombas de relojería en acción

La reglamentación de los colorantes que aparecen en todo tipo de artículos envasados, además de cosméticos, materiales textiles y productos alimenticios es extremadamente estricta. Aun así, hasta la fecha no existe una normativa que regule los pigmentos empleados en los tatuajes. Es absurdo. Quien se tatúa, a falta de leyes vinculantes para todos, debe vivir toda la vida con la duda de si los colores pueden contener componentes perniciosos.

A menudo los pigmentos colorantes de los tatuajes contienen metales pesados como níquel, plomo, cadmio, cromo, manganeso o cobalto, además de otros tóxicos como el arsénico, el aluminio, el mercurio y materiales de fabricación industrial, algunos cancerígenos y desencadenantes de alergias. Incluso es posible que dañen el material genético, de modo que también la reproducción podría verse perjudicada.

El consumidor no tiene la menor idea, ni apenas la posibilidad de analizar los componentes de esta clase de tinta. En el sector cosmético, todas estas sustancias tóxicas antes mencionadas están estrictamente prohibidas; además, el cosmético se aplica sobre la piel y en caso de duda se elimina con un lavado. En cambio, los tatuajes se implantan en el interior del cuerpo. Además, por mucho que al cabo de unos años se elimine la tinta de la superficie cutánea con láser, las partículas más perjudiciales permanecerán en el organismo.

Al igual que los medicamentos, los pigmentos colorantes de los tatuajes deberían estar sujetos a controles, para saber qué sustancias puede tolerar una persona y en qué cantidad. Como es sabido, no siempre los experimentos realizados durante años con procedimientos muy costosos se saldan con una autorización. En el caso de los medicamentos, al menos se degradan poco a poco y se eliminan con las heces. Sin embargo, con estos colorantes, lamentablemente, no sucede lo mismo, así que gran parte de ellos se queda en el interior de nuestro organismo. Y a pesar de esto no se analizan con cuidado los procedimientos ni se acogen a una normativa estricta.

Bien, podrás decir que el cuerpo aguanta lo que le echen; es más, considerando que en Alemania una de cada diez personas mayores de catorce años llevan un tatuaje (entre los treinta y los treinta y nueve el porcentaje se eleva incluso hasta un 23 por ciento) y que en todo el mundo hay muchísimas personas tatuadas, no se habla mucho de que sea perjudicial para la salud. Afortunadamente así es, pero eso tampoco significa nada, ya que en toxicología los efectos suelen ser acumulativos. En algún momento, el cuerpo ya no tolera más y entonces enferma. Si pensamos a cuántas sustancias perniciosas estamos expuestos a lo largo de la vida, la pregunta que deberíamos hacernos es si todavía queremos seguir añadiéndole contaminantes. Sobre todo porque cuanto más veneno, mayor es el riesgo...

A todo el mundo le preocupa el aluminio en el desodorante, la posibilidad de que pueda penetrar en pequeñas cantidades en el organismo a través de la piel (las palabras clave aquí son «demencia» y «cáncer de mama»), aunque a decir verdad la mayor proporción de aluminio es ingerida con la alimentación y los medicamentos. Nos sentimos mejor cuando consumimos unas galletas de espelta biológicas y nos planteamos si son perjudiciales las ondas electromagnéticas o las sustancias cancerígenas de las cremas corporales y, en cambio, nadie se plantea estas consideraciones en el caso de los tatuajes.

Las inflamaciones purulentas a consecuencia del trabajo de la aguja no es lo único que se ve en una consulta médica, también son frecuentes virulentas alergias acompañadas de rojeces, prurito, vesículas, supuraciones, descamaciones e hinchazón.

Las personas con psoriasis suelen tolerar muy mal los tatuajes. Su piel reacciona casi a cualquier estímulo que la irrite (a un resfriado, la sequedad, los medicamentos o el estrés) adquiriendo un aspecto enrojecido y queratinoso con descamaciones. Esta reacción se repite igualmente si es sometida a presión, fricción, las heridas de una operación y desde luego también a las agujas y los colorantes de un tatuaje: sobre un dragón recién acabado aparece una perniciosa inflamación cutánea. El dragón de apariencia amenazante de repente se hincha, se enrojece y adquiere escamas: ya tenemos una obra de arte en tres dimensiones.

Resulta peligroso en particular pinchar sobre los lunares, porque entonces el médico ya no puede realizar ahí un control de cáncer cutáneo. El resultado de unos análisis MRT puede ser erróneo, si precisamente ahí se acumulan los pigmentos de un tatuaje. Y no solo eso, al igual que ocurre con los colorantes del maquillaje permanente, algunas veces estos contienen microscópicas partículas de hierro que en contacto con el intenso campo magnético del tomógrafo se calientan y pueden provocar profundas quemaduras de segundo y tercer grado en el tejido, acompañadas de dolores ardientes, hinchazón y cicatrices.

Adiós a los hoyuelos de Venus

Lo que desde la perspectiva interna de la piel es comparable a un infierno, desde fuera, evidentemente, puede verse muy cuco. Pero tanto si empezó como un pecado de juventud o más bien el motivo fue tendencia de moda, a menudo llega un día en que uno se cansa de las palabras selladas para siempre o de los dibujitos de colores. Un tatuaje permanece, pero la vida sigue, a la par que el envejecimiento cutáneo. Cuando la piel empieza a colgar, en algún momento también la rosa tatuada se marchita. También puede suceder que el artista tatuador no acierte el gusto del cliente con su obra. Dicho con claridad, que el dibujo haya sido un fiasco.

En muchos casos, borrarlo con láser es un recurso eficaz, pero con las técnicas actuales no todos los colores desaparecen. El rojo y el amarillo figuran entre los dos pigmentos más difíciles. Es más, la acción del láser puede acrecentar su toxicidad y acarrear las consecuencias que ya conocemos: alergias, reacciones autoinmunes y un supuesto mayor riesgo de cáncer.

Los tatuajes de tinta negra casi siempre son los que mejor responden, pero a veces también queda una sombra gris donde antes estuvo el dibujo. Cuando el empleo del láser desata lo que se conoce como un rayo de color, el efecto a la vista es desastroso. Con el maquillaje permanente, el riesgo de que pase algo semejante es bastante alto. Los tonos naturales de los que se compone pueden transformarse del beis hasta el verde. Una joven que había tratado de eliminar un rojo carmín permanente, apareció en mi consulta absolutamente deprimida con los labios verdes, después de un desafortunado tratamiento de láser en un estudio de tatuaje. ¿Que si yo podía hacer algo…? Era un asunto muy complicado volver a aplicar el láser, así que no podía darle ninguna garantía; no obstante, salió bien.

La eliminación de un maquillaje permanente también puede irse al traste en la zona de los ojos. Aquí, además, la coloración verdosa puede afectar incluso a los vasos sanguíneos que derivan en las sienes.

En la práctica cotidiana en la consulta, vemos un gran abanico de casos que han salido mal. Algunos debidos a la aguja en el momento del tatuaje y otros ocasionados por el intento de borrar la desafortunada obra artística.

Los tatuajes solo son verdaderamente un triunfo cuando se tiene por objeto cubrir cicatrices poco agradables. No obstante, como a muchas personas les gusta llevar un tatuaje y hacen caso omiso de sus atroces efectos secundarios, al menos mi advertencia es: «Piénsalo bien antes de que te tinten la piel».

III PARTE

UNA EXCURSIÓN
POR LOS GENITALES

9 CUESTIÓN DE SEXO

El sexo siempre es un tema sugerente. No hay ninguna sociedad que se precie de serlo que esté libre de unos cuantos picores o de hacer picardías por un sitio y por otro, o donde no abunden los arrumacos ni los flirteos por un lado y por otro. Para los seres humanos, el sexo tiene una importancia inmensa que va mucho más allá de la reproducción: desde una perspectiva bioquímica y neurocientífica, el sexo tiene unas repercusiones mensurables en todo nuestro ser, tanto en la salud como en el ánimo.

Y en todo lo que tiene que ver con el sexo, la piel tiene un papel importante. El sexo, el erotismo y la piel están indisolublemente unidos.

LAS ZONAS ERÓGENAS Y LA TRINIDAD SEXUAL

Además de los genitales, hay otras muchas zonas de la piel que provocan una respuesta de excitación en el sistema nervioso. Nuestra piel está dotada de tal cantidad de exquisitos sensores (para tocar, acariciar, vibrar...) que todo es registrado, elaborado y usado.

A esto hay que añadir el cerebro con sus fantasías y ya tenemos reunidos los tres responsables principales de estimular y desencadenar el orgasmo. Los genitales, la piel y el cerebro constituyen la tríada victoriosa para el buen sexo.

Las zonas erógenas de la piel no fueron objeto de una investigación sistemática hasta el año 2012. Así se constató que apenas había diferencias localizadas entre hombres y mujeres; a lo sumo, el sexo femenino siente con un poco más de intensidad los estímulos del contacto erótico que el sexo masculino.

ZONAS ERÓGENAS: AQUÍ ES MUY AGRADABLE

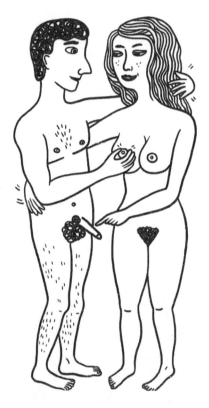

Al parecer, las zonas erógenas no entienden de socialización, orientación sexual ni de nacionalidad. Por tanto, en el juego amoroso internacional es posible hacer feliz a la pareja sin tener que hacer antes un curso de iniciación a las costumbres regionales.

Una vez más, la piel nos da una lección: el racismo está fuera de lugar. Todos somos iguales. Ahora bien, una zona erógena solo es aquella que al ser tocada, acariciada o besada participa del estímulo también emocionalmente. De otro modo, los avances fracasan. Esto se ha averiguado gracias a estudios clínicos con voluntarios estimulando con impulsos eléctricos las regiones cerebrales correspondientes a las zonas erógenas de la piel (recuerda el modelo del homúnculo). Los voluntarios que recibieron estimulación sexual a través del cerebro, no se sentían excitados sino que describían un murmullo o un cosquilleo eléctrico en la región estimulada, en cualquier caso, nada que ver con el erotismo.

Las zonas erógenas por excelencia se encuentran en los genitales, los pezones, las regiones interiores de los muslos, la nuca, en el interior de las orejas y a su alrededor, y en el trasero. Aun siendo un fetiche, el pie no se encuentra entre las zonas erógenas favoritas, a pesar de que la red de terminaciones nerviosas es muy elevada.

El sexo embellece

La naturaleza se guarda varios ases bajo la manga para establecer el equilibrio entre nuestro cuerpo y nuestra psique. La piel, a su vez, es el reflejo de cualquier estado corporal y revela también ciertas cosas sobre nuestra vida sexual.

Si un hombre habla con una mujer que le resulta atractiva, su índice de testosterona en la saliva aumenta de inmediato. Cuando estamos excitados sexualmente, o incluso si experimentamos un orgasmo, es como si nuestro cuerpo viviera un espectáculo de fuegos artificiales hormonal que redunda favorablemente en nuestra felicidad y nuestra salud general, y además la piel se pone más bonita. Y cuando somos portadores de muchas hormonas sexuales en nuestro interior, los demás también nos encuentran más atractivos; cuando se acerca la ovulación, las mujeres causan un efecto embriagador sobre los hombres y cuando, después de una larga abstinencia, se inicia una nueva relación y se practica el sexo con regularidad, de repente empiezan a revolotear alrededor otros interesados potenciales, porque huelen que algo prometedor espera ahí…

Con el sexo y el roce de la piel se libera en el cerebro oxitocina, lo que aumenta el interés sexual, hace desaparecer los miedos, alivia los dolores, tranquiliza y fomenta nuestro vínculo social. El cóctel hormonal liberado a base de dopamina, endorfinas, serotonina, prolactina y vasopresina produce felicidad, relaja, equilibra y aporta plenitud. Nos sentimos recompensados. También la adrenalina sube con una creciente excitación, agudiza nuestros sentidos y nos hace estar más despiertos.

En las mujeres, el aumento de estrógenos que provoca el sexo combate los granos, el cabello crece más abundante y aporta más tersura a la piel. A su vez, la testosterona mejora el tono de la musculatura masculina y el crecimiento de la barba, aunque también favorece la caída del cabello; por eso los jóvenes adonis, cuando tienen su primera novia de verdad, suelen perder unos cuantos pelos.

El sexo reduce el riesgo de infarto de miocardio y osteoporosis, disminuye las depresiones, modela el cuerpo y hace a las mujeres más femeninas y a los hombres más masculinos.

Con ello debería quedar claro que lo importante no es si los pechos son grandes, los penes rectos y los labios de la vulva simétricos. Son la libido, las fantasías y la disposición interior, así como la pasión, lo que induce a las personas a juntarse o a apartarse unas de otras. Los criterios químicos (cómo olemos, qué cóctel hormonal se sirve, qué se le pide al sistema inmunitario), determinan si todo esto se adapta bien a la pareja. También los criterios psicológicos son significativos; por ejemplo, cómo encaja el otro nuestras experiencias de la primera infancia. Porque, de hecho, se suele buscar una pareja que de algún modo sea afín a los recuerdos conscientes y sobre todo inconscientes de la infancia. Si todos estos factores coinciden, nos sentimos atraídos por el otro por un periodo breve en común o por muchos años.

La depilación íntima y la ampliación del punto G

Cuando la conversación se desarrolla en un círculo íntimo y se llega al tema de los genitales, es habitual oír hablar de la preocupación que tal vez suscita un pene demasiado pequeño o unos senos demasiado planos cuando se trata de excitar o satisfacer a la pareja. Nada de esto importa. Los procesos bioquímicos hacen sus efectos al margen de nuestra intervención, aunque una carezca de almohadones de silicona con los que pavonearse. No obstante, como seres humanos, tenemos cierta tendencia a la pose; siempre deseamos mostrar nuestra mejor cara para resultar atractivos a una posible pareja. Y hay quienes lo hacen extensivo a la zona íntima.

Como ya sabes, el pelo de la cabeza y el del pubis sirve, entre otras cosas, para dispersar nuestro exuberante y atrayente aroma personal. Comparado con diez años atrás, en la actualidad muchas más personas se depilan las axilas o la zona íntima. Las causas son numerosas, abarcan desde motivos religiosos o de higiene hasta los dictados de las tendencias de moda.

Ya en la antigüedad se acostumbraba a eliminar el vello. No solo por una cuestión de belleza, sino porque además depilarse las partes pudendas, así como otras partes del cuerpo, era una buena protección ante los parásitos. En Oriente, la depilación con una pasta azucarada y pegajosa forma parte de la cultura tradicional del baño y de los cuidados de belleza. En el Antiguo Egipto, para Cleopatra el *«oriental sugaring»* era equiparable a lo que hoy es para nosotros la «depilación brasileña». En el islam, la eliminación del vello púbico, tanto en hombres como en mujeres, es un mandato de pureza religiosa que se ha mantenido vigente hasta nuestros días. Hace veinte años ya tenía pacientes musulmanes de ambos sexos que acudían a mi consulta con la zona íntima depilada. Muchos de ellos tenían problemas con los componentes químicos de las cremas depilatorias porque causaban intensas irritaciones en la piel de los genitales y podían obsequiar al usuario con un eczema de contacto con facilidad.

El vello púbico es una verdadera protección para los genitales: extiende un aroma sugerentemente atractivo y evita el contacto directo con la piel del otro, por lo que contribuye a prevenir el fenómeno de la «cámara de sudor» en estos pliegues de la piel. Aunque tampoco es posible obviar ciertas consideraciones estéticas. Unos genitales masculinos rasurados tendrían un aspecto un poco «raro» si más arriba cuelga una barriga velluda y por abajo se ofrecen a la vista unas piernas peludas.

Sea como sea, la tendencia actual al rasurado es responsable de que algunas personas miren por primera vez qué apariencia tiene lo de ahí abajo. Alguna mujer quizás hasta se asuste y haga conjeturas en cuanto a si es normal que uno de los labios mayores sea más largo que el otro, o por qué los menores afloran con descaro sin que los labios mayores cierren por completo. Es difícil de creer, pero un descubrimiento de este tipo lleva a algunas de ellas al cirujano plástico. El bisturí puede hacer los labios mayores simétricos. También las descargas de ácido hialurónico en los labios mayores, cuando la mujer tiene cierta edad, así como en el clítoris y en el punto G son procedimientos extendidos. Soy consciente de que, en este contexto, la palabra «descarga» quizás suene un poco obscena. Pero la medicina la adoptó en su día en relación con la terapia antiarrugas…

Hay tres versiones de la vulva femenina:

1. Los labios mayores cubren por completo los menores y, desde fuera, nadie sospecha lo que se esconde dentro.
2. Los labios menores se asoman con audacia entre los labios mayores, la hendidura delantera se abre un poco y deja ver parte de la vida interior.
3. Los labios menores se abren paso en libertad y son claramente visibles e iguales o algo más prolongados incluso que los mayores.

Pero, evidentemente, no son más que tres tipologías generales. Los labios mayores admiten todas las variaciones posibles, algunos son simétricos y otros no; algunos son bastante carnosos y otros más bien finos. Si los tuyos no se corresponden con el prototipo medio establecido, no tienes por qué ir al cirujano; son así y ya está…

El prepucio en la avanzada

A veces los hombres se depilan el vello púbico con un objetivo muy determinado: que el pene parezca más largo. No obstante, algunos caballeros de la creación van un paso más allá y se prestan al modelado con ácido hialurónico para que sus partes se vean más impresionantes. Para ello, las agujas deben penetrar bajo la piel del pene, algo que no está exento de riesgos, sobre todo si uno cae en manos inexpertas. Los efectos secundarios que recoge la medicina clínica suenan bastante aterradores: obstrucción de los vasos sanguíneos, deformaciones del pene, cicatrices, inhibición de la sensibilidad, problemas sexuales, endurecimientos bulbosos e inflamaciones.

La razón que conduce a los hombres a dar este paso es subjetiva. Según un estudio de amplio espectro llevado a cabo en 2015 sobre más de 1.500 hombres pertenecientes a diferentes grupos étnicos, en realidad solo alrededor de un 2 por ciento tiene un pene muy pequeño o muy grande. Ninguno de los clichés corrientes pudo ser constatado. Por término medio, los penes de las personas examinadas en estado de flacidez era de 9,16 centímetros de longitud, y erecto de unos 13,12 centímetros.

Como en las mujeres, en el caso de los hombres también la naturaleza se ha ocupado de que sus genitales presenten cierta variedad: grande o pequeño, gordo o fino, curvado o recto; y también el glande tiene formas diferentes, de flecha o sombrerito hasta de cono, pasando por el de champiñón. Al margen de una avanzada más o menos larga, el prepucio, con su repliegue característico, actúa de protección del pene a menos que haya sido circuncidado, lo que solo influye desde el punto de vista óptico y únicamente en estado de flacidez. De cualquier modo, en estado de erección el prepucio se retira hacia atrás, no hay diferencias entre los especímenes circuncidados y los que no lo están.

En función de cada cultura, el prepucio se considera apolíneo o no, higiénico o antihigiénico, útil o inútil. La circuncisión obedece siempre a motivos médicos o religiosos. Como profesional de la medicina, considero oportuno explicar aquí estas razones desde una perspectiva médica. El prepucio protege el glande, y dada la sensibilidad de este, esto era algo muy importante sobre todo en los tiempos en que no se usaban calzoncillos. Además, el glande posee innumerables terminaciones nerviosas, por lo que es un juguete sexual idóneo tanto para su dueño como para su pareja sexual. Desde el punto de vista médico, no hay nada que objetar al hecho de que el glande se lave con agua caliente sin retirar el prepucio. Pero, en caso de falta de higiene y promiscuidad, habrá allí más agentes patógenos y será más fácil la propagación de enfermedades de transmisión sexual. Por tanto, ciertamente, hay una razón médica que justifica eliminar el prepucio, y con más razón aún si hay una patología, como fimosis o inflamaciones crónicas.

Del mismo modo que el prepucio y el glande, también los testículos varían en cuanto a su apariencia y tamaño: los hay redondeados y henchidos, alargados y colgantes, pequeños o grandes. Y también las formas del pene son distintas. Especialmente carismática es igualmente la distinción entre el pene de carne y el pene de sangre; evidentemente, ambos se dan también en forma mixta.

Por pene de carne se entiende un falo bastante largo en estado relajado; por el contrario, en estado de flacidez un pene de sangre es más bien pequeño, pero con la erección, al llenarse de sangre, alcanza una dimensión considerable.

El reflejo clemastérico

Los testículos tienen vida propia. Penden bien refrigerados lejos del ajetreo circundante, casi al margen del cuerpo masculino. Y así debe ser para que los espermatozoides no se calienten en exceso, ya que de lo contrario esto podría causar infertilidad. Aquellos jóvenes cuyos testículos no cuelgan a una distancia adecuada del cuerpo, sino que incluso llegan a esconderse en el conducto inguinal, deben someterse a tratamiento para no poner en riesgo su descendencia.

Al mismo tiempo, que los testículos gocen de toda libertad y exentos de protección en este puesto apartado también tiene sus peligros. Por fortuna, la naturaleza es previsora y ha dotado a los testículos de una gran sensibilidad ante el dolor, e incluso ha ideado para ellos un mecanismo protector: el reflejo cremastérico.

Al pasar la mano por la parte interna de los muslos de un hombre, se activa una especie de ascensor y, como por arte de magia, la bolsa testicular asciende varios pisos hacia arriba en dirección al cuerpo. De esta labor se encarga especialmente la capa muscular que envuelve los testículos. Para cualquier hombre de las estepas que salía de caza ataviado solo con un taparrabos, este reflejo era esencial. Ante la posibilidad de que unas hierbas o ramas pudieran herir los testículos por su proximidad, el reflejo cremastérico los conducía rápidamente hacia arriba a modo de protección.

El amor: fuente de la eterna juventud

Ya he hablado en otro apartado del contacto humano y la hormona oxitocina. Otro prodigio de la naturaleza es el esperma. Contiene testosterona, estrógenos y otras hormonas sexuales, además de transmisores químicos. En un estudio se constató que la depresión es menos infrecuente en las mujeres que realizan el acto sexual con su pareja sin protección, porque, de este modo, absorben parte de la oxitocina a través de la mucosa vaginal y esta despliega sus efectos en el sistema sanguíneo de la mujer. Cuando el último episodio sexual vuelve a quedar lejos en el tiempo, emergen sentimientos depresivos. Nadie duda de que los preservativos son una buena protección contra las enfermedades de trasmisión sexual, pero priva a la mujer de una buena dosis de felicidad y eventualmente de una mejoría en la tonicidad de la piel.

Todas estas hormonas influyen sobre nuestro ánimo, favorecen el equilibrio y la salud de la piel, así como el crecimiento del cabello.

Los científicos han descubierto que la espermidina, una sustancia que sintetiza nuestras propias células y que también está presente en altas concentraciones en el esperma, alarga la vida de moscas, gusanos, levaduras, ratones y células del sistema inmunológico humano. De ahí, quizás, que el esperma se convierta en foco de interés como la fuente de la eterna juventud. La espermidina se encuentra también en el germen de trigo, los cítricos, las judías de soja, los quesos curados y en otros muchos alimentos, pero desde que saltó esa noticia el esperma está «en boca de todo el mundo» como potencial cura antiedad. En casi todos los círculos de mujeres sale a relucir alguna vez en la vida el tema de «tragar o escupir», aunque en este sentido no debería importar mucho ni el rejuvenecimiento ni las 5 o 7 kilocalorías que posee cada eyaculación.

Esperemos que todos tengan una cosa clara: también con el sexo oral se pueden transmitir enfermedades.

Secreciones mucosas

En nuestro viaje por los genitales, no deberíamos olvidar las mucosas de la nariz, la boca, la vulva y las que se encuentran en la parte interna del prepucio y del glande. La mucosa es una capa muy similar a la piel, aunque carece de cornificación. A diferencia del estrato exterior, que se convierte en una capa córnea, la mucosa, como su nombre hace suponer, siempre conserva una viscosa humedad gracias a las secreciones de unas minúsculas glándulas. En puntos de presión de la región bucal y en caso de inflamaciones mucosas, si una irritación de tipo mecánico e inflamatorio afecta a las mucosas, pueden exponerse a un proceso de queratinización. Cuando ocurre esto, la mucosa de la boca o la de la región genital de repente adquiere un aspecto hinchado y blanquecino.

Quien advierta estos síntomas debería acudir al médico, porque en el peor de los casos es posible que a partir de ahí se desarrolle un cáncer de mucosa. El caso de un pene circuncidado es diferente: cuando el glande no está protegido por el prepucio se forma una capa de queratina, pero esto no está relacionado con un mayor riesgo de cáncer.

Los labios y los besos de película

¿Los labios se consideran parte de las mucosas o solo de las zonas erógenas? Ambas cosas.

Besar unos labios delicados es un placer. Como bien sabes, se resecan enseguida porque carecen de glándulas sebáceas. Quien intente poner remedio a esto pasándose la lengua por los labios constantemente, empeorará aún más su estado. Tal como recomienda la publicidad, lo adecuado es echar mano de una barra para el cuidado de los labios en busca de alivio. No pocas veces la necesidad de ponerse bálsamo una y otra vez se convierte en una verdadera adicción.

Muchos labiales contienen aceites minerales que actúan como una película plástica sobre la piel de los labios. Momentáneamente parecen suaves, pero lo absurdo es que esa humedad que presenta la piel ni siquiera se evapora; en lugar de eso se acumula bajo una capa grasa que no transpira. Y al igual que ocurre en el culito con el pañal, la humedad estancada contribuye a eliminar el propio sebo cutáneo que actúa como manto protector. Así pues, la piel todavía se seca y se agrieta más. Y si el labial está enriquecido con glicerina, este efecto se intensificará. Ciertamente, la glicerina es un humectante natural de nuestro organismo, pero aplicada en altas concentraciones, al entrar en contacto con la suave piel de los labios más bien extrae el agua.

Por tanto, el bálsamo labial clásico no es la solución. En su lugar, recomendaría una pomada de cuidado labial con grasas vegetales naturales semejantes a las de la piel, como la manteca de karité o de cacao, y la cera, como la de abejas o lanolina, por ejemplo; también la miel pura es un buen remedio. Ahora bien, quien siempre tenga los labios secos e irritados debería hacerse un análisis para comprobar los indicadores de micronutrientes en sangre, sobre todo los niveles de hierro, zinc y vitamina B_{12}, y cerciorarse asimismo del estado de la hormona tiroidea. También debería pensar en la posibilidad de una alergia de contacto a los productos para el cuidado de los labios.

En el momento de adquirir productos labiales (y cutáneos en general), conviene tener en cuenta que la pomada es más grasa que la crema, por lo que contiene poca agua o nada. En unos labios secos, una pomada será mucho más efectiva, puesto que se benefician de la grasa que previamente han perdido; frena una evaporación demasiado rápida y de este modo el agua quedará retenida más tiempo en el tejido. Un método maravilloso para aportarse recíprocamente sebo a los labios son los besos, porque al besarse el sebo se reparte desde la línea de contorno hasta la zona carnosa, el riego sanguíneo mejora y de paso el sistema inmunitario se fortalece. En resumen: ¡besar constituye un perfecto cuidado labial!

Con los besos se estimula el contacto entre las mucosas y, evidentemente, también el intercambio de saliva, y eso ya es todo un tema. La saliva es producida por tres tipos de glándulas bucales: la glándula parótida, la sublingual y las del maxilar inferior, cada una de estas en número par. Es un fluido viscoso y acuoso a partes iguales. Cada día segregamos entre 1 litro y 1,5 litros de saliva.

En nuestra boca viven alrededor de veintidós millones de bacterias de setecientas especies distintas. Con los besos con lengua se favorece un exhaustivo intercambio. Quien ya ha besado así sabrá que nadie enferma por eso. Al contrario, para nuestro sistema inmunitario el contacto con gérmenes variados es lo más importante que hay. Es algo parecido a lo que le sucede a un superdotado, necesitado constantemente de nuevos estímulos porque de lo contrario se aburre y hace trastadas. El sistema inmunitario debe hacer acopio de muchos conocimientos para saber lo necesario y desarrollar una adecuada capacidad de defensa, una fuerza de ataque eficaz, así como sabiduría y tolerancia. Por tanto, ¡el intercambio intercultural hace crecer nuestro sistema inmune!

Ante una herida cutánea, de forma intuitiva hacemos uso de la saliva como desinfectante de primeros auxilios. Quien se lame sus heridas elimina la suciedad con la boca y la saliva, rica además en numerosas proteínas, anticuerpos y principios activos naturales contra bacterias y virus que causan enfermedades. Así apaciguará el dolor y además sus heridas sanarán más rápido. Primero, porque al acelerarse la hemostasis, se incentiva al mismo tiempo la migración de células cutáneas más nuevas, aportando inhibidores que mantienen a distancia los enzimas que destruyen el tejido. Por eso el fluido salivar se emplea como precedente en el desarrollo de nuevos medicamentos que estimulan la curación de las heridas.

Para este fluido milagroso, la higiene dental y bucal es de una importancia esencial. Desde que nos alejamos de la Edad de Piedra e ingerimos demasiados carbohidratos (a menudo en forma de pegajoso azúcar) y masticamos muy pocas raíces, nuestra flora bucal ha empeorado espantosamente. La multiplicidad bacteriana se ha reducido, dando paso a los gérmenes que causan caries, inflamaciones gingivales y halitosis. Muchas urticarias, eczemas y descamaciones o un aspecto deteriorado de la piel a menudo tienen su origen en focos infecciosos en la boca. De ahí que el dermatólogo minucioso envíe a los pacientes a la búsqueda del foco infeccioso —como nosotros lo llamamos— siempre al dentista, por si acaso.

En una inflamación gingival, se encuentran en la boca bacterias especialmente pertinaces y resistentes que pueden hacer enfermar a todo el organismo: así, en pacientes con parodontosis, los ictus cerebrales son tres veces más frecuentes que en personas sanas; el riesgo de infarto de miocardio aumenta alrededor de un 25 por ciento, y es habitual la aparición de diabetes, reuma y dolencias de las vías respiratorias. En las embarazadas, se eleva en un 7,5 el riesgo de un parto prematuro y los recién nacidos suelen estar por debajo del peso normal. Al igual que la caries y el mal aliento, una parodontosis se puede prevenir, como revela la lista de control que añado más adelante.

La saliva solo tiene un cariz desagradable. Fuera de la boca, su olor es bastante desagradable. Las bacterias responsables del olor a moho viven en todos los resquicios de los dientes, en las bolsas gingivales y en el tapiz bacteriano de la lengua. Evitan el oxígeno y producen sustancias químicas, como compuestos sulfurosos volátiles, diamina y ácidos grasos de cadena corta. Estas sustancias malolientes se diluyen en la cavidad bucal con la saliva, las bebidas y la alimentación. Sin embargo, fuera de la boca la proporción de agua desaparece y solo quedan las sustancias responsables del mal olor. Imagínate la saliva como si fuera el agua del mar que se evapora en la orilla, donde la sal es devuelta en forma de una costra maloliente de compuestos químicos. Pues bien, una de estas sustancias se conoce con el nombre aterrador de cadaverina. El nombre no te extraña, ¿verdad?

Lista de control contra el mal aliento

- Cepillarse los dientes dos veces al día.
- Pasar diariamente la seda dental por la derecha y la izquierda de cada diente en dirección a la encía; así entrará el aire que tanto odian las bacterias, al tiempo que el raspado eliminará la placa.
- Cepillarse la lengua reduce el tapiz bacteriano.
- Masajear suavemente las amígdalas desde afuera, así se desincrustarán los malolientes tonsiolitos de sus rugosidades.
- Beber con regularidad elimina las bacterias que provocan mal olor.
- Comer con regularidad hace desaparecer las bacterias causantes del mal olor.
- Masticar bien los alimentos estimula el flujo salivar y elimina las bacterias.

10 PATHOS ERÓTICO Y SUS AGENTES PATÓGENOS

Un dermatólogo examina las áreas visibles de los genitales. Mira también debajo del prepucio y la vulva por si hubiera síntomas de enfermedades venéreas, como vesículas, manchas, rojeces, inflamaciones, supuración, úlceras supurantes y verrugas. Las fibras nerviosas recorren ampliamente las mucosas genitales, y esto explica que aparezcan picores, dolor o ardor con facilidad, aunque también por eso pueden provocar tantas sensaciones placenteras.

En la parte anterior de la vulva se encuentra visible la pequeña protuberancia del clítoris, que es como una perla. Al igual que el glande masculino, está envuelto en un minúsculo pliegue de piel y mucosa. Hay quienes piensan que esto es el clítoris en sí, pero es solo la punta del iceberg, puesto que en realidad el clítoris es mucho mayor. Por decirlo así, se extiende entre 6 y 9 centímetros por vía subterránea en forma de dos poderosos muslos por los cuerpos cavernosos de la mujer, prolongándose por la parte interna de la vulva a derecha y a izquierda hasta el interior de la vagina, donde se aloja también el punto G, desencadenante de gratas sensaciones. Ocho mil terminaciones nerviosas y receptores sensoriales convergen en la zona visible del clítoris, dos veces más que en el glande masculino. Ninguna otra zona del cuerpo está abastecida con semejante cantidad de terminaciones nerviosas como el clítoris, que sirve exclusivamente para proporcionar placer a la mujer.

Del mismo modo que en el prepucio masculino, debajo de la capucha del clítoris se acumula el esmegma, una secreción amarillenta y blanquecina. Se compone de una mezcla de células, sebo, unas cuantas bacterias y orina, y se elimina fácilmente con agua. Allí, donde se acumula el esmegma de las señoras en los pliegues de la mucosa, la temperatura es un poco más elevada, hay sudor y, si además la región genitoanal en general está deteriorada por los jabones y el rasurado, seguro que van a pulular de vez en cuando algunas bestezuelas tenaces como hongos, bacterias, virus y parásitos. Cuando el asunto llega a mayores, pueden establecerse y entonces se transmitirán mediante el acto sexual. En este caso, el placer puede ser contagioso en más de un sentido.

Durante los pasados quince años se registró un fuerte aumento de las enfermedades de transmisión sexual en Estados Unidos y Europa. Esto pudo deberse a que en este ínterin se había frenado el sida mediante medicamentos y por tanto las relaciones sexuales sin protección volvían a gozar de mayor aceptación.

Las enfermedades venéreas se contraen a través de la piel y la actividad sexual. A continuación me gustaría presentarte a los responsables de algunas de ellas.

Sífilis y gonorrea

Uno de mis pacientes segregaba una especie de flujo en la boca y tenía la cavidad bucal cubierta de placas de saburra viscosa. Admitió que posiblemente podría haberse contagiado en un cuarto oscuro de un local berlinés. Con sexo oral. Suponer que el sexo oral es inocuo, es técnicamente cierto en cuanto a la prevención del embarazo, pero no en cuanto a la transmisión de enfermedades. Con el sexo oral se puede pillar cualquier cosa, por eso una gente muy lista decidió hacer algo al respecto. Y como apoyo del preservativo, se ha desarrollado el *«dental dam»* (protector dental para lamer), palabra derivada originalmente de la medicina dental. Es como una servilleta de látex que se dispone sobre la vulva o el ano antes de aproximarse a la boca.

Los críticos se quejan de que ambas caras inhiben una inmensa sensibilidad. También es dudoso el erotismo que puede generar un protector de estas características. Habrá quien considere el *dental dam* tan estimulante como llevar puesta una servilleta para el sexo o «hacerlo» con los calcetines puestos... Claro que si uno no sabe con quién está ni si la pareja sexual está sana, debería tomarse en consideración del mismo modo que el preservativo.

Durante mis guardias de noche en el servicio de urgencias siempre había gente que me estrechaba la mano muy efusivamente para saludarme. Y con eso quiero decir con mucha más efusividad que efusivamente. Cuando sucedía algo así, yo tenía un presentimiento: aquí hay alguien que tiene gonorrea o sífilis. Por alguna misteriosa razón, los pacientes con este diagnóstico estrechan la mano del médico con gran cordialidad. Mis constataciones no son demostrables desde el punto de vista científico, pero a menudo una observación personal remite a una causa psicológica más profunda. Lo que no puedo evaluar es si se hace con el propósito de contagiar a otra persona, o más bien para cerciorarse de si el médico lo ha tomado por un portador del contagio.

En cualquier caso, el hecho es que la gonococia no se transmite con un apretón de manos, aunque sí muy fácilmente a través de las relaciones sexuales genital, oral y anal. Y desde luego, no en el lavabo. «Eso lo habré pillado en el lavabo» es la justificación perfecta de las enfermedades venéreas que aparecen de repente. Pero en realidad ahí hay menos gérmenes de los que uno piensa. Los asientos de los inodoros suelen limpiarse con regularidad, y además los orificios íntimos no entran en contacto directo con las tapas y bordes del retrete; solo los muslos.

Y he aquí una muestra de los desagradables síntomas: en los hombres con gonorrea, el pene expulsa una supuración purulenta y lechosa por la mañana que en Alemania se conoce también como «la gota de los buenos días». En las mujeres, en cambio, los síntomas no siempre se identifican con tanta facilidad. Se producen ardores, hay flujo, duele al orinar o, por el contrario, es una manifestación clínicamente silenciosa, es decir sin indicios de enfermedad de ninguna clase. Esto último es perjudicial, ya que una gonorrea no reconocida puede acarrear graves consecuencias, hasta el extremo de provocar infertilidad.

Sin embargo, en el caso de la sífilis, el apretón de manos es contagioso en determinadas circunstancias, exactamente cuando en las manos han aparecido ya las alteraciones cutáneas características que causan las bacterias de la sífilis. Esta enfermedad atraviesa varios estadios y, si no es identificada a tiempo, no solo ataca los órganos sexuales, sino también la piel, la médula espinal, el cerebro, la vena aorta, los huesos y los órganos internos.

Entre los dermatólogos, la sífilis se considera un «mono entre las enfermedades cutáneas», ya que puede imitar casi cualquier afección de la piel, con síntomas como caída del cabello, diarrea, eczemas y verrugas. Por eso a los médicos no siempre nos resulta fácil emitir el diagnóstico. En una ocasión llegó a mi consulta un joven aquejado de una erupción poco común, acompañada de sangrado. Tenía afectado todo el cuerpo. Aquellos puntos sanguinolentos tenían en el centro costras negras, residuos de tejido muerto. Hacía meses que iba de un médico a otro, lo habían tratado con cortisona y hasta le habían hecho una biopsia. Pero tampoco este procedimiento de diagnóstico cutáneo había servido para identificar las causas.

Decidí extraerle sangre para hacerle una prueba de sífilis y acerté. En vez de cortisona, evidentemente, las bacterias debían ser combatidas con un antibiótico.

Las enfermedades de transmisión sexual son particularmente frecuentes en hombres que practican sexo con hombres. Pero también las mujeres, y no solo las que trabajan en el sector horizontal, ofrecen un amplio reservorio de agentes patólogos. A veces, también la esposa de un empresario trae consigo una bacteria, un regalito del último viaje de negocios de su marido, aunque también es posible que ella decidiera cambiarlo por el jardinero durante su ausencia…

Quien ha contraído una enfermedad venérea debe hacerse pruebas para descartar la presencia de otros agentes patógenos, porque a menudo una desgracia nunca llega sola. Así, suele ocurrir con más frecuencia de lo que se supone que pacientes con el virus VIH se contagian entre medias de una sífilis porque se olvidó el preservativo, o por dejarlo olvidado intencionadamente.

Hongos

Muchas mujeres padecen enfermedades causadas por levaduras en la vulva que a veces se extienden también a la vagina. Una y otra pican con ardor, al tiempo que aparece un flujo cremoso y desmenuzado. En los hombres, esta clase de hongos se establece debajo del prepucio; provoca hinchazón y enrojecimiento, y es posible que el acto sexual resulte doloroso.

Aunque los productos antifúngicos son actualmente de ayuda, en algunas personas el problema se repite una y otra vez. Las causas pueden ser higiénicas o inmunológicas; quizás deriven del uso de la píldora anticonceptiva o de una terapia a base de antibióticos, de una alimentación poco equilibrada, de una flora intestinal arrasada o de una pareja que se infecte de forma crónica.

Las infecciones por hongos en los bajos, también llamadas moniliasis o candidiasis, son una enfermedad de transmisión sexual. Las levaduras están casi en todas partes, pero no siempre arraigan hasta el punto de convertirse en una patología. Les gusta el calor y la humedad, de ahí que se establezcan en las mucosas. Es frecuente que pululen debajo del prepucio y en alguno de los numerosos nichos de la vulva. Precisamente ahí existen innumerables recovecos que solo se pueden ver y lavar bajo la ducha, cuando se separan y se despliegan bien cada una de sus partes. Aunque conviene realizar la higiene solo con agua y no con jabón, para no destruir la flora bacteriana residente. Porque solo así esta puede desempeñar satisfactoriamente su trabajo de portero.

En el sexo, las levaduras juegan al ping-pong entre la pareja. Si uno no tiene nada en ese momento, en determinadas circunstancias recibe una colonia de hongos procedente del otro. Por tanto, en una micosis siempre es conveniente que se traten todos los participantes en el juego amoroso. Las mujeres deberían aplicarse cremas antimicóticas vaginales y por vía tópica. Y con toda regularidad y esmero; aquí no vale eso de una vez y ya está. Habrá que extender la crema por todas las bolsas y pliegues, de lo contrario siempre puede quedar algún gameto bien escondido y habría que empezar de nuevo. Y la pareja masculina debe hacer lo propio debajo de su prepucio y, evidentemente, por fuera también.

Otro manadero de estas miserables levaduras puede ser el ano: cuando el intestino está colonizado por muchas levaduras, los agentes patógenos podrían pasar desde el ano a la vulva en el momento del aseo, de ahí que después de una deposición la higiene se realizará siempre de delante hacia atrás. En caso de que se hubieran asentado demasiadas levaduras, es conveniente hacer un saneamiento intestinal a base de alimentos ricos en fibra, kéfir, probióticos en polvo y, si fuera necesario, medicamentos. Con ello se creará un hábitat idóneo en el intestino que diezmará debidamente las levaduras perniciosas, dejando sitio a las otras, protectoras y sanas, así como a las bacterias beneficiosas.

Las enfermedades sexuales sin sexo
y cuando los preservativos no protegen

Podemos protegernos contra muchas enfermedades venéreas. Usados correctamente, los preservativos ofrecen una buena protección frente al sida y la hepatitis, ya que las secreciones responsables de la transmisión no entran en contacto directo con las mucosas. «Sexo seguro» era el lema que imperaba en los primeros años después de que saliera a la luz el sida. Pero, ¿y hoy? ¡Nadie dice ni una palabra! Al parecer, la educación sexual —como decía un colega— funciona igual que el anuncio de un detergente. Quien no invierte de continuo en publicidad, pierde cuota de mercado. Pues bien, con la venta de preservativos ocurre exactamente eso. Se usan mucho menos que hace unos cuantos años. Y entre los heterosexuales, la tasa de uso no es para tirar cohetes, que digamos, como si no supiéramos desde hace tiempo que el sida no es una «peste homosexual» (el abominable apelativo con el que esta enfermedad fue calificada en un principio).

Una «goma», de cualquier clase, actúa de protección ante los agentes patógenos más significativos durante la excitación. Sin embargo, hay toda una serie de enfermedades de transmisión sexual que pueden contraerse a pesar del preservativo o el protector de látex. Muchos agentes patógenos no se desplazan solo por las secreciones de la vagina o en el esperma, sino que se acomodan fuera con toda tranquilidad y se dispersan por la piel, y a menudo alrededor del sexo, o sea más allá de la zona del preservativo. La transferencia llega a través de la voluptuosa fricción en pareja, por lo que, en caso de sarna, ladillas y el molusco contagioso, la única protección eficaz sería un preservativo para todo el cuerpo.

Ladillas y sarna

Un joven padre de familia empezó a albergar la conmovedora sospecha de que las pequeñas bestezuelas en forma de arácnidos que se aferraban a su vello púbico y caían de su pijama sobre el colchón, debían de ser crías de garrapata del árbol de Navidad. Así que se había deshecho de él con sus propias manos. Pero, no… En realidad, los bichitos que pululaban con entusiasmo por su vello púbico, antes de dispersarse, evidentemente, eran ladillas. Las había atrapado en un hotel donde había pernoctado.

En un caso de estas características la terapia es sencilla: un rasurado a fondo y un tratamiento con un producto o aceite antiparásitos con agentes químicos.

También la sarna puede contraerse con y sin sexo. Pero quien tiene ácaros de la sarna en la piel y hace el amor, con toda certeza los contagiará. En los hospitales y en las residencias para mayores este ácaro se extiende también sin sexo. A menudo, los afectados llevan encima unos veinte aradores de la sarna que se vuelven particularmente briosos con el calor de la cama. Producen un picor intolerable y pueden provocar alteraciones cutáneas en manos y pies, verrugas en el pecho, así como alrededor del ombligo y de los genitales. En casos graves, tratándose de un organismo inmunodeprimido, los ácaros son capaces de extenderse un millón de veces. Y no dejan de reproducirse.

Los ácaros se catapultan al aire al estrechar la mano, mientras se hace la cama o al poner un manguito para tomar la presión sanguínea, y se quedan adheridos allí donde impacten. De esta forma pueden producirse auténticas epidemias, como sucedió en una clínica en la que trabajé. Empezando por los pacientes y hasta el jefe de planta, nadie se libró del tratamiento. A los seis meses de aquello, apareció en dermatología un señor mayor que mostraba indicios de una sarna crónica. Lo fuerte es que ese paciente no era un desconocido, sino que se le había dado el alta la mañana siguiente al ingreso del paciente cero, el que había contagiado a todos los demás. De manera que cuando descubrimos la epidemia en el hospital, él ya estaba en su casa. Mientras tomamos las medidas de seguridad y el servicio médico y pacientes de la unidad recibían tratamiento, nuestro iluso expaciente ya había diseminado «sus» ácaros en la residencia donde vivía.

Molusco contagioso

Entre las enfermedades venéreas que se transmiten por vía no sexual, figura también el molusco contagioso. Lo desencadena el virus *Mollus-*

cum contagiosum, perteneciente a los poxvirus. Valga decir que este nombre no remite en modo alguno a una mujer caliente con una enfermedad venérea, sino a unas pequeñas pápulas con un hoyuelo en medio. El centro de estas pápulas, a su vez, es parecido a un comedón repleto de materia viral infecciosa. En los adultos, el molusco contagioso se presenta en la región genital como enfermedad venérea; en los niños con piel muy seca y predisposición a la dermatitis, las pápulas pueden aparecer en cualquier parte del cuerpo. Dado que el virus penetra en el organismo muy fácilmente en la piel reblandecida, en Alemania se conoce también como las «pápulas de las piscinas».

En una ocasión me contaron una historia bastante peregrina sobre una flamante contracción del molusco contagioso. Un hombre casado había regresado de un viaje de formación profesional y, de repente, se había visto una cantidad ingente de pápulas en el pene y en la zona púbica. Al preguntarle por posibles contactos extramatrimoniales, juró por lo que más quería que no había tenido ninguno, pero que después de la piscina se había secado con una toalla del hotel y a continuación había tenido un «contacto manual autoerótico». Dicho claramente: se había masturbado. El molusco se habría contraído, por tanto, de forma ajena al contacto con nadie más y a continuación se habría expandido por sí solo…

Lo que hay de verdad y de poesía en este caso nadie lo sabe. Pero es cierto que el molusco puede contagiarse a través de una toalla infectada.

Herpes

Tampoco los virus del herpes se desplazan solo por el preservativo o por el área de contacto con este, sino que también causan inflamaciones cutáneas en otras regiones alejadas, de modo que pueden ser contagiosos por un simple contacto. Casi todas las personas llevan consigo el virus del herpes en algún momento de su vida, y cuantos más años los tenemos, más vulnerables somos a este. Sin embargo, el brote no afecta a todo el mundo. Solo cuando hay una predisposición genética se desarrollan también los síntomas, que suelen aparecer en episodios de estrés, fiebre, infecciones, durante la menstruación y bajo un sol deslumbrante. Para los aquejados de herpes resulta una buena ayuda hacerse unos análisis para controlar la flora intestinal, su sistema inmunitario y los micronutrientes en la sangre, ya que estos factores influyen de forma determinante para poder hacer frente al virus.

Los virus del herpes se alojan en las conexiones nerviosas de los ganglios sensoriales. Cuando son provocados, los virus se ponen en camino a lo largo de las fibras nerviosas en dirección al labio o los genitales. Esta migración se puede llegar a advertir, en forma de un molesto hormigueo. Una vez alcanzado su destino, los virus destruyen las células de la epidermis allí existentes. La piel forma pequeñas vesículas y se recubre de una costra.

Según el lugar donde aparecen, se distinguen dos clases: *Herpes labialis* y *Herpes genitalis*: el primero prefiere asentarse en los labios y el otro, en los genitales. Aunque ninguno de los dos hace favoritismos, por lo que el contacto oral puede acarrear un contagio de abajo arriba o de arriba abajo. Alerta entonces con los besos y con el cunnilingus.

Sin embargo, solo son contagiosos cuando hay vesículas; las costras que se forman al cabo de una semana, ya no. Generalmente se administra un tratamiento de aciclovir o penciclovir en crema o pastillas. Una buena alternativa es también el gel de sulfato de zinc; es barato y se vende en la farmacia sin necesidad de receta. La ventaja del sulfato de zinc frente a otras sustancias es su efectividad tanto en el momento en que se advierte el hormigueo como cuando este ya ha aflorado. En cambio, el clásico aciclovir solo es efectivo en su estado temprano. Cuando el herpes ya es vesicular, no hace nada; además el aciclovir ya está generando resistencias, lo que no sucede con el sulfato de zinc. La terapia láser de bajo nivel, los lápices de calor, así como el láser de colorante, en manos del dermatólogo, con calor concentrado, son también buenos aliados contra los herpes.

Verrugas genitales

Una vez, en una recepción, un invitado al que había conocido media hora antes, me preguntó si podía mostrarme una cosita que tenía en la barriga. Así se ahorraba hacer cola en el dermatólogo. Consentí con ánimo servicial, ateniéndome al lema: «El médico, un amigo siempre a tu lado». ¿Acaso mi negativa no habría podido considerarse una omisión de asistencia? En fin, el caso es que, por razones profesionales, a veces un dermatólogo acaba reuniéndose con personas más o menos extrañas en los servicios públicos o en los aseos para invitados.

Dejamos el champán y los canapés para los demás y nos retiramos a un sitio tranquilo, donde enseguida dejó al descubierto su abdomen. Sin embargo, yo no conseguía ver nada. Así que acto seguido, se desabrochó el cinturón, dejó caer sus tejanos y se bajó un poco más los calzoncillos. Encajonada entre la puerta y el retrete, difícilmente tenía la distancia médica necesaria para dar una opinión experta, pero después de unos cuantos tiras y aflojas, conseguí acercarme con una actitud lo bastante inofensiva para ver la cosita que tenía «en la barriga». Y ahí estaba: la zona púbica estaba adornada con cinco verrugas acuminadas. Como admitió en voz baja, las había atrapado en una aventura extramatrimonial. Cuando regresamos para tomar un refrigerio y algo de beber, su mujer nos esperaba un poco tensa. Por suerte —me atuve al secreto profesional—, no fue necesario contestar a sus preguntas una vez emitido el diagnóstico. Eso sería asunto suyo.

Por tanto, queda claro que ante las verrugas genitales los preservativos no son una protección suficiente. Estas desalmadas se asientan en el pubis, la región del pene, el glande, el extremo de la uretra, los testículos; en los labios mayores, la vulva, la vagina, el ano y, si hay penetración anal, incluso en el extremo final del intestino. Los ejemplares adultos se reconocen a todas luces por su superficie acuminada. Son del color de la piel o marrón rojizo, de ahí que puedan confundirse con cualquier nódulo lunar inofensivo o con miomas (fibromas).

Las verrugas genitales son originadas por el virus del papiloma humano (VPH), entre las que se conocen más de cien. Unas cuantas hacen carrera como verrugas de dedos o de pie, y las otras como verrugas genitales. Entre este grupo, lamentablemente, algunas son candidatas peligrosas que causan cáncer.

Entre un 3 y un 17 por ciento de las infecciones de HPV que afectan a la boca y la cavidad faríngea intervienen en la aparición del peligroso carcinoma epidermoide de la cavidad oral. También es temido el cáncer intrauterino, que puede ser ampliamente evitado con la vacuna del papiloma humano. El riesgo de contraer ese tipo de cáncer aumenta con el número de parejas sexuales que se tienen a lo largo de la vida. Por lo demás, los expertos recomiendan esta vacuna no solo a las niñas antes de su madurez sexual, sino también a los niños. El sexo masculino, igualmente, puede albergar el virus, transmitirlo y enfermar de un cáncer causado por el VPH.

Los estudios más novedosos muestran que la vacuna no solo tiene un efecto preventivo. Incluso cuando un paciente tiene verrugas genitales o ha enfermado de cáncer intrauterino, contribuye a su curación en el primer caso o a un pronóstico positivo en el segundo. Estas averiguaciones no se han divulgado todavía, pero la situación podría cambiar en breve.

IV PARTE

TU PIEL ES LO QUE COMES

11 ALTA COCINA PARA LA PIEL

La piel y la alimentación están estrechamente vinculadas. En la consulta de un dermatólogo las alergias alimentarias están a la orden del día. Intolerancias, trastornos digestivos o recomendaciones para llevar una dieta «Forever young» más novedosa. Nos preguntan cuáles son los alimentos que favorecen la salud de la piel, cuáles son tolerables y cuáles en cambio fomentan la aparición de enfermedades.

Como el aspecto de nuestra piel responde a la influencia de lo que ingerimos, la salud del intestino es de gran importancia, porque antes de llegar a la piel los nutrientes deben pasar primero por el intestino, que es un buen amigo de la piel. Ambos se comunican entre sí y protegen el organismo, uno desde dentro y el otro desde fuera.

Dada esta interacción, hace unos años decidí realizar una formación suplementaria en medicina nutricional. Como en los viejos tiempos de mi época universitaria, me volví a sentar en un aula, esta vez junto a muchos otros colegas, sobre todo de medicina interna, y estudié la comida desde una perspectiva médica. El asunto se centraba en el metabolismo, los parámetros de laboratorio y el número de calorías. Una materia bastante árida en parte, así que agradecí la clase de psicosomática que un día impartió un profesor. Sin embargo, muchos de mis colegas —todos médicos especialistas bien situados, con amplia experiencia en sus campos respectivos— no parecían muy motivados cuando el profesor lanzó esta pregunta al aire: «¡Queridos colegas! ¿Cuál es la diferencia entre alimentación y comida?»

Mutis. Desconcierto. Nadie hablaba y el silencio amenazaba con tornarse desagradable. Así que me levanté y dije en medio de la sala: «La alimentación satisface los procesos bioquímicos y la comida el deseo». El profesor tomó nota muy complacido de mi respuesta y por fin prosiguió la clase.

Durante la pausa, numerosos colegas formaron un corrillo a mi alrededor; algunos me observaban fijamente con los ojos muy abiertos, otros miraban horrorizados o confusos hacia el interior del círculo. No tenía muy claro adónde iba a llevarme aquello. Uno incluso llegó a espetarme en un tono de absoluto reproche: «¡Has dicho *DESEO*!» Que la comida y el placer estuvieran relacionadas, y por ende también con un aspecto anímico, al parecer era algo que estaba fuera de lugar a juicio de los futuros nutricionistas. Ni pensarlo; más bien se trata de cuestiones técnicas, la medición del peso, el grosor de los pliegues de la piel, el índice de masa corporal, la proporción entre cintura y cadera, el metabolismo basal; la cuota de grasa corporal y muscular, el azúcar, la grasa… Quien come más de lo que necesita, engorda. Es una cuestión matemática y bioquímica. No hay más. Punto. Que la comida pueda tener un componente erótico era algo que a mis colegas les resultaba sumamente sospechoso.

Entre los médicos nutricionistas, la ortorexia (la neurótica obsesión por comer sano) está muy extendida. A menudo, los expertos se reprimen estoicamente para acogerse a las actuales normas de alimentación, de modo que el gozo de la comida desaparece.

Comer tiene una gran influencia sobre nuestra salud y bienestar. Y aquí vuelve a entrar en juego la piel. Nuestro tegumento recubre esta especie de gran compañía de fabricantes que es el organismo, con sus procesos metabólicos, muchos de ellos inmensurables y que en parte aún no han sido descifrados en su totalidad. Los alimentos que ingerimos influyen sobre nuestro organismo, del mismo modo que sobre el conjunto de todos los procesos metabólicos. Nos aportan energía para que nuestra gran compañía pueda trabajar, así como todo el material básico para las células cutáneas. La falta de nutrientes, el exceso de calorías, las alergias o intolerancias a los productos alimenticios, los trastornos digestivos y la composición de la alimentación... todo se refleja directamente en la piel.

El proceso de digestión da comienzo ya en la boca, en el momento en que los enzimas digestivos participan en la masticación de todo cuanto comemos; después los jugos gástricos descomponen el bolo alimenticio en partes más pequeñas, en el intestino delgado prosigue su degradación aún más minuciosamente, antes de ser absorbido por el organismo a través de la sangre y la linfa. A grandes rasgos, estas partes más pequeñas se pueden clasificar en dos grupos: los macronutrientes (carbohidratos, proteínas y grasas) y los micronutrientes sin calorías (minerales, oligoelementos, vitaminas, aminoácidos, metabolitos secundarios vegetales y ácidos grasos esenciales).

LOS MACRONUTRIENTES: ENERGÍA PARA EL ORGANISMO

Los macronutrientes, con sus componentes esenciales, proteínas, grasas y carbohidratos, son los constituyentes básicos de los que el organismo extrae su energía gracias a la alimentación. Por lo demás, también el alcohol figura entre los macronutrientes, como un tipo de fuente energética especial. Y aunque en sentido estricto el agua se cuenta igualmente en este grupo, a menudo se la considera por separado, dado que el organismo no puede extraer de ella valor energético. Sin embargo, para nuestro cuerpo, que al menos se compone de agua en un 60 por ciento, es un elemento del que no puede prescindir en absoluto. Apenas una pérdida del 0,5 por ciento de agua nos causa sed, y si esta cantidad se eleva alrededor de un 7 por ciento, nos ponemos gravemente enfermos porque nuestro organismo ya no realiza sus funciones como es debido. En el caso del hierro, hay que perder un 15 por ciento para que la situación sea crítica y en cuanto a las grasas, incluso un 90 por ciento. Por tanto, para nuestro cuerpo la pérdida de agua es más peligrosa que cualquier otra carencia de nutrientes.

Carbohidratos

Para descomponer la comida sólida en el bolo alimenticio durante la masticación, tres pares de glándulas segregan saliva en la cavidad bucal. Este adquiere así una consistencia fluida y viscosa. La saliva que contiene el enzima alfamilasa inicia, ya en la boca, es el primer paso en la digestión de los carbohidratos.

Al tragar, el quimo es empujado a través del tracto digestivo hasta la siguiente unidad de producción, que es el estómago, donde se van a inyectar ácidos para erradicar cualquier posible agente patógeno capaz de generar una enfermedad. Por ejemplo, en el caso de una salchicha, que contiene proteínas, los ácidos van a descomponerla y a continuación la degradan en pequeños glóbulos de grasas. Gracias a los jugos gástricos adicionales, los carbohidratos siguen descomponiéndose hasta convertirse en azúcares simples (como glucosa, galactosa y fructosa) y son absorbidos por la sangre a través de la mucosa del intestino delgado. Cada uno de estos pequeños paquetes de energía es distribuido por el organismo a través del sistema sanguíneo. La glucosa, por ejemplo, es suministrada a todos los tejidos; por consiguiente, también a la piel, donde la necesitamos como combustible para que las células puedan realizar sus tareas correctamente. El excedente será almacenado en el hígado como glucógeno; de este modo, en caso de que no haya aportaciones inmediatas con la alimentación, la glucosa llegará igualmente de forma continuada a la sangre.

Nuestro cuerpo sintetiza tanto glucosa como otros carbohidratos diversos y proteínas para constituir el andamiaje que sustentará la argamasa fundamental constituida por los tejidos de soporte y conjuntivos en todos los estratos cutáneos. A partir de aquí creará enzimas, antígenos, hormonas, coagulantes y las sustancias diferenciadas en los grupos sanguíneos. Los carbohidratos también están presentes en nuestro material hereditario, donde se almacena la información sobre nuestros genes. Igualmente, el metabolismo de las grasas y de los aminoácidos es realizado solo con glucosa.

Alcohol

Hasta un 20 por ciento de alcohol llega por vía directa desde el estómago hasta la sangre, el 80 por ciento restante lo hace a través del intestino delgado. Se distribuye con rapidez por todo el organismo y poco a poco es degradado en el hígado. Aquí se almacenan, degradan y metabolizan sustancias de todo tipo. Macronutrientes, carbohidratos, proteínas y grasas, pero también medicamentos, sustancias tóxicas como el alcohol, las drogas y los alimentos son transformados aquí. En el hígado se sintetizan importantes proteínas de la sangre que intervienen en la coagulación de las heridas, así como también ácidos biliares para el metabolismo de las grasas. Junto al glucógeno, se almacenan oligoelementos como hierro, cobre, zinc o manganeso, al igual que vitaminas, con el fin de contar con reservas si aumenta la demanda.

Apenas el alcohol llega a la sangre, produce cambios en el riego de nuestra piel. Se segregan hormonas que activan los vasos, y por eso algunos de nosotros nos sonrojamos. El vino tinto ya contiene de por sí un vasodilatador llamado tiramina que aumenta la presión de la sangre, da dolor de cabeza y causa enrojecimiento cutáneo. Además, la tiramina bloquea la degradación de la histamina, lo que en algunos casos puede acarrear habones rojos, rinofima y problemas circulatorios y dolencias en el aparato digestivo e intestinal. Del mismo modo, el exceso de alcohol en la sangre influye desfavorablemente en la potencia sexual masculina.

Además, el organismo pierde agua, por lo que el tejido cutáneo se seca y se queda sin jugosidad. Dado que el alcohol tiene un efecto diurético similar al de una pastilla, el cuerpo excreta más líquido y sustancias minerales con la orina. Esto es así porque el alcohol inhibe la hormona antidiurética en la hipófisis. Esta hormona antipipí, que se libera sobre todo durante la noche, se encarga de controlar nuestras aguas menores para evitar tener que orinar a cada rato. Pero a quien bebe mucho alcohol no le queda otra que darse un paseo hasta el lavabo. La pérdida de líquidos y de los minerales magnesio y calcio se saldan al día siguiente con unas arrugas más marcadas y ojeras en el rostro, resaca, taquicardia o trastornos en el ritmo cardiaco.

En los hombres, el consumo crónico de alcohol hace disminuir el índice de testosterona, se afeminan, pierden el vello corporal (el cabello no), se debilita su masculinidad y desarrollan pechos. El exceso de alcohol es perjudicial para los nervios que controlan los capilares cutáneos, de forma que el riego sanguíneo no es capaz de responder con eficacia ante un episodio de calor, frío, estrés, ni gestionar heridas ni irritaciones. Las personas que padecen rosácea tienen una piel extremadamente sensible (con rojeces y granos), cuyo estado puede empeorar con el alcohol, hasta el extremo de desarrollar una nariz bulbosa, conocida popularmente como «nariz de bebedor».

En principio, dos copas de vino al día ya reducen la acción de las defensas, por lo que el alcohol puede ser contraproducente en caso de exponerse a un resfriado. El alcoholismo crónico empeora la capacidad del organismo para proveerse de algunos micronutrientes como zinc, vitamina D, vitamina A, ácido fólico y otras vitaminas del grupo B, lo que, en la piel, acaba pronto con la juventud de las células, a la vez que favorece el aumento de infecciones cutáneas, inflamaciones o trastornos relacionados con la curación de las heridas.

Proteínas

Una proteína se compone de estructuras proteicas muy diferentes que a su vez están integradas por diversas sucesiones de veintiún aminoácidos. Después de la deglución, esta proteína llega al estómago, donde se encuentra con los ácidos gástricos, que gracias a su pH de 1,5 se encargan de romperla antes de que la pepsina, un enzima hidrolizador, la seccione en pequeños fragmentos.

Del estómago pasa al intestino delgado: nuestro páncreas agregará allí una gran cantidad de jugos digestivos y, junto a los enzimas segregados por la mucosa del intestino delgado, continuarán desmenuzando los fragmentos de proteínas ultracortas. Así, hasta que al final solo los aminoácidos libres, de los que se componen todas las proteínas existentes, son transferidos a la sangre mediante células de transporte.

Evidentemente, nuestra piel es depositaria de una parte del bocado proteínico, de modo que las estructuras de proteínas cutáneas que cimentan la barrera de protección se renuevan constantemente. Con la ayuda de proteínas se constituye la queratina que necesitamos para generar el citoesqueleto y el metabolismo celular, el tejido de sujeción y el conjuntivo de cada estrato de nuestra piel, y la no menos importante estructura superficial de las células, con el fin de que el organismo sea capaz de reconocerlas como agentes propios que realizan sus funciones. Además, el sistema inmune cutáneo y todos los mensajeros necesitan proteínas.

Para las células del sistema inmunológico los aminoácidos que componen las proteínas son como una especie de exquisito bocado energético: se transforman en glucosa, según las necesidades, y además son precursores de hormonas como la histamina y de transmisores nerviosos sin los que la piel no percibiría las caricias ni podría informar al cerebro de la existencia de picor.

Cada proteína de nuestro organismo posee una sucesión de aminoácidos característica. Las que no son digeridas corren el riesgo de que el organismo, en cuanto reconozca estas proteínas como cuerpos extraños, desarrolle en su contra una alergia o una reacción alérgica. De ahí que active todos sus mecanismos para fragmentarlas a ser posible por completo en la digestión y desmenuzarlas en pequeños bloques de aminoácidos neutros.

Grasas

Las grasas son indispensables para los seres humanos. Junto a los carbohidratos, estas sirven de fuente energética básica, como despensa a largo plazo que proporcionará una ración necesaria en épocas de hambre y además actúan como aislantes del calor. Nuestras reservas de lípidos protegen también los órganos internos frente a la presión y los escalofríos.

Cuando ingerimos grasas con la alimentación, absorbemos al mismo tiempo las vitaminas esenciales liposolubles E, D, K y A que solo pueden llegar a la sangre si la grasa está presente. Quien se come un pepino o un tomate «sin nada más» no puede absorber estas vitaminas. Pero si hacemos una ensalada con estos ingredientes y le añadimos un poco de aceite, lo habremos conseguido. Podrás recordar fácilmente qué vitaminas son liposolubles con una regla mnemotécnica. D, E, K, A. Ahora piensa en una palabra que empiece por estas cuatro letras y ya no lo olvidarás.

Los componentes de los lípidos —los triglicéridos, el colesterol (una combinación química entre una molécula de colesterol y una de ácido graso) y las grasas de la membrana celular— también llegan al intestino delgado. Allí, con la ayuda de los movimientos peristálticos y los ácidos biliares, se convierten en una emulsión de minúsculas gotas de grasa y aceite, es decir, se mezclan entre sí. Los enzimas de los jugos gástricos segregados por las mucosas fragmentan las grasas en infrapartículas (ácidos grasos y colesterol) que son embaladas en corpúsculos de transporte. Con estas llamadas micelas, nuestras infrapartículas llegan a las células de la mucosa intestinal. Allí vuelven a ser reconfiguradas de nuevo y son asociadas a las proteínas de transporte; estas nuevas estructuras, llamadas quilomicrones, se desplazan por la linfa hasta que desembocan en la sangre. Después de ingerir un asado de cerdo, hay en la sangre una cantidad tan elevada de quilomicrones que tiñen el plasma (el líquido base de la sangre), haciendo que se vuelva lechoso y turbio.

Las grasas de cadena corta y media, como las del aceite de coco, pueden acceder a las células del intestino sin envoltura, o sea sin corpúsculos de transporte; y sus ácidos grasos pasan a la sangre también en estado puro. No obstante, antes de que los componentes de las grasas sean fragmentados y reconfigurados de nuevo como grasa de reserva en el tejido, deben ser degradados una vez más y ser reconstituidos en el interior de la célula.

En nuestra piel, estos componentes grasos se reciclan varias veces y, junto a las proteínas, conforman la barrera de protección cutánea. Crean nuestras membranas celulares y participan en el sistema inflamatorio. De grasas se componen nuestra loción corporal endógena, el sebo y el manto hidrolipídico. También el colesterol que absorbemos y el que nosotros mismos fabricamos se incorpora en las membranas celulares de la piel. Es importante para la síntesis de vitamina D_3 y de numerosas hormonas (por ejemplo, el cortisol), que velan por que tengamos una piel intacta.

Por lo demás, la grasa resulta de gran ayuda para adelgazar. Sacia durante más tiempo y es un importante potenciador del sabor, aporta un factor de disfrute a la comida. Sin embargo, la grasa solo es beneficiosa y realmente saludable cuando tiene una alta densidad de micronutrientes. Estas grasas no refinadas, y tampoco alteradas por un procesamiento industrial, procedentes de la colza, el coco, el lino, las nueces, el aguacate, así como el pescado graso, son algunas de las mejores grasas para nuestra alimentación.

Las nueces, precisamente, siempre son temidas por su gran cantidad de calorías, aunque de hecho nuestro organismo solo aprovecha
una porción. El aparato molar no la tritura por completo y tampoco se
degluten del todo en el aparato digestivo, de modo que en gran parte
son conducidas sin digerir hasta la salida y son excretadas. Al margen
de que las ardillas también comen muchas nueces... Y ¿alguien ha
visto una ardilla gorda?

Quien no es alérgico a las nueces debería comer unas cuantas nueces al día, pues disminuyen el riesgo de padecer enfermedades cardiovasculares, cáncer e inflamaciones orgánicas. La esperanza de vida
aumenta y la piel permanece joven más tiempo, lo que se debe a la
extraordinaria combinación de sus componentes ricos en ácidos grasos
no saturados, minerales, fibra, vitaminas y sustancias vegetales secundarias.

Una pequeña cantidad de mantequilla y de nata tampoco hace
daño a nadie. Por el contrario, una dieta baja en grasas es poco efectiva,
porque al final se come mucho más, ya que sin grasas uno nunca se
siente verdaderamente saciado. Si falta la grasa potenciadora del sabor,
cualquier especialidad se vuelve sosa e insípida, lo que no resulta nada
estimulante para mantener firme la voluntad de hacer dieta. A esto se
añade que muchos productos alimenticios de fabricación industrial
proclaman su bajo contenido en grasas y en compensación incorporan
más carbohidratos. Ese es todo el efecto adelgazante que se puede esperar de ellos.

LOS MICRONUTRIENTES O EL REFINAMIENTO METABÓLICO

En la actualidad, quizás los seres humanos vivan más, pero no por ello
están más sanos. Desde el punto de vista genético, bioquímico y fisio-
lógico, no nos diferenciamos mucho de nuestros antepasados de la

Edad de Piedra; sin embargo, nuestro repertorio culinario dista bastante del suyo. El hombre de la Edad de Piedra comía proteínas de calidad, gran cantidad de ácidos grasos no saturados y poco saturados, mucha fibra e ingería carbohidratos solo con lentitud y de forma equilibrada. Los alimentos eran ricos en nutrientes y en sustancias vegetales secundarias. En comparación con la «alimentación industrial» de hoy, el sustento de la Edad de Piedra (nuevamente actual como «paleodieta») redundaba en una excelente forma física y en importantes reservas para la prevención de enfermedades, con una cantidad de vitaminas tres veces superior y el doble de minerales de lo que se absorbe hoy. En cambio, nosotros solo «sumamos puntos» con más calorías.

Las comidas de nuestros ancestros eran más alcalinas debido a la abundancia de calcio y potasio, del mismo modo que la carne de los animales salvajes, rica en proteínas, contenía muchos ácidos grasos omega-3. En nuestro caso, casi el 70 por ciento de los alimentos son de elaboración industrial, refinados, sometidos a procesos de calor, enriquecidos con colorantes, conservantes y potenciadores del sabor. Los productos de bollería se componen en gran medida de harina blanca refinada y contienen muy poca fibra.

La situación resulta paradójica: vivimos en una sociedad de abundancia e ingerimos alimentos carentes de algo decisivo como son los micronutrientes que favorecen el bienestar del organismo, y por lo demás absolutamente indispensables. La carencia de micronutrientes tiene consecuencias nefastas para la salud, entre otras cosas causa envejecimiento celular prematuro, así como daños en las células y en el material genético. Afecta a todos nuestros órganos y se refleja muy particularmente en la piel, que pierde su tersura natural, se cubre de arrugas y también desarrolla cáncer cutáneo con más facilidad.

Que los micronutrientes son de una importancia extraordinaria es algo que está fuera de toda duda. No obstante, entre los médicos y los sanadores de toda condición sigue siendo objeto de discusión qué cantidad de micronutrientes necesitamos diariamente y cómo podemos cubrirla de forma óptima. Pero antes de abordar este asunto, los observaremos con más detenimiento: los micronutrientes son sustancias que el cuerpo necesita, aunque, a diferencia de los macronutrientes, no suministran energía. Sin embargo, sin ellos numerosos procesos metabólicos serían imposibles. Estos micronutrientes incluyen en primera línea vitaminas, minerales, sustancias vegetales secundarias y ácidos esenciales.

Vitaminas

Debemos absorber las vitaminas mediante la alimentación, porque no estamos en condiciones de sintetizarlas por nosotros mismos, o en cantidad suficiente. En el organismo, actúan como biocatalizadores y reguladores metabólicos.

Para tener una piel sana, todas las vitaminas deben hallarse en equilibrio. Son muy importantes la vitamina D, como ya he señalado, la vitamina A, C y la E, que proporcionan especialmente cuidados antiedad (por lo que son habituales en las cremas) y el amplio grupo de las vitaminas B, entre las que se encuentran la biotina y el ácido fólico. Las vitaminas de este grupo se consumen a menudo como suplemento alimenticio, pero se recomienda no hacerlo por norma sino solo en casos de carencia en la sangre y en el organismo. En la piel, la carencia de vitamina B se manifiesta por la aparición de boceras en las comisuras labiales, labios inflamados, sensación de ardor en la lengua, la aparición de un eczema graso en la cara, la cabeza y las orejas, así como por inflamación y asperezas, caída del cabello, uñas quebradizas e infecciones.

Los veganos son especialmente propensos a padecer deficiencias de vitamina B_{12}, puesto que se almacena en los organismos de tipo animal, pero apenas en los vegetales. La alimentación animal es nuestra fuente principal de vitamina B_{12}. En general, las personas que comen «de todo» no manifiestan este déficit; en cualquier caso, los vegetarianos siempre pueden recurrir a los huevos y los productos lácteos. Pero, en el caso de los veganos, están supeditados a los suplementos alimenticios. La col fermentada natural, no pasteurizada, produce unas bacterias de ácido láctico que tienen vitamina B_{12}, pero esta fuente no basta.

Las personas que padecen afecciones en la mucosa del estómago también tienen problemas para absorber suficiente vitamina B_{12}. Debido a la inflamación carecen de importantes mediadores de transporte para absorber esta vitamina. En casos de deficiencia grave, se administra por vía inyectable.

La carencia de la vitamina B_{12} tiene consecuencias perniciosas para la salud: anemia, flacidez, eczemas, alteraciones en la mucosa, así como la llamada lengua «bistec», caída del cabello y daños en los nervios que pueden manifestarse con hormigueo, adormecimiento, dolores o incluso inseguridad al caminar.

Suplementos alimenticios

Tomar vitaminas en forma de suplementos vitamínicos es solo una segunda opción. Ofrecen extractos únicamente individuales, por lo que no será igual a un cóctel natural y variado de micronutrientes, donde se presentan de forma óptima. No obstante, son una alternativa cuando durante un largo periodo no ha sido posible disfrutar de una alimentación equilibrada y natural. En una época en la que asistimos a una industrialización creciente de la agricultura y se hace un uso masivo de productos debido a la escasez de nutrientes del suelo, no es nada exagerado. El calificativo «natural» significa poco, aun tratándose de un alimento no refinado.

Del mismo modo, los suplementos alimenticios son prácticos cuando se detecta algún déficit como consecuencia de alguna enfermedad. Ingerir preparados vitamínicos u oligoelementos a ciegas, es decir, sin un análisis de sangre previo, no siempre es recomendable. Lo bueno en exceso también puede tener efectos negativos.

En los círculos especializados, las opiniones sobre el tema de los suplementos alimenticios son muy controvertidas. Tienen detractores y defensores, y otros sostienen criterios mixtos. Hay estudios para todos los gustos y constantemente nos encontramos con resultados inquietantes. En algunos de ellos se puede leer, por ejemplo, que las aportaciones de altas dosis de vitamina E favorecen un fatal desenlace de las enfermedades cardiovasculares o que la ingestión excesiva de vitamina B_{12} estimula la aparición de acné y que tomar betacarotenos puede aumentar el riesgo de cáncer de pulmón entre los fumadores. Hay estudios realizados sobre deportistas donde se asegura que un fuerte estrés oxidativo, causado exclusivamente por el deporte, se habría subsanado incentivando la acción de las brigadas defensivas en su organismo mediante un entrenamiento regular y que la ingestión adicional de vitaminas había acabado con este mecanismo de autorregulación.

Lo cierto es que una alimentación rica en vitaminas nos mantiene jóvenes y contribuye a prevenir las enfermedades relacionadas con el cáncer. Ahora bien, si las vitaminas de los suplementos alimenticios consiguen esta finalidad es una cuestión más controvertida. Aún hay pocos argumentos sólidos que avalen las recomendaciones en lo que respecta a su finalidad y sobre todo a su dosificación. Un análisis sanguíneo proporcionará con toda seguridad un punto de referencia fiable y resultará de ayuda para decidir a favor o en contra de los suplementos alimenticios. El médico de cabecera debería comprobar también si existen otros factores de estrés (como una enfermedad) que justifiquen un aporte vitamínico extra o, por el contrario, estos son más bien contraproducentes (por la interacción con determinados medicamentos, por ejemplo). Son sin duda beneficiosas cuando se constata en un análisis de sangre una auténtica carencia de vitaminas que de este modo puede ser subsanada.

El estrés oxidativo y los radicales libres

El envejecimiento, la aparición de cáncer y los procesos inflamatorios son tres elementos esenciales estrechamente relacionados con el estrés oxidativo. Este término no alude ni mucho menos al directivo estresado que ha respirado demasiado oxígeno mientras estaba de vacaciones en la playa. Se trata más bien de una reacción química que se produce en los tejidos por la acción de unos bandidos de oxígeno con un solo brazo y muy agresivos. El estrés oxidativo daña los tejidos y las células.

Estos miserables radicales de oxígeno se generan todos los días sencillamente por el hecho de vivir. En otras palabras, incluso cuando nos lavamos los dientes, nos sonamos la nariz y cuando dormimos. Algunos factores favorecen su desarrollo: el sol, el tabaco, las inflamaciones y el deporte. Hasta aquí, la mala noticia. La buena es que estos ataques no pillan desprevenido a nuestro organismo, que los está esperando con las unidades de combate formadas por un frente de enzimas y otras sustancias que harán fuerza común para neutralizarlos. Y aún hay otra buena noticia: quien practica deporte con regularidad mantiene en forma a los combatientes de defensa endógenos: los enzimas de reparación y los antioxidantes. Estos captadores de radicales libres corretean por todo el organismo, siempre a la búsqueda de daños que remediar. Muchos de estos antioxidantes los proporcionamos nosotros mismos constantemente en grandes cantidades.

He aquí algunos prestigiosos ejemplos obtenidos por nuestro metabolismo: glutatión, ácido úrico, bilirrubina, melatonina, coenzima Q_{10}. Como solemos producir suficiente coenzima Q_{10}, una aportación extra en forma de crema o pastillas solo será indicada en casos excepcionales, para hacer frente a enfermedades graves o estados de decaimiento, pero no debe ingerirse con la regularidad a la que invitan los prometedores mensajes publicitarios que lo convierten en la fuente de la eterna juventud.

Aunque nuestro cuerpo es muy eficiente en cuestión de antioxidantes, no puede enfrentarse a todo solo. Así pues, tiene que reclutar ayuda del exterior. Quien consigue absorber una porción extra de antioxidantes a través de la alimentación permanece más tiempo joven y con menos arrugas, es menos propenso al cáncer y a otros trastornos como la arteriosclerosis, la inflamación de las mucosas, el reuma y las neuropatías.

La aportación extra de antioxidantes debería llegar a través de una alimentación vegetal, no sometida a procesamiento industrial, porque esto favorece que nos podamos beneficiar de todas sus propiedades al momento. Según el lema «todo en uno», hortalizas, frutas, frutos secos, cereales, hierbas aromáticas y cereales integrales configuran un poderoso cóctel de vitaminas, sustancias vegetales secundarias y fibra de variado colorido. Sabiamente mezclados, son tantos los beneficios que aportan que, por supuesto, no ha tardado en aparecer un concepto de moda: los «superalimentos». Ahora bien, no olvidemos que las especialidades auténticamente supervitamínicas son de procedencia autóctona y no tienen por qué ser exóticos productos de importación, muchas veces tratados con pesticidas y además contaminados con metales pesados.

La comida rica en nutrientes es lo contrario del *fast food*. La comida rápida contiene una alta densidad de macronutrientes en forma de grasa y carbohidratos, pero en esencia está vacía.

Colores que se comen

Las vitaminas, así como también las sustancias vegetales secundarias se incluyen entre los antioxidantes.

Estas últimas se encuentran en todos los alimentos de origen vegetal, incluso en el café, el té y el vino. Poseen diferentes propiedades. Confieren a la planta su color y sabor característicos y cumplen deter-

minadas funciones, como son brindar protección ante estímulos nocivos como los rayos ultravioleta, frente a las bacterias, la putrefacción y
los depredadores. Al igual que ellas, también nuestro organismo se
beneficia de las grandes propiedades de las sustancias vegetales secundarias cuando las consumimos. En medicina natural, los taninos,
como los del té negro, se emplean en las heridas o para apaciguar puntos de inflamación en las mucosas y en la piel. Un método muy efectivo, exento de riesgos.

Repasemos brevemente las saludables cualidades de los colores en
las plantas:

En primer lugar, se encuentran los carotinoides anaranjados procedentes de las frutas y las hortalizas amarillas, naranjas y rojas. En la
naturaleza hay más de seiscientos carotinoides, de los cuales unos cincuenta manifiestan la actividad de la provitamina A. Para nuestra piel,
el betacaroteno y la licopina en particular son supersustancias por excelencia. Una sola de sus moléculas es capaz de reducir más de mil especímenes de oxígeno reactivo de un solo golpe. El betacaroteno se
transforma en vitamina A. Es importante para nuestro sistema inmune, es un preventivo contra el cáncer, protege el crecimiento celular y la
renovación de la piel, así como los ojos. Y la licopina es ya lo último en
secretos de belleza: consumir concentrado de tomate, con altas concentraciones de licopina, aporta resultados más espectaculares que todas
las costosas cremas para el cutis. ¡Absolutamente todas! El zumo de
tomate también está bien, y si le añadimos unas gotas de aceite, mejo-
ramos la reabsorción de las vitaminas liposolubles en el intestino. La
licopina es un eficaz preventivo contra las arrugas, protege contra los
estragos del sol en la piel y es asimismo beneficioso contra el infarto de
miocardio, el cáncer de mama, de estómago e intestinos y las enfermedades oculares degenerativas.

La clorofila, con su característico color verde, es particularmente beneficiosa. Se encuentra en las espinacas, la lechuga, el brócoli, el perejil y el
pan de trigo. Asimismo, son importantes los flavonoides amarillos del té

verde, los cítricos, las frutas de baya, las cebollas, el espino albar y el chocolate negro; las antocianinas azuladas existentes en la uva negra, el vino tinto, la col lombarda, la berenjena, las cerezas y los arándanos. Lo mejor es una cesta de la compra colorida, y el jardín de la naturaleza nos abastece con todo lo que desean tanto el corazón como la piel.

Si además haces deporte, duermes tus horas y programas ratos de asueto para relajarte, tus probabilidades de disfrutar de la vida con salud, juventud y vitalidad aumentarán inmensamente.

Oligoelementos

Llamamos oligoelementos a aquellos minerales esenciales para nuestro organismo, aunque solo necesitemos apenas unas trazas. Forman parte de los micronutrientes. Y su déficit puede acarrear la aparición de enfermedades. Sin embargo, aquí también vale aquello de la dosis hace el veneno, porque un exceso puede ser igualmente perjudicial. Las causas de un desabastecimiento radican una vez más en nuestros hábitos alimenticios. Me gustaría hacer una breve presentación de los oligoelementos más significativos para tener una piel sana.

Selenio: por sus notorias propiedades antioxidantes, es un oligoelemento que realiza una importante función como protector celular para la piel, el cabello, las uñas y la tiroides. A los numerosos afectados por la tiroiditis de Hashimoto se les administra selenio. Por lo demás, una tiroides enferma trae consigo una piel enferma. Y, hombres, atención: el selenio es un componente del esperma y favorece la fertilidad. En medicina alternativa, se utiliza para desalojar del organismo los metales pesados, se le atribuye también a este oligoelemento un efecto preventivo contra el cáncer.

Tienen mucho selenio las nueces de Brasil, la nuez de coco, así como ciertas variedades de col, como el brócoli o la col blanca, las cebollas y el ajo, las setas, los espárragos y las legumbres como las lentejas. En Alemania, parte de los piensos animales son enriquecidos también con selenio, por lo que la carne, el pescado y los huevos son también una buena fuente de selenio para las personas.

Zinc: este oligoelemento está muy extendido en nuestro cuerpo. Aporta más de trescientos enzimas en su trabajo diario. Los enzimas son biocatalizadores compuestos de proteínas que participan y regulan las reacciones químicas en el metabolismo. El zinc interviene en numerosos procesos químicos en todo el organismo; y en la piel en particular, participa en la estructura de material genético, la producción de proteínas y el reparto celular en el tegumento, uñas y cabello. Ayuda a la piel cuando se producen descamaciones queratinosas, así como a constituir la barrera protectora y reforzar la raíz del pelo. Favorece la curación de las heridas y la respuesta inmune. Además de ser un antioxidante, controla la hiperactividad de las hormonas masculinas, las bacterias y los virus del herpes. De ahí que los dermatólogos prescriban zinc con sorprendente éxito por vía tópica y en pastillas en casos de inflamaciones cutáneas, infecciones, acné y caída del pelo.

La carencia de zinc se manifiesta ostensiblemente en la piel, las mucosas, el cabello y las uñas. Cuando en el intestino se produce un trastorno por una mala absorción del zinc, junto a los dedos y las uñas, curiosamente resultan muy afectados las cavidades y orificios corporales (la boca, el ano y también las fosas nasales). Las consecuencias directas son caída del pelo, uñas quebradizas, eczema cutáneo, boceras, dolorosas aftas y una tendencia a las verrugas y a los hongos podales. También la disminución del vigor sexual, la pérdida del apetito sexual y el cansancio hay que atribuirlas a la carencia de zinc. A través de la alimentación puede subsanarse con el consumo de productos de origen animal, como carne, vísceras, leche, queso y huevos, pero también con nueces, cereales integrales y crustáceos.

Junto a los síntomas ya mencionados, una carencia de zinc se puede detectar mediante un análisis de sangre, un procedimiento por lo demás muy conveniente cuando un paciente acude a la consulta y resulta difícil emitir un diagnóstico claro. A menudo atiendo a niños a quienes el pediatra ha tratado sin éxito una supuesta dermatitis con cremas para el cuidado de la piel y otras a base de cortisona. En este sentido, a veces los niveles bajos de zinc en la sangre encubren la verdadera causa de una alteración cutánea: el eczema por falta de este mineral. Tres semanas después de tomar zinc, la piel se recupera. También es beneficioso para el eczema alérgico. En tratamientos más prolongados es aconsejable cierta precaución: el zinc disminuye el nivel de cobre, por eso no debe tomarse más de tres meses seguidos; de lo contrario, será necesario realizar controles de sangre.

Cobre: es un coadyuvante imprescindible de muchos enzimas. En la piel lo necesitamos para mantener el tejido resistente, terso y elástico; para la síntesis de la melanina que da color a nuestra piel, la desintoxicación por la acción de los radicales libres, la fabricación de mensajeros que regulan asimismo el riego sanguíneo y el uso de informaciones genéticas. Los abastecedores de cobre son, sobre todo, los cereales y las legumbres.

Silicio: este mineral es otro de los supermicronutrientes. Cuantitativamente, en los seres humanos es el tercer oligoelemento más habitual, por detrás del hierro y el zinc. En la piel, actúa estabilizando la queratina, los ladrillos en la barrera protectora, fortalece las uñas y el cabello, engrosando el tallo piloso. El silicio se desliza en nuestros tejidos, responsables de la tersura de la piel y el contorno corporal, de forma que en cierta medida suaviza las arrugas, así como la celulitis y las estrías.

Hay mucho silicio en las judías verdes, los cereales (sobre todo en el mijo), la cerveza y el agua mineral. Como suplemento vitamínico se puede encontrar en ácido de silicio, arcilla y sales hidrosolubles.

Hierro: todo el mundo sabe que el hierro es necesario para transportar el oxígeno y crear hemoglobina en los glóbulos rojos.

Quien padece falta de hierro no solo está pálido, cansado y es propenso a las infecciones, sino que también desarrolla otros trastornos como caída del cabello, uñas quebradizas, flacidez en el tejido conjuntivo, boceras o una lengua de bistec roja y brillante. La carencia de este mineral es bastante frecuente, sobre todo en mujeres con menstruaciones intensas, en caso de sangrados en el tracto gástrico intestinal e inflamaciones crónicas, pero también por un exceso de consumo de café y té negro, ya que ambos inhiben su absorción. Para una buena absorción del hierro en la alimentación, es deseable la presencia de la vitamina C, algo que se consigue fácilmente con un par de tragos de zumo de naranja. Hay mucho hierro en el hígado, la carne, los huevos, los rebozuelos, las hierbas aromáticas, el mijo, el sésamo, las legumbres, las semillas de lino, el cacao… Ahora bien, es evidente que nuestro cuerpo sintetiza mejor el hierro animal.

Ácidos grasos

Todo el mundo habla de los ácidos grasos, pero muy pocos saben qué son en realidad. Vamos a cambiar eso ahora mismo, ya que para nuestra piel son de vital importancia, o sea, «esenciales». «Los ácidos grasos poliinsaturados esenciales de cadena larga» que el organismo debe absorber necesariamente con la alimentación porque no puede fabricarlos por sí mismo, son importantes contra las inflamaciones cutáneas como el eczema atópico y la descamación. Estos ácidos grasos forman parte de la barrera cutánea y protegen los cromosomas, es decir, el material genético, de un envejecimiento demasiado rápido.

Vayamos por orden: las grasas tienen distintas consistencias según la temperatura ambiental. Las sólidas poseen un alto contenido de ácidos grasos saturados y de cadena larga, a diferencia de los aceites fluidos, que más bien contienen ácidos grasos poliinsaturados o simples. Las grasas vegetales contienen muchos ácidos grasos insaturados, de ahí que en muchos casos sean oleosas.

Las grasas —y por lo tanto sus respectivos ácidos grasos— se distinguen entre sí por la longitud de sus cadenas. Los ácidos grasos son en cierto modo como una especie de colas formadas con cadenas de C, es decir, átomos de carbono. Los ácidos grasos de cadena larga constituyen, por decirlo así, colas largas y constan de cadenas de más de doce átomos de carbono.

ESTRUCTURA DE UNA MOLÉCULA GRASA

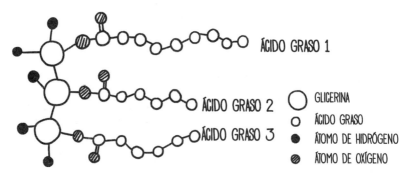

ÁCIDO GRASO 1

ÁCIDO GRASO 2

ÁCIDO GRASO 3

◯ GLICERINA
○ ÁCIDO GRASO
● ÁTOMO DE HIDRÓGENO
◉ ÁTOMO DE OXÍGENO

Cuando tres de estos ácidos se fijan a una molécula de glicerina, forman con esta lo que llamamos «grasa», «lípido» o «triglicérido» (por las tres colitas enganchadas).

Las cadenas cortas tienen menos de seis carbonos. Lo gracioso de los ácidos grasos es que son aromáticos, de ellos proceden los aceites etéreos que los cosméticos contienen en forma de aromatizantes. Por lo demás, también las flatulencias y las heces apestan a los ácidos grasos de cadena corta y otros gases gástricos (una mezcla de CO_2, metano, hidrógeno, uniones de azufre y amoniaco) que emanan de la descomposición de las bacterias.

Si alguna vez te has preguntado qué significa «saturado» e «insaturado», he aquí una rápida respuesta: entre la cola de carbonos hay uniones de un brazo y de dos. Cuando los carbonos se sujetan con dos brazos, se habla de unión doble. Una de estas uniones dobles individual constituye, con su colita, un ácido graso insaturado simple; varias uniones dobles crean un ácido graso poliinsaturado, y si no hay uniones dobles, entonces el ácido graso será saturado. El ser humano sintetiza casi todos los ácidos grasos, menos los omega-3 y los omega-6. A estos los llamamos «esenciales» porque debemos absorberlos necesariamente con la alimentación.

Ambos ácidos grasos poliinsaturados de cadena larga, los omega-3 y los omega-6, desempeñan un destacado papel en nuestra piel. Son componentes esenciales de nuestra membrana celular, están presentes en la barrera cutánea y también son importantes para nuestro sistema inmunitario, pues actúan de chivatos para los mensajeros de la inflamación y emisarios del dolor.

Cuando hay una carencia de estos ácidos grasos, la piel tiende a estar más seca y escamosa, es propensa a la dermatitis y otras enfermedades cutáneas inflamatorias, así como a trastornos infecciosos, con sangrado y que afectan a la sensibilidad. Según los estudios actuales, los ácidos grasos omega-3 frenan la aparición del cáncer de piel; por el contrario, un exceso de omega-6 más bien lo favorece. Por tanto, en la mayoría de las afecciones cutáneas, merece la pena realizar análisis de sangre para saber cuál de los dos está más presente.

Los ácidos grasos omega-6 (los ácidos linoleicos y araquidónicos) generan en el organismo mensajeros que favorecen la inflamación, mientras que los ácidos omega-3 (los ácidos alfalinoleico, DHA y EPA) generan mensajeros antiinflamatorios. Quien ingiere muchos omega-3 tiene menos inflamaciones en el organismo y en la piel porque ahuyenta a los omega-6.

En la actualidad, no escasean los ácidos omega-6, al contrario, estamos abastecidos en exceso. La variante vegetal (el ácido linoleico) se encuentra en la mayoría de los aceites para ensalada, como el de semilla de maíz, cardo y girasol; la variante animal (ácido araquidónico) está presente en grandes cantidades en las carnes, los embutidos y la mantequilla.

En la Edad de Piedra, la proporción de ácidos grasos omega-3 y omega-6 era equilibrada, supuestamente de uno a uno. Hoy, en Japón la correlación es de 1:4, por lo menos, cuando los expertos en alimentación desearían que no rebasara la de 1:5. Ciertamente, en el mundo occidental «civilizado», la proporción se corresponde con la de un incivilizado 1:10 y hasta 1:20 en detrimento de los de los ácidos omega-3. Las consecuencias de ello son la aparición de enfermedades propias de nuestra civilización y la inflamación del tejido corporal, incluido el de la piel. Los esquimales, así como los pescadores de Japón o de Noruega, solo tienen unos 3 gramos de ácido araquidónico en el organismo; en cambio, los habitantes de los países industrializados, donde se consume un exceso de carne, llegan a tener nada menos que 30 gramos. En estas regiones del mundo, el reuma, el cáncer y la arteriosclerosis son un grave problema.

Quien no desee recurrir a las grageas, encontrará estos importantes ácidos grasos aquí: los ácidos grasos vegetales omega-3, como el ácido alfalinoleico, los obtenemos a partir del aceite de lino y colza, las semillas de chía y cáñamo, así como del aceite de nueces. El aceite de oliva, por muy apreciado que sea en todas partes, no es una fuente representativa de ácidos grasos omega-3. No obstante, tiene otros muchos efectos positivos para la salud que lo convierten en un alimento muy recomendable. En la dieta mediterránea, que según las estadísticas prolonga la vida al menos dos años, actúa como la fuente más importante de grasa.

Otros abastecedores de los valiosos ácidos grasos omega-3 son los ácidos eicosapentainoico (EPA) y ácidos docosahexaenoico (DHA) de los pescados grasos. Por sus beneficiosos efectos antiinflamatorios, son más efectivos que los vegetales. Dado que los ácidos grasos vegetales omega-3 solo pueden ser sintetizados parcialmente en las supersustancias EPA y DHA, deberíamos comer pescados grasos dos veces a la semana. El arenque, la caballa, el salmón, el atún y las sardinas son los más adecuados. Los pescados que contienen una elevada cantidad de EPA y DHA son los que viven en estado salvaje, no los de piscifactoría. Solo así podrá haber ingerido suficientes algas marinas con abundante EPA y DHA.

Esto es aplicable igualmente a los huevos como fuente de omega-3: solo los huevos de gallinas felices y en libertad que comen hierba y semillas alcanzan los valores idóneos de ácidos grasos omega-3. A veces las gallinas son alimentadas con aceite de algas o de pescado, para que de ese modo incrementen su contenido de DHA y EPA.

Lamentablemente, en muchos pescados aparecen hoy residuos de mercurio metílico o dioxinas y uniones similares a las dioxinas, por lo que el aceite de lino es aclamado como una alternativa vegetal. Muchas personas ingieren asimismo las semillas de lino para favorecer la digestión. Pero, en estado puro, a menudo estas almacenan un exceso de cadmio, acumulado en el suelo desde tiempos inmemoriales a causa de los procesos de meteorización y las erupciones volcánicas. Las consecuencias de la actividad montañosa de incluso más de quinientos años atrás aún se manifiestan en la actualidad. La propagación del cadmio está tan generalizada que incluso las semillas de lino de cultivo biológico pueden estar afectadas. Según el Instituto Federal de Evaluación de Riesgos, no deberían consumirse más de 20 gramos al día; es decir, unas dos cucharas soperas. En cambio, el aceite puro de lino tiene menos residuos, ya que este mineral está más bien en las cáscaras de las semillas. El aceite puro de lino y el aceite de pescado en particular ayudan a evitar los medicamentos y a mejorar de forma evidente la salud general. Por otra parte, es posible adquirir aceites y grageas elaboradas con productos de cultivo controlado frente a las sustancias perjudiciales; merece la pena la comprobación y realizar una compra consciente.

12 CÓMO AFECTAN A LA PIEL NUESTRA ALIMENTACIÓN Y RITMO DE VIDA

Una y otra vez surge la pregunta de si no sería mejor una alimentación vegetariana o vegana. Los veganos solo comen vegetales, nada de carne ni productos de origen animal como huevos y leche. Por el contrario, los vegetarianos excluyen la carne y el pescado, pero en general no descartan los huevos ni los productos lácteos.

Para responder a esta pregunta basta echar una ojeada a los dientes: los felinos tienen colmillos e incisivos con los que atrapar a su víctima y desgarrar la carne de los huesos después de abatirla. Las vacas poseen molares con los que triturar las plantas y las hierbas. Nosotros tenemos una mordida mixta con molares (en los maxilares), incisivos (en la zona frontal) y colmillos (en los ángulos).

Por tanto, a juzgar por nuestra mordida, la naturaleza ha previsto para nosotros una alimentación mixta, al igual que para otros de nuestros parientes, los jabalíes. Así que de vez en cuando no está de más permitirse un trozo de carne en el plato, aunque tampoco con tanta frecuencia como algunos acostumbran.

Es un hecho que, por norma general, los veganos y vegetarianos llevan un estilo de vida un poco más consciente, a menudo fuman menos y tienden a prestar más atención a su cuerpo. A través de la alimentación absorben fibra saludable y sustancias vegetales de alto valor nutritivo, por lo que el riesgo de contraer las enfermedades propias del mundo civilizado es menor. Tienen menos sobrepeso y colesterol en la sangre, y raramente padecen diabetes, enfermedades cardiovasculares, demencia o cáncer intestinal. En contrapartida, desarrollan con más frecuencia osteoporosis, eczemas cutáneos, sequedad cutánea, caída del cabello, uñas quebradizas, boceras y alteraciones en la mucosa.

En los veganos, esto se debe a que tienen carencia del calcio de los productos lácteos y de los ácidos grasos omega-3 procedentes del pescado, lo que solo relativamente se puede compensar con ácido linoleico, su precursor vegetal; como ya se ha mencionado, nuestro organismo solo en parte puede sintetizar el ácido linoleico. A menudo también tienen un déficit de vitamina D, debido a la falta de pescado, huevos y leche, ya que el contacto con el sol y sus abastecedores alternativos, como el aguacate, los rebozuelos y los champiñones, casi nunca son suficientes. La carencia de zinc y de hierro es otro problema frecuente entre los veganos, pues el organismo humano absorbe peor el hierro contenido en los vegetales.

Como ves, una buena alimentación depende de la combinación adecuada y de la medida correcta. Cualquier tipo de restricción o exceso tiene consecuencias. En algunos casos repercute directamente en la piel, en otros me atrevo a suponerlos, en calidad de dermatóloga, ya que las alteraciones cutáneas siempre son consecuencia de la confluencia de varios factores, como la genética, el medio ambiente, la forma de vida (léase estrés), la mente y la alimentación.

Una importante rama de la genética de reciente aparición es la epigenética, que describe cómo los factores genéticos pueden activar y desactivar los genes en nuestro material genético. Esto explica por qué individuos desde el punto de vista genético idénticos pueden desarrollar características a todas luces diferentes, como el color del cabello o la complexión corporal, pero también enfermedades diferentes. A los ratones clonados, por ejemplo, les cambia por completo el color del pelaje y están más animados cuando se les administra ácido fólico. Son completamente distintos, aunque el material genético sea idéntico.

Los principales factores de primera importancia que influyen sobre nuestros genes ya se han descubierto. En la aparición del asma y las alergias, por ejemplo, influye si uno ha crecido en el campo o en la ciudad. Intervienen también los medicamentos y los alimentos, así como nuestro zoo bacteriano interno y externo, dado que tienen acceso al material genético y lo manipulan tanto como pueden.

Lo inquietante aquí es que el padre y la madre transfieren informaciones epigenéticas al feto. Su forma de vida incide directamente en los genes del bebé. En contraste con esto, es reconfortante saber que una constelación de genes desfavorables no necesariamente implica un destino ineludible. Es posible influir en buena medida en el supuesto destino genético a través de un estilo de vida sensato que incluya una alimentación sana. Del mismo modo, un giro insensato y desfavorable en los hábitos de vida puede contribuir a que se consolide en sus inicios una programación fallida o a deteriorar un buen patrón de herencia genética.

GRANOS Y ACNÉ

En el mundo occidental, un 80 por ciento de los jóvenes son propensos al acné, que ya sabes que consiste en un exceso de actividad de las glándulas sebáceas, acompañado de una intensa queratinización de los poros y un incremento de las bacterias acneicas. Aquí, las glándulas sebáceas son excesivamente estimuladas por diferentes factores, hormonales o de crecimiento, así como por algunos ingredientes alimenticios.

Aun cuando la mayoría de la gente haya asumido que el acné es «algo característico de la pubertad», no deja de ser llamativo que muchos adultos tengan acné, aunque haga mucho tiempo que hayan dejado atrás la pubertad. De ahí que no solo sea importante hablar sobre las glándulas sebáceas, sino también de la alimentación. Después de todo, el acné es una enfermedad del mundo civilizado, un síntoma propio de la generación del café con leche a tutiplén.

Los investigadores han constatado recientemente que nuestro dopaje de leche diario agranda las glándulas sebáceas, favorece los procesos inflamatorios en el organismo, favorece el riesgo de diabetes y demencia y seguramente también el de cáncer (al menos el de próstata).

La leche no es un producto alimenticio para el consumo habitual, sino que desempeña ante todo una función biológica. Posee un sistema de señales que estimulan el crecimiento de las personas y los animales al nacer. En la edad adulta, el crecimiento ha concluido, y por ello, aunque la leche sea una importante fuente de aminoácidos esenciales, cada vez son más los investigadores que consideran perjudicial el consumo de grandes cantidades de leche en esta fase de la vida. Por desgracia, estimula una hormona que impulsa el crecimiento celular hasta el punto de provocar excrecencias tumorales.

Junto a las hormonas masculinas, el factor insulínico de tipo 1 (IGF-1) en la sangre es sin duda un desencadenante del acné: después de la pubertad, esta sustancia suele experimentar un retroceso, lo que podría explicar por qué el acné desaparece a pesar de que la cantidad de hormonas masculinas en la edad adulta siga siendo alta. No obstante, está comprobado que quien tiene o desarrolle acné siendo adulto es por causa de un alto nivel de IGF-1 en la sangre. Este transmisor provoca el aumento de sebo y hace que en el poro prolifere sin control la bacteria *Propionibacterium acnes* y se formen comedones que se inflaman.

Además, la leche fresca contiene un gen mensajero que en realidad está ahí para transmitir informaciones de crecimiento al ternero, porque ese es su verdadero sentido y no otro. Se trata de los miRNA, unos reguladores diminutos con capacidad para regular y modificar los genes. Son tan minúsculos que pueden compararse con nanopartículas. A modo de aclaración, aquí van unas cifras: un nanómetro es la millonésima parte de un milímetro. La correspondencia entre una nanopartícula y un balón de fútbol es equiparable a la de este en relación con la tierra. Un cabello posee unos 100.000 nanómetros de grosor. El tamaño de las bacterias es entre 1.000 y 10.000 nanómetros, el de los virus puede ser inferior a cien nanómetros, y ese tamaño tiene también la partícula de RNA que manipula los genes de la leche.

En realidad, la madre naturaleza no creó la leche de vaca para las personas, y menos para ser consumida en ingentes cantidades. Según los estudios más recientes, a través de la leche fresca absorbemos unos doscientos cuarenta y cinco mensajeros de bovino capaces de influir sobre once mil genes. Según las nuevas evidencias, esta manipulación va acompañada de un crecimiento desmesurado del tejido, un elevado riesgo de cáncer y diabetes y una aceleración del proceso de envejecimiento y sobrepeso. No obstante, también la leche pasteurizada contiene cantidades nada desdeñables de este miRNA bioactivo.

Sin embargo, otras investigaciones demuestran los beneficiosos efectos de la leche. Es sin duda una fuente de proteínas y calcio y es posible que actúe de parapeto contra el cáncer intestinal. Ahora bien, aun así, los últimos descubrimientos son alarmantes. De ahí que en el momento actual solo parece aceptable la ingesta de una cantidad inferior a 200 mililitros al día para los adultos y hasta 500 mililitros para los niños en fase de crecimiento. De momento, los límites máximos no están bien definidos todavía. Sea como sea, los expertos coinciden en que más de 1 litro de leche al día supone una sobredosis para un adulto y que ello podría acarrear trastornos a largo plazo. También aquí, como decía Paracelso, solo la dosis hace el veneno. Esto se ve además en los culturistas que consumen caseína y otras proteínas de leche en forma de batidos (a menudo mezcladas con mucha leche) para crear músculo. En su caso, se aprecia que al mismo tiempo les salen granos. Y la leche sin lactosa tampoco está excluida.

A propósito de este asunto: algunas personas no digieren bien el azúcar de la leche debido a una carencia o un retroceso natural de la lactasa, un enzima presente en la digestión. De ahí que padezcan dolor de estómago, gases y diarrea cuando el azúcar no digerido empieza a fermentar en el intestino, y entonces compran leche sin lactosa. Una moda que no solo se ha impuesto entre las personas con intolerancia a la lactosa. Otra alternativa para los fans de la leche sería el surtido de bebidas a base de avena, almendra, arroz, coco o soja.

Los derivados de la leche fermentada son claramente menos dudosos; no obstante, en las últimas décadas el consumo de queso se ha quintuplicado, un aumento en consonancia con el de las enfermedades de la civilización. Y no se descarta que exista una relación entre ambos factores. Al menos, otros productos lácteos fermentados, como el yogur, el kéfir y el suero de mantequilla, contienen innumerables organismos beneficiosos para nuestro intestino y menos lactosa proinflamatoria.

LA GRASA INDUSTRIAL. DURADERA, BARATA Y MORTAL

En lo que se refiere al acné (y a muchas otras enfermedades de nuestra civilización), la ciencia ha descubierto otros elementos aún más perniciosos: los ácidos grasos trans. Son nocivos y perjudiciales y están presentes sobre todo en las grasas endurecidas por un procedimiento industrial: están en las grasas comestibles, en la comida basura, en algunas cremas de *nugat*, en las patatas fritas, en la pizza rápida y en los platos preparados, por solo citar algunos ejemplos. Con las grasas trans crece el riesgo de infarto cardiaco, el ictus cerebral y sube la presión sanguínea. Muchas veces son responsables de la aparición de cáncer, de la diabetes de tipo 2, así como del envejecimiento prematuro de la piel y de las alergias. Provocan acné porque estimulan la producción de sebo y la queratinización en los poros, propiciando con ello que se obturen con rapidez. En Estados Unidos, debido a su toxicidad, las grasas trans están prohibidas en los alimentos.

Las grasas trans son ácidos grasos insaturados; se llaman así porque químicamente se diferencian de los ácidos grasos insaturados saludables, o sea, los normales. En un punto, sus piernecitas se disponen opuestas, en lugar de en el mismo lado.

Se originan por el proceso químico de solidificación de los aceites o también con el aceite de cocinar excesivamente caliente y cuando se empieza a fumar. Por tanto, un aceite de freír no debería calentarse a una temperatura extrema: son apropiados el de coco, colza o girasol. El aceite de oliva solo se aconseja para freír si es refinado, es decir, si ha sido procesado, porque en tal caso resistirá altas temperaturas.

ESTRUCTURA DE LOS ÁCIDOS GRASOS CIS Y TRANS

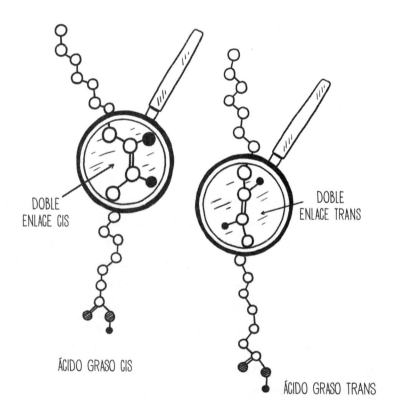

DOBLE
ENLACE CIS

DOBLE
ENLACE TRANS

ÁCIDO GRASO CIS

ÁCIDO GRASO TRANS

Por el contrario, en su variante saludable, prensado en frío, en este caso no es muy beneficioso, porque humea a unas temperaturas relativamente bajas, creando así ácidos grasos trans no saludables, con lo que sus apreciadas propiedades desaparecen.

En la naturaleza, los ácidos grasos también están presentes en cantidades muy escasas en el abdomen de los rumiantes, donde se originan por la influencia de las bacterias. En consecuencia, se encuentran en proporciones muy pequeñas en la leche y en los productos lácteos, en la grasa de los rumiantes así como en los embutidos y en determinados productos cárnicos. Pero estos valores no se consideran problemáticos.

El paciente de acné que siga una dieta saludable con abundantes verduras, cereales, frutos secos, semillas, pescado biológico sin sustancias nocivas y frutas, y además evite las grasas trans procedentes de la harina blanca, el azúcar y un exceso de leche, constatará que su piel mejora al menos en un grado en pocas semanas.

TOXINAS PLACENTERAS Y MEDIOAMBIENTALES

Los cigarrillos o los canutos no deberían tocarse siquiera. Evidentemente, el tabaco no es un producto alimenticio propiamente dicho, sino una toxina placentera con innumerables efectos secundarios.

En muchos casos, el dermatólogo reconoce al fumador por su piel. La irrigación sanguínea es menos óptima, tiene un aspecto cetrino y pálido, ya que la nicotina hace que los capilares se estrechen y los vasos sanguíneos incluso pueden obturarse de forma duradera, por lo que llegan menos oxígeno y nutrientes a la piel.

Dado que las toxinas de los cigarrillos causan estragos en los estratos profundos de la piel (en la dermis y en la hipodermis), las fibras de sostén que deberían tensar meticulosamente la piel de la cara sobre el cráneo, se deforman. Las mejillas de los fumadores se descuelgan más deprisa, el labio inferior se cae, las arrugas nasolabiales se intensifican, volviéndose más profundas y marcadas, aparecen en el labio superior otros muchos surcos radiales que se concentran alrededor de la boca. Al disminuir las fibras de colágeno, también la piel se torna más delgada, las ojeras adquieren un tono azulado y cetrino que casi transparenta la vida interior que hay debajo.

Fumar puede provocar que las espinillas se inflamen y se formen ahí granos de acné. Además, se sabe con absoluta certeza que causa una influencia nefasta sobre el folículo piloso y las glándulas en la región de las axilas y genitoanal, así como en las ingles. Aquí se desarrolla con frecuencia el llamado *Akne inversa,* con grandes granos, abscesos, acompañados de inflamaciones y dolores intensos. En este cuadro clínico, «*Inversa*» significa que el acné localizado en los pliegues corporales evolucionará en abscesos y furúnculos.

Junto a las toxinas existentes en el tabaco o en el cannabis, la piel es agredida por otros contaminantes del medio ambiente. Los estudios no son concluyentes aún, pero está demostrado que detrás de muchas afecciones y alergias cutáneas se ocultan los efectos perniciosos de metales pesados, suavizantes y otras sustancias nocivas. Incluso el agua que bebemos está constantemente en el foco de los rastreadores. Cada vez se encuentran más residuos de hormonas y medicamentos que llegan a los desagües a través de la orina, porque hasta la fecha los modernos métodos de reciclaje del agua no han conseguido eliminarlos por completo y tampoco son objeto de atención sistemáticamente. Se desconoce aún cómo influyen sobre la piel y nuestra salud en general, pero los círculos médicos y ecologistas muestran preocupación por ello.

EL TRIGO Y EL GLUTEN

El trigo no es un tema peliagudo únicamente para las personas con sobrepeso. El exceso de harina blanca no solo engorda, sino que también puede acarrear enfermedades y alergias cutáneas. Hace apenas doce mil años que el trigo está en el menú del ser humano. Un 90 por ciento de las personas parece tolerarlo bien; se consume en productos de bollería y como aglutinante en las comidas sin mayores consecuencias, salvo en quienes tienen tendencia al sobrepeso. Esto se debe a que la harina de trigo, y en particular la que está procesada con métodos industriales, provoca una subida del nivel de insulina, favorece una hipoglucemia y por tanto aún se tiene más hambre. Sin embargo, la mayoría no sufre dolencias, como problemas cutáneos o intestinales. Quienes padecen este tipo de afecciones están convencidos de que el villano se encuentra en una determinada proteína en la harina de trigo: el gluten.

Actualmente las comidas sin gluten están muy de moda, pero son sobre todo un gran negocio para la industria alimentaria. «Sin gluten» es algo tan *trendy* como la «dieta baja en carbohidratos», pero solo idónea para unos pocos. Únicamente para los celiacos, es decir, aquellos que padecen una verdadera intolerancia al gluten. Para todos los demás, la intolerancia existente o supuesta no la desencadena el gluten, sino el hecho de que la harina blanca pierde una gran parte de sus micronutrientes: con los modernos métodos de cultivo y el procesamiento industrial sus valiosas vitaminas y fibras desaparecen por lo que nuestro sistema inmunitario puede molestarse.

Celiaquía. Cuando el gluten tiene la culpa

La intolerancia al trigo más conocida es la celiaquía o esprúe celiaco. Se trata de una enfermedad autoinmune muy seria que padece entre un 0,5 y el 1 por ciento de la población en las regiones europeas y norteamericanas que son fans del trigo. Aquí, el propio sistema inmunológico se rebela contra un enzima que participa en el metabolismo del gluten y está presente en el trigo, la espelta, la cebada y el centeno. También lo contienen muchos alimentos como aditivo aglutinante.

Ante la llegada del gluten, los anticuerpos se dispersan inflamando la mucosa del intestino, así como las finas papilas que engrosan la superficie de la pared intestinal. Los nutrientes del bolo alimenticio no llegan suficientemente al organismo de estos enfermos, lo que puede acarrearles síntomas de carencias nutricionales. La barrera de la pared intestinal, perforada y porosa debido a la inflamación, es incapaz de ofrecer una protección adecuada contra los agentes patógenos y las toxinas. La flora intestinal se resiente y también la piel. Los afectados tienen un riesgo elevado de contraer cáncer, así como otras enfermedades autoinmunes, como por ejemplo diabetes del tipo 1. Su sintomatología se caracteriza por numerosos trastornos digestivos y diarreas. En algunas personas, los anticuerpos que circulan alrededor confieren un tono pálido a la piel.

Alergia al trigo

Al igual que otros productos alimenticios, también el trigo puede ser el causante de reacciones alérgicas como vómitos, trastornos digestivos, ronchas, rojeces, prurito, eczemas y episodios de hinchazón. Incluso es posible un colapso acompañado de dificultad respiratoria y fallo del sistema cardiovascular, que se da sobre todo en combinación con un esfuerzo corporal. En combinación con el alcohol o los analgésicos contra el dolor de cabeza, el riesgo aumenta.

El trigo que se emplea para elaborar el pan blanco, la bollería y la pasta contiene muchas proteínas susceptibles de actuar como desencadenantes de una alergia. Para comprobar si estamos ante una alergia se puede recurrir a un test casero o a unas pruebas de anticuerpos alérgicos en la sangre.

Sensibilidad al trigo

¡No se trata de una alergia! En sí, este cuadro clínico es relativamente nuevo y es probable que su aparición sea el resultado de los modernos métodos de cultivo del trigo. En concreto, por haber modificado genéticamente un pesticida orgánico del trigo para obtener mejores cosechas, el inhibidor alfa-amilasa-tripsil (abreviado ATI).

El trigo de alto rendimiento moderno posee una cantidad de entre dos y tres veces superior de ATI que el trigo escaña o la espelta. El organismo reacciona frente a esta arma «biológica» con una inflamación intestinal. Incluso se debate si los cereales modificados podrían ser los causantes de enfermedades como el autismo, la esquizofrenia y la multiesclerosis múltiple. Las inflamaciones crónicas, en cualquier caso, aceleran el envejecimiento.

Cuando no es posible determinar una celiaquía ni una alergia pero las afecciones gastrointestinales, incluidos dolores de barriga, gases y diarreas, se alivian al dejar de consumir trigo, a menudo el diagnóstico acertado es la sensibilidad al trigo.

13 LAS ENFERMEDADES DE LA PIEL Y LA COMIDA

DERMATITIS

Conocida también como eczema atópico, esta afección cutánea tiene mala fama. *Atopía* procede del griego y significa algo así como «sin lugar fijo». Por tanto, es un eczema cuya causa es difícil de determinar: en parte proviene de dentro y en parte de fuera. En la dermatitis o neurodermatitis, la sensibilidad cutánea es genética; otros factores desencadenantes característicos son las alteraciones en la flora intestinal y la psique.

Ahora podría decirse que el añadido «neuro» en la palabra sugiere que en según qué casos los afectados deben de ser un poco neuróticos. Gente nerviosa que se provoca eczemas a consecuencia de sus neurosis. Pero eso sería absolutamente exagerado y no se ajustaría a la realidad. Quien se rasca sin parar porque el picor «le vuelve loco», sin duda puede estar un poco tenso y estresado. Por otra parte, también es verdad que el estrés influye sobre el reparto de los mensajeros nerviosos cutáneos y sobre la sensación de picor. Y no hay duda de que el estrés empeora la enfermedad, del mismo modo que influye negativamente sobre cualquier afección cutánea. La piel no deja de ser un sensor del alma.

Sin embargo, no todo aquel que se estresa padece una dermatitis. En los países industrializados, entre un 15 y un 20 por ciento de la población recibe este diagnóstico, en sus diferentes tipologías.

En este eczema «sin lugar fijo», la interacción de varios factores es decisiva. Pero, ¿qué es exactamente la dermatitis?

Se trata de un trastorno inmunológico de condicionamiento genético que aparece acompañado de sequedad cutánea, eczemas con prurito y alergias. El polen, el pelo de los animales, los ácaros o algunos alimentos provocan estornudos, asma, intolerancias alimentarias y eczemas.

Los pacientes tienen la barrera protectora debilitada porque no han acabado de fabricar el manto hidrolipídico en su totalidad. A menudo se ven afectados los codos y las corvas de las rodillas por el sudor y los agentes patógenos que pululan en estas áreas. El parapeto de resistencia de una piel con dermatitis no es muy eficiente. Los afectados tienen demasiadas bacterias *Staphylococcus aureus* y una mala defensa contra los virus, y por ello son también propensos al molusco contagioso, las verrugas vulgares y al herpes.

El sistema inmune sin duda cierra filas contra la proliferación de los agentes patógenos, pero lamentablemente también arremete contra la piel, por lo que la inflamación empeora. Por esta razón, en el caso de la dermatitis se intenta tomar medidas antipatógenas. En particular, están muy de moda las cremas y la ropa con partículas de microplata o fibras de plata que combaten los gérmenes patógenos sin riesgo de alergias.

También la alimentación tiene un papel importante: los ácidos grasos tienen una influencia sobre la piel y por ello también sobre la dermatitis. En algunos estudios se ha constatado que los ácidos grasos omega-3 mejoran el estado de la piel por su acción antiinflamatoria. Durante muchos años han sido objeto de estudio también el ácido linoleico conjugado de los omega-6. En los atópicos, este ácido no se fabrica en cantidad suficiente, dado que el enzima encargado de su producción no trabaja bien, lo que favorece además posibles carencias de vitamina B_6, biotina, calcio, magnesio y zinc.

Con la dermatitis, la deficiencia de ácido linoleico conjugado impide que el agente patógeno sea combatido adecuadamente. De ahí que muchas veces los afectados recurran a pomadas con ácido linoleico conjugado sobre la base de semillas de onagra, semillas de arándano negro y borraja, lamentablemente con una efectividad muy limitada. Los científicos confiaban en que la acción conjunta de este ácido graso y la onagra tuviera efectos positivos, pero esta esperanza se ha truncado. Otros ácidos grasos omega-6 incluso empeoran el eczema atópico porque favorecen la inflamación.

Un poco más alentadoras son las investigaciones que demuestran que, durante y después del embarazo, la alimentación puede influir sobre la propensión de los hijos a las alergias y la dermatitis. Así, según el resultado de un estudio llevado a cabo con niños suecos cuyas madres tenían un alto grado de alergia, el consumo de pescado (con ácidos grasos omega-3) antes del sexto mes de embarazo redujo en un 25 por ciento la probabilidad de que el niño desarrollara dermatitis.

Otra medida preventiva frente a las alergias es un periodo de lactancia de entre cuatro meses al menos (según las directivas europeas) a seis (OMS), ya que es un modo de vitalizar la flora bacteriana y el sistema inmunológico. No obstante, a partir de los seis meses habría que introducir una dieta alimenticia, puesto que esto constituye igualmente un entrenamiento para el sistema inmunitario. De esta forma, más adelante, gracias a la fibra degradada por las bacterias, la flora bacteriana será más resistente y variada, por lo que el sistema inmunitario contará con mensajeros más vigorosos. Un buen preventivo para el asma y las alergias.

Hasta qué punto la administración de potenciales alérgenos puede entrenar el sistema inmune de los niños es una cuestión que suscita opiniones controvertidas entre los expertos. A tenor de algunos estudios, el consumo de alimentos de alto riesgo alérgico en madres con alergias muy intensas provoca el aumento de esta enfermedad en el hijo. Sin embargo, por otra parte está el «ejemplo del cacahuete»: los científicos comprobaron que esta alergia tan habitual apenas se da en Israel, así que investigaron la causa de este fenómeno.

Los cacahuetes pueden desencadenar una alergia muy intensa y peligrosa capaz de acarrear un colapso mortal, y además no tiende a desaparecer como otras. Por eso, en nuestras latitudes es habitual retrasar el consumo de cacahuetes. En cambio, en Israel, ya desde muy pequeños comen una especie de gusanitos de cacahuete bajos en sal llamados Bamba. Los niños israelíes mascan gusanitos en la misma proporción que los alemanes de su misma edad comen tortitas de arroz inflado (lamentablemente, a menudo contaminadas con arsénico). Los investigadores han descubierto que el contacto temprano con los gusanitos Bamba entrena el sistema inmune de los pequeños e inhibe el desarrollo de la alergia o la evita. En Alemania se discute la posibilidad de dar alimentos con cacahuete a los niños con alto riesgo de alergia, entre los cuatro y once meses, para prevenir de este modo su desarrollo.

En principio, cualquier alimento puede causar una alergia, pero algunos en concreto representan una provocación para el eczema atópico. Bastante más de la mitad de los niños con dermatitis tiene intolerancia a algún alimento. La mayoría de las veces, a la leche de vaca, los huevos, el trigo, la soja y los cacahuetes. Si la alergia a los cacahuetes remitirá en el futuro dándoles desde muy pronto gusanitos de picoteo, el futuro lo dirá. Los adultos reaccionan más bien a las avellanas, el apio, la fruta y el pescado, aunque de modo creciente también a las leguminosas y la soja.

Cuando el alimento no se tolera, brota el eczema atópico porque el sistema inmune se encuentra casi en un estado de guerra. Hay combates, disparos y se bombardea a los alérgenos villanos. Las numerosas huestes de soldados y las sustancias mensajeras que se mueven alrededor acaban convirtiendo la piel en un campo de batalla.

URTICARIA ALÉRGICA

La urticaria es una erupción cutánea que deja innumerables pequeñas o grandes ronchas rojas acompañadas de intenso picor, que remite en un intervalo de horas para volver a brotar en otro sitio. También puede causar hinchazón en las mucosas. Muchas veces la urticaria está condicionada por una alergia.

Las alergias se originan por una reacción del sistema inmune contra sustancias en realidad inofensivas. Cabe suponer que el exceso de higiene, las vacunas, los antibióticos, un escaso periodo de lactancia y el parto con cesárea influyen en la merma de una variada flora bacteriana. Esto desequilibra el sistema inmunológico a una edad temprana, lo que se trasluce en una sensibilidad alérgica.

Los síntomas son locales y limitados al órgano de contacto (en caso de los estornudos, la nariz y los ojos) o afectan a todo el cuerpo (como ocurre con la conmoción alérgica). Las «alergias inmediatas» características se producen por el contacto con el polen, los ácaros, el pelo de animales, el moho, el veneno de insectos, el látex, ciertos medicamentos y productos alimenticios. «Inmediata» significa aquí que, en un intervalo de segundos a minutos, los anticuerpos de la alergia se arremolinan en la sangre y liberan las células que almacenan histamina, localizadas en la dermis.

Lo que sucede a continuación te lo mostraré mediante el ejemplo de la alergia a las manzanas, que es relativamente frecuente: cuando el organismo ha decidido que debe rechazar esta fruta y ha creado anticuerpos, lo recordará siempre. Saborear una manzana va a propiciar la liberación de histamina ya en la mucosa bucal. Esto desencadenará un hormigueo en la boca y en el cuello, y también es posible que se ensanchen los capilares y que se produzcan pérdidas de líquido intersticial en los vasos, de ahí la hinchazón de los tejidos. A esto se añadirá picor, dolor de barriga, diarrea, náuseas y vómitos. Si la crisis se agudiza más aún, la lengua empezará a hincharse, al igual que la mucosa de las vías respiratorias y la nariz, por lo que puede darse tos asmática. Entonces, en la piel aparecerá además un sarpullido, otro nombre para la urticaria. En el peor de los casos, se presentará un shock anafiláctico con fallo circulatorio y respiratorio que puede tener un fatal desenlace.

Algunas personas que tienen alergia al polen de las peras tampoco toleran las manzanas, porque ambas conforman en su superficie estructuras de proteínas; y para prevenir, los anticuerpos atacan a ambos por igual. Una alergia cruzada de estas características casi siempre es para toda la vida, aun cuando se consigue una mejoría ante la alergia a las peras con un tratamiento de hiposensibilización.

URTICARIA PSEUDOALÉRGICA

A menudo las alergias tienen un doble: la pseudoalergia, que actúa igual que aquella, es decir, presentando síntomas idénticos, pero sin la participación del sistema inmunitario. Los desencadenantes de las reacciones pseudoalérgicas actúan en la sombra: son sustancias medicamentosas, colorantes de productos alimenticios y conservantes que (en la lista de ingredientes) el consumidor no puede identificar porque están encriptados bajo la denominación «E» y los biógenos Amina, o sea los productos residuales de los aminoácidos proteicos. Todos ellos pueden provocar síntomas de pseudoalergia. Estas sustancias se abren paso a patadas entre los mastocitos que almacenan las histaminas, de forma que estos estallan y vierten su contenido en el organismo.

Además de los colorantes y conservantes para las comidas, también a veces la alimentación rica en histamina es responsable de una pseudoalergia. Algunas personas manifiestan en el intestino una reducida actividad del enzima diaminooxidasa, que degrada la histamina. Esto sucede cuando la flora gastrointestinal ha sido dañada o después de una infección gastrointestinal, aunque también puede ser causado por algunos medicamentos, como mucolíticos, antidepresivos, antibióticos, específicos gastrointestinales y antihipertensivos. En consecuencia, la persona que ingiera alimentos ricos en histamina o en mensajeros similares está en condiciones de desarrollar los síntomas de una pseudoalergia.

En mi consulta he tenido la experiencia de comprobar que con el tiempo la actividad enzimática es capaz de regenerarse mediante la acción de bacterias probióticas. No obstante, hasta entonces sería conveniente evitar los alimentos con gran cantidad de aminas biógenas. Por tanto, deje a un lado el pescado en lata, la col fermentada, los quesos muy curados; y del mismo modo, el vino, el embutido seco, ahumado o salado, las cervezas muy fermentadas, el vinagre y el chocolate.

Además de los productos alimenticios, también ciertos medicamentos e infecciones pueden estar detrás de una pseudourticaria, exactamente igual que la causada por una auténtica, así que a menudo se impone llevar a cabo una verdadera investigación detectivesca. Dado que descubrir y localizar al villano puede llevar su tiempo, la terapia se centrará en aliviar los síntomas. Habrá que buscar posibles fuentes de infección ocultas en las anginas, los adenoides, los dientes y las raíces de las muelas; asimismo, en el bajo vientre, la vejiga urinaria, el estómago (aquí *Helicobacter pylori,* causante de la úlcera péptica a menudo se irrita). Además, al paciente deberían hacérsele pruebas para descartar virus gástricos, hongos y parásitos.

En las personas afectadas, puede suceder que se constate un aumento superior a lo aceptable de la levadura *Candida albicans.* Este hongo es como un engorroso metomentodo que se extiende constantemente, molesta a los demás en su trabajo, intimidándolos una y otra vez. Algunos profesionales de otros campos médicos fruncen el ceño ante los dermatólogos porque no todos están convencidos de la teoría de las levaduras. Sin embargo, nosotros solemos observar que la proliferación excesiva de este hongo es extrapolable también a la urticaria. Son muchos los que tienen esta levadura y no están enfermos, pero en el caso de personas tan sensibles como los atópicos es demostrable su presencia y con frecuencia en grandes cantidades. A menudo, la remisión de *Candida albicans* va unida a un restablecimiento de la salud. Por tanto, si se produce urticaria es conveniente hacer un análisis de las heces.

Los antifúngicos orales resultan de ayuda en episodios agudos; para su prevención es apropiado el kéfir, ya que contiene cepas de levaduras saludables que desplazan a sus engorrosos homólogos. Analizando las heces en voluntarios, los investigadores han comprobado que los carbohidratos aumentan de forma significativa la cantidad de *Candida*, mientras que una dieta rica en proteínas y ácidos grasos la reduce. En estado agudo, la urticaria alérgica y pseudoalérgica se combate con antihistamínicos y a veces con cortisona por vía oral.

ROSÁCEA

Ya he mencionado en más de una ocasión las «rojeces». Cuando esta afección aparece acompañada de arañas capilares hablamos de cuperosis. En los tipos de piel más bien clara, ataca a las zonas redondeadas en la piel del cutis. Sobre todo en las mejillas y en el mentón resaltan unas venitas rojas, la piel arde y a veces está excesivamente grasa o seca, pero siempre supersensible. Además, pueden añadirse granos y, en un estadio muy avanzado, hasta acarrear la aparición de nariz, barbilla y mejillas bulbosas o una región bulbosa en el entrecejo. También es frecuente un descolgamiento bulboso del lóbulo de la oreja.

La rosácea está relacionada con un trastorno motor en el funcionamiento de los capilares cutáneos que se traslucirá en súbitos enrojecimientos con el paso del calor al frío o viceversa, un sistema nervioso autónomo frágil, edema, excrecencias de las glándulas sebáceas, hipersensibilidad ante los ácaros de la piel, intolerancia al sol intenso, al estrés y a numerosos cosméticos. El estado de la piel puede empeorar con algunos alimentos y productos sugestivos al paladar que irritan los vasos, como el café, el alcohol, las especias picantes y los cigarrillos.

Como, al igual que la del tracto gastrointestinal, la piel de la cara es abastecida a través del sistema nervioso central, las irritaciones en esta región provocan también irritaciones en la cara. No es raro que los pacientes de rosácea se las tengan que ver con una inflamación de la mucosa intestinal, un intestino irritado o una disbiosis, un grave trastorno en la composición de las cepas bacterianas en el intestino, que actualmente es muy fácil de determinar mediante un análisis de las heces. Por eso una piel con rosácea y su dueño siempre se beneficiarán de un saneamiento del intestino y de la colonización de cepas bacterianas sanas. Para ello será necesario consumir alimentos ricos en fibra, como cereales integrales, leguminosas, semillas, frutos secos, granos, raíces, verduras y frutas, probióticos, así como col fermentada, yogur, kéfir y suero de mantequilla. La aportación adicional de bacterias intestinales que se vende en bolsitas en la farmacia suele ser un primer impulso para que las cepas bacterianas beneficiosas se asienten. Un análisis genético-molecular de las heces en un laboratorio especializado posibilitará conocer con toda exactitud su composición, lo que permitirá preparar la mezcla bacteriana correspondiente. Casi siempre son unos polvos sin sabor, enriquecidos con probióticos (es decir, alimento para las bacterias intestinales). Estos productos se conocen también como «alimentos simbióticos» y son una mezcla de prebióticos y probióticos. El dermatólogo trata la rosácea con cremas, pastillas y láser.

LA PSORIASIS

La psoriasis es una enfermedad cutánea de condicionamiento genético que causa inflamación, engrosamientos, descamaciones adherentes plateadas (ya sé, olvídate de lo de plateadas, de nuevo un eufemismo) y con frecuencia picor. Aparece en lugares donde la piel se estira mucho, recibe presión o es irritada debido a operaciones o agentes patógenos. Las zonas afectadas características son codos, rodillas y cabeza; las psoriasis más severas con agentes patógenos colonizan los pliegues corporales. A veces también resultan afectadas por la enfermedad las uñas y las articulaciones.

El estado de la psoriasis empeora significativamente con el alcohol y el sobrepeso; por el contrario, el aceite de pescado mejora el aspecto de la piel. Una parte de estos pacientes experimenta mejoría con una dieta sin gluten, siempre y cuando tengan en la sangre anticuerpos para hacer frente a esta glucoproteína del trigo. Por lo demás, el gluten no solo está en el trigo, sino también en las semillas de otros cereales, como el centeno, la avena y la cebada. Por eso los afectados deben dejar de lado la cerveza, ya que también contiene gluten.

Las curas de ayuno son igualmente beneficiosas para la psoriasis. Sin embargo, habrá que hacerlo bien: quien ayuna pierde con rapidez las proteínas que necesitamos; y no solo para la musculatura, que es como un horno quemador de grasas. Además, nuestro organismo está constituido de tal manera que, a más tardar cada dos o tres días, debería recibir nuevamente algo de alimento.

En los periodos de ayuno prolongados, el cuerpo interpreta que se enfrenta a una hambruna. Así que enciende el modo ahorro y activa todas las reservas para, al menos, ser capaz de ponerse a la búsqueda de algo de comer, pero entretanto también pierde musculatura. ¡Y el músculo del corazón no es una excepción! Cuando por fin hay comida, a menudo el organismo tiende a compensar las carencias, con el riesgo de sufrir el tristemente célebre efecto yoyó.

Sin embargo, cuando el ayuno se hace bien, se agudizan todos los sentidos, incluido el del gusto; se rompe el círculo vicioso del hambre espantosa, la ingestión de azúcar, el reparto de insulina, el aumento de peso y las consiguientes afecciones cutáneas. Esta privación pasajera puede darnos un impulso para desarrollar una conducta más consciente y saludable en relación con nuestro propio cuerpo. El dermatólogo tratará la psoriasis con pomadas, lociones, pastillas, rayos ultravioleta o inyecciones.

(NADA QUE) TEMER A LA CORTISONA

Evidentemente, una enfermedad cutánea en estado agudo, de entrada es tratada con los recursos dermatológicos clásicos. Excepto en casos de acné, rosácea e infecciones, las cremas con cortisona continúan utilizándose para aliviar muchos tipos de inflamaciones de la piel. No obstante, esta sustancia que nuestro cuerpo ha inventado como hormona del estrés también se puede tragar, inyectar, vaporizar o administrar en gotas.

El cortisol, la cortisona endógena, y su homóloga de fabricación sintética actúan, entre otras cosas, acoplándose en el interior de una célula (por el principio de llave-cerradura) a una «parada de pasajeros». Allí esperan unos cuantos taxis —dicho en sentido figurado— para conducir la hormona hasta el núcleo de la célula. Una vez llega al ADN, el cortisol tiene el honor de organizar la producción de proteínas antiinflamatorias. Por tanto, el cortisol mantiene unas relaciones excelentes y directas con nuestro material genético.

El peligro se presenta cuando esta relación se altera o se rompe, es decir, cuando la producción de cortisol se interrumpe. Una grave enfermedad aguda como es la «insuficiencia suprarrenal» pone en evidencia qué sucede en caso de una carencia súbita. Las consecuencias son náuseas, vómitos, diarreas, dolor de barriga, fiebre, confusión mental, pérdida masiva de líquidos y colapso circulatorio, acompañado de taquicardia. Si no se pone remedio de inmediato, el afectado muere.

Por el contrario, una hiperactividad de las glándulas suprarrenales derivará en la excesiva producción de cortisol, lo que a su vez originará el síndrome de Cushing. Una cara redondeada y enrojecida, el cuello de toro y la curva de la felicidad son característicos de esta enfermedad. Sin embargo, esto no tiene ninguna gracia; es más, para el organismo supone una auténtica catástrofe, ya que se produce un mal reparto de la grasa corporal y esta va a parar a lugares donde no resulta perjudicial. Todo esto va acompañado de una presión arterial excesivamente elevada, diabetes y una disminución de las hormonas sexuales. Se produce una especie de castración interna, un proceso de desmasculinización o desfeminización que prosigue con una pérdida y debilidad de la musculatura, osteoporosis, perturbaciones psíquicas, trastornos del sueño y un gran número de anomalías cutáneas. La piel se vuelve fina y quebradiza y se cubre de manchas azuladas, ya que los capilares pierden elasticidad hasta el punto de que el simple hecho de aplicarse crema hace que revienten como una manguera de jardín vieja. Una y otra vez se producen lesiones subcutáneas en la dermis que forman finas cicatrices de nombre remotamente galáctico, «pseudocicatrices estelares», y en el caso oportuno, el dermatólogo presumirá de sus conocimientos de francés y pronunciará con su mejor acento *pseudocicatrices stellaires* con un gesto engreído. Un desmesurado nivel de cortisol en la sangre provoca además estrías rojizas, granos, notable pérdida del vello en regiones donde el hombre siempre tiene, es decir, en la cara y en el cuerpo; y en las mujeres, igual. Estos síntomas pueden ser el resultado de un tratamiento prolongado con una elevada dosificación de cortisona en pastillas; estas se administran cuando el sistema inmune manifiesta inflamaciones muy graves, como reuma u otras enfermedades autoinmunes que pueden afectar a la piel. También se recurre a ellas cuando hay accidentes muy graves o ictus, para evitar por ejemplo el edema cerebral; y del mismo modo, en caso de una quimioterapia agresiva, con su administración se reducen los efectos secundarios, al tiempo que refuerzan la acción de los anticancerígenos.

Cuando la cortisona se administra durante solo unos días, no cabe temer consecuencias perjudiciales a largo plazo. En caso de conmoción alérgica con asfixia aguda, asma, crup, o una intensa urticaria, una breve terapia de choque resultará enseguida de ayuda y puede salvar una vida. Más allá de una noche intranquila o, en el caso de los diabéticos, algún problema con el nivel de azúcar en la sangre, por lo demás no cabe temer efectos secundarios considerables.

Una vez más, la cuestión de la dosis y la forma de administración determinará que el efecto sea positivo o negativo. Lo que importa es saber si esta sustancia propia de nuestro organismo ha sido alterada químicamente, y en tal caso, de qué manera. De hecho, las cremas con cortisona quedaron en entredicho cuando se constató que una ligera alteración química (la adición de uno o dos átomos de flúor) mejoraba su solubilidad, por lo que la crema podía penetrar profundamente en el segundo estrato de la piel. Sin embargo, esto constituía un obstáculo para las células conjuntivas de la dermis, que no podían continuar con la producción de tejido conjuntivo como debían. Así las cosas, sin duda la curación de enfermedades cutáneas graves como la psoriasis y la dermatitis era espectacular, pero revelaba efectos secundarios de consideración. A los doce días de aplicar una crema con alto contenido en cortisona, era fácil constatar que la piel se había vuelto un poco más fina. Concretamente, en los niños con un tegumento un poco más delgado aún, enseguida se manifestaron consecuencias perjudiciales permanentes. No obstante, hasta que se dieron a conocer estos efectos secundarios, tanto los dermatólogos como los afectados se mostraron muy contentos con este contundente remedio, puesto que hasta entonces las apestosas cataplasmas, las pastas blancas de zinc y las tinturas colorantes —algunas de ellas tóxicas—, en lila, rojo, rosa y verde aplicables con pincel era lo único que había.

Afortunadamente, se continuó investigando y en los años noventa del pasado siglo apareció en el mercado una nueva generación de cremas con cortisona. No contenían ya átomos de flúor, pero a pesar de todo demostraban un gran efecto antiinflamatorio y se degradaban con facilidad acoplándose a la cortisona endógena, sin efectos secundarios. Hoy es posible hacer uso de estas cremas corticoides más modernas y seguras llamadas de cuarta generación, para tratar la mayoría de las inflamaciones cutáneas. Si deseas evitar una cicatriz queloide, los eczemas engrosados o las placas de psoriasis (antes tratados con cremas de la vieja escuela), pregunta a tu médico por las cremas de cortisona de última generación.

Las numerosas cremas corticoides a la venta sin necesidad de receta médica son útiles en caso de eczemas cutáneos, alergias de contacto y quemaduras solares leves. Su efecto puede intensificarse con un apósito de film en la zona de la piel afectada, de forma que la crema será prácticamente exudada en capas de la piel más profundas.

Allí donde hay piel con piel, este efecto «film», por decirlo así, se da por naturaleza, de ahí que, tratándose de los pliegues corporales, la fina piel de los testículos y la de los párpados, por ejemplo, sea conveniente aplicar una cortisona más bien suave y nada más una sola vez al día en vez de dos.

Cuando se hace uso de corticoides en la cara, hay que tener mucho cuidado. Después de las primeras aplicaciones amenazan con hacer su aparición unos granitos diminutos muy persistentes alrededor de la boca, la nariz y los ojos, ya que la cortisona altera el equilibrio bacteriano. El conocido «acné de las azafatas», a menudo es desencadenado por cosméticos con abundantes siliconas y parafinas que obstruyen los poros, así como también por cremas corticoides o nebulizadores. Tardan una eternidad en desaparecer. Aplicar una crema corticoide proporciona una mejoría un día o dos, pero después los granos vuelven a aparecer con más virulencia. En este caso, recurriremos a la dieta cero: ¡ni cremas, ni maquillajes: hay que suprimir los corticoides y dejaremos que se sequen tranquilamente. Es posible secundar este proceso con compresas frías de té negro, sustancias específicas en polvo y pastillas antiinflamatorias recetadas por el dermatólogo.

La cortisona es desaconsejable con rosácea, acné y en todas las enfermedades acompañadas de infección porque inhibe las defensas contra los agentes patógenos. Esta es la razón de que el estrés crónico tienda a originar infecciones. El nivel del cortisol en la sangre se encuentra alto en todo momento y las defensas endógenas por los suelos. El estrés prolongado lleva a los hombres a desarrollar trastornos relacionados con el vigor sexual; y en las mujeres, alteraciones en el ciclo menstrual, caída del cabello y granos. Esto se debe a que, al aumentar el cortisol, disminuyen los principales reguladores hormonales que controlan también las hormonas sexuales. El estrés prolongado es el enemigo natural de la piel.

V PARTE

EL ESPEJO DEL ALMA

14 LO QUE LA PIEL REVELA ACERCA DE NUESTRO ESTADO ANÍMICO

En la vida, hay muchas cosas que se escapan a nuestra conciencia. La influencia de los factores psíquicos es inmensa, al igual que la de la psique sobre los síntomas corporales. Cuando establecemos contacto con nuestros semejantes, cuando amamos u odiamos, se ve quiénes somos. Salen a la luz el plano consciente y el inconsciente. En este sentido, nuestra piel es una superficie que está siempre a la vista. Revela muchos aspectos de nuestra personalidad, se ruboriza, palidece, se le pone piel de gallina o suda. Con algunos artificios como el maquillaje, los tatuajes y los piercings, así como también las inyecciones de bótox, el relleno de las arrugas y la cirugía estética plástica modificamos lo que afirma nuestra piel de natural.

En medicina, la psicosomática y las neurociencias se dedican al estudio de las interrelaciones de los procesos neurológicos mensurables, así como de los psíquicos, mucho más difíciles de mesurar. Es un hecho que la piel trasluce enseguida los síntomas de la vida anímica, y estos son también visibles para nuestros semejantes. Esta es la causa de que las enfermedades cutáneas sean un lastre para los afectados. Nuestra envoltura se convierte entonces en lo que nos destapa ante los demás. Y, ¿quién desea eso?

EMOCIONES Y NEUROSIS

En la fase embrionaria, del mismo tejido (el llamado ectodermo) se originan la piel y el tejido nervioso. Ambos están unidos, de ahí que las emociones afloren directamente sobre el tegumento. Recuerda la piel de gallina que, como el rubor, nunca se busca de forma consciente, sino que se limita a aparecer con las emociones. Independientemente de la temperatura exterior, los impulsos nerviosos que participan en los sentimientos se encargan de ensanchar los capilares cutáneos, responsables del rubor o las manchas encarnadas. Sucede cuando nos enfurecemos o estamos excitados, cuando sentimos vergüenza o placer. Esto en su conjunto está controlado por el sistema nervioso «simpático», una parte del sistema nervioso autónomo o vegetativo que se ocupa de gestionar el estrés, el ajetreo, la aceleración y el sudor.

El sonrojo y las manchas de rubor en la cara, en el cuello y en el escote suelen ser visibles más bien en las mujeres jóvenes, cuando la piel es delicada y transparente, y entran en juego sentimientos de vergüenza o inseguridad. Por lo demás, a los hombres les resulta atractivo que las mujeres se ruboricen. Y quién no conoce esa sensación de tener las orejas ardiendo, cuando alguien nos ha pillado en alguna situación comprometida...

Por encima de nuestros ojos, una parte del cerebro responde sobre la ética y la moral. Si alguien hace alguna trastada, enseguida se establece una conexión con el sentimiento de vergüenza. Desde la perspectiva de la evolución biológica, el sonrojo que se desencadena podría estar vinculado a una función de alerta. En los granujas, el calor en las orejas podría señalar arrepentimiento y un propósito de enmienda; una señal de aceptación de las reglas del juego establecidas para evitar la amenaza de la exclusión del grupo. Sería equiparable a lo que sucede en el entorno cuando suena una alarma que señala: ajá, ¿qué pasa aquí?, tendremos que estar más al tanto porque alguien se ha saltado las reglas.

En función de la situación y de la gravedad de la infracción, el entorno se mostrará comprensivo y tendrá cierta compasión ante una emoción tan claramente visible. A veces esta reacción hace de espejo: se siente incómodo o molesto por lo que expresa o por cómo se comporta el otro.

Sonrojarse es algo muy normal. La irrigación sanguínea de la piel aumenta con el trabajo físico, el deporte, la fiebre y durante el climaterio. Pero también por el efecto dilatador de los vasos sanguíneos que produce el alcohol y la ingesta de algunos medicamentos. En inglés, se llama *«flush»* al rubor que se produce de repente; cuando las causas son psíquicas, se habla de *«blush»*. El sonrojo provocado por causas psíquicas lo conocemos en forma de una exteriorización de alegría, alta concentración, entusiasmo, rabia, vergüenza, miedo y excitación sexual: *«sex flush»*.

Aun así, para algunas personas ruborizarse es un auténtico fastidio. Puede resultar un tormento hasta el extremo de desarrollarse una enfermedad psíquica llamada eritrofobia. Aquí, el miedo a sonrojarse es precisamente su detonante. El sufrimiento es considerable y muchos afectados se sienten depresivos y enfermos. La cara se enciende, un sudor frío se desliza por los poros, la persona afectada es presa de debilidad y malestar. En esos momentos, el cortisol, la hormona del estrés y los mensajeros químicos de la inflamación inundan la sangre; los científicos comparan la situación de los transmisores con la de una infección.

Y el cortisol saluda eternamente

Quien tiene estrés segrega en el organismo cortisol, la hormona del estrés, lo que desencadena innumerables efectos secundarios. Desarrollamos irritaciones y granos y somos más propensos a las infecciones cutáneas porque el sistema inmunitario está bajo presión. Sin embargo, en situaciones de estrés, el cortisol no solo es un fastidio, sino también un importante apoyo. Ayuda a superar situaciones por la reacción de lucha-huida: importa poco que antes fueran animales salvajes y que hoy sea un jefe insufrible, la declaración de la renta o el vecino; siempre que padecemos estrés, nuestro sistema hormonal experimenta una reacción orientada a realizar los ajustes necesarios. Para reconducir las cosas, en caso de enfermedades y heridas muy graves o nacimientos complicados nuestro cuerpo tiene a su disposición mecanismos de resolución adicionales. También aquí nuestra hormona endógena cortisol presta su ayuda. La producen a diario las glándulas suprarrenales: unas pequeñas glándulas hormonales que se asientan sobre los riñones como si fueran gorros de dormir. Cada día fabricamos unos 25 miligramos de cortisol; si no lo tuviéramos moriríamos. En situaciones de estrés, las glándulas suprarrenales segregan adrenalina, noradrenalina y cortisol. La primera reacción es aumentar la presión arterial y los valores de glucosa en sangre para, en caso de huida o lucha potencial, asegurar una buena irrigación sanguínea y un abastecimiento suficiente de energía. Dado que en estas circunstancias los procesos digestivos serían un obstáculo, también se paralizan.

Ahora bien, a la larga el estrés crónico es perjudicial para nuestro organismo. Afecta al sistema cardiovascular y a la psique, disminuye el apetito sexual, reduce la testosterona y el espíritu de lucha masculino se resiente de todo ello.

No solo las amenazas reales nos estresan, sino también ciertos miedos que muchas veces están arraigados en las profundidades del alma y no siempre parecen comprensibles para el entorno. Visto objetivamente, es lo que pasa con la *dismorfofobia* (el miedo a tener un físico desproporcionado) que tan a menudo padecen personas con buena figura. Viven obsesionadas con cada defecto real o supuesto de su cuerpo, la piel y el cabello, según cuentan ellas mismas. Otra fijación similar (sin fundamento) es el delirio de parasitosis, en que el afectado se imagina ser atacado por alimañas.

También la manía de lavarse que acaba causando sequedad extrema y desgaste de la piel, además de picores en los genitales; por un lado, expresa la idea de que uno es sucio y, por el otro, responde al subrepticio deseo de librarse como sea de algo sucio. Pueden ser pensamientos de tipo sexual o incluso un impulso anímico interpretado como inmoral.

Las agresiones contra uno mismo

Como dermatóloga, a menudo veo enfermedades cutáneas en las que la psique busca abrirse un camino hacia el exterior, dejar sus marcas visibles en el cuerpo.

Este fenómeno es más frecuente entre las mujeres. Por ejemplo, una amiga de la universidad tenía un acné excoriado propio de la mujer joven, un tipo de acné juvenil que empeora por destripar compulsivamente los granos. Cuando teníamos que estudiar para los exámenes, se presentaba al encuentro con una tarta bien contundente. Cuando mirabas con minuciosidad, de hecho no se veían granos, sino más bien unas rojeces con costra porque se los había reventado. Era algo que todo el mundo veía y ella misma lo admitía diciendo: «No puedo quitarme las manos de la cara». Se aplicaba en cada microscópica imperfección, en cada poro, hasta que lo destripaba. Evidentemente, estos puntos tardaban su tiempo en sanar, porque se los tocaba cada dos por tres. Cada herida dejaba manchitas marrones durante meses. Mucho más tiempo de lo que hubiera tardado en desaparecer un vulgar grano.

Padecía estrés y, en lugar de dirigir la tensión hacia el entorno, la orientaba en su contra. Por lo demás, morderse la uñas entra en esta categoría de conductas para liberar presión, y evidentemente se da también en los chicos.

Una enfermedad cutánea muy perturbadora, consistente en arrancarse el pelo de cierta forma característica, puede deberse igualmente a

CUESTIÓN DE PIEL

algún tipo de neurosis. Para algunos, la vida es para tirarse de los pelos en el sentido estricto de la expresión, y eso es lo que hacen. Se arrancan mechones de pelo del cuero cabelludo hasta que se quedan pelados. A veces, solo en algunas zonas, por lo que a primera vista estos parches ralos, circulares e inflamados, se pueden confundir con una pérdida de cabello. Solo al observar mejor, se puede apreciar que en la zona afectada vuelven a crecer cabellos sanos y vigorosos. Recién salidos y demasiado cortos (aún) para tirar de ellos. Así pues, aquí no se trata de alopecia acompañada de inflamación del cuero cabelludo, sino de una forma de autoagresión, denominada *tricotilomanía*, la «manía de arrancarse el pelo».

Particularmente triste es otra forma de autolesión consistente en hacerse cortes. Afecta en la mayoría de los casos a mujeres jóvenes que se hieren la piel de los antebrazos con cuchillas afiladas. Las chicas son más bien proclives a la autoagresión y al masoquismo, dada la receptividad femenina, desde una perspectiva biológica; mientras que los chicos y los hombres, por su afectividad masculina, dirigen una estrategia agresiva hacia el exterior, como pegar. Este acto de autoagresión deja cicatrices visibles para siempre. Una de mis pacientes no solo las tiene en la piel, sino que la herida se hunde profundamente hasta la carne, hasta el extremo de seccionarse el músculo. Para quienes no son psicólogos ni psiquiatras, es difícil comprender por qué una persona se hiere de un modo tan brutal. Hasta el 19 por ciento de la juventud se lesiona una vez o varias; la mayoría son chicas y en ocasiones también chicos homosexuales.

A menudo sucede que esa «única vez» es un fenómeno de imitación, una especie de «prueba de moda», algo que se ha visto en otro y se quiere experimentar. Pero en general, el hecho de cortarse va más allá. Es la expresión de un trastorno anímico provocado por vivencias en la infancia. Tal vez alguien se sintiera rechazado de niño o fuese rechazado de verdad y esto fuera la causa de una baja autoestima por falta de amor y afecto. Otras vivencias traumáticas, como los abusos sexuales, la crueldad psicológica, la pérdida de uno de los progenitores o una conflictiva separación de los padres pueden inducir a hacerse cortes. La criatura se siente víctima y no consigue desprenderse de sus miedos y tensiones internas. Cortarse le lleva a obtener un breve alivio.

Los afectados suelen sentirse como si estuvieran escindidos de sí mismos, como si no estuvieran en comunión con su propia persona. Únicamente este acto de autolesión les permite sentirse y volver a entrar en su cuerpo. A través del estímulo del dolor, intentan dejar a un lado una especie de estado de aturdimiento. De este modo, el dolor adquiere un aspecto positivo y placentero. Se supone que con ello se liberan también endorfinas, lo que podría explicar por qué genera una conducta adictiva. Dado que muchos practican esta especie de paliativo contra la presión de manera recurrente, y en parte también las heridas son más graves, se altera la experiencia con el dolor.

Cortarse satisface dos necesidades a la vez: por un lado, el cuerpo se siente vivo de nuevo y, por otro, se da salida a un dolor emocional atroz (que se expande de una forma difusa y por tanto es incontrolable) en un lugar con unos límites precisos. En cierto sentido, así se puede domeñar, porque se circunscribe a la herida.

En general, este círculo vicioso solo se puede romper con psicoterapia. A través de la conversación es posible indagar hasta encontrar las causas reales, activando resortes para lidiar con el dolor.

Ser amado y feliz

Pero la piel no solo refleja dolor anímico y estrés, sino también hermosas emociones: el amor nos regala unas mejillas sonrojadas y estimulan nuestras hormonas. La testosterona en el caso de los hombres y los estrógenos en el de la mujer. En los varones, el estado de enamoramiento llevará a resaltar los rasgos de su sexualidad, con un fortalecimiento de la barba y el vello corporal, mientras que el cabello se caerá un poco más en las entradas y la coronilla. En las mujeres, los tejidos son más jugosos, tienen una piel bonita y el pelo brillante. Las arrugas tardan más tiempo en salir. Quien es feliz tiende también a mantener un bajo nivel de la hormona del estrés, con un cutis más luminoso. La hormona oxitocina que se segrega con el contacto de la piel nos pone de buen humor. El bienestar se irradia y eso es algo que se ve a cualquier edad.

EPÍLOGO

Este ha sido nuestro viaje a través del maravilloso órgano de la piel.

Desde la superficie hemos descendido a tres plantas de profundidad, para volver de nuevo al aire libre.

Sin duda habrás advertido que este libro no es un consejero al estilo clásico. No habrás aprendido mucho acerca de qué terapia concreta es la más adecuada para un diagnóstico determinado, ni qué cremas sirven para tratar ciertas enfermedades ni cómo mantenerte eternamente joven y no morir nunca.

Tampoco es un libro de encantamientos que desvele secretos mágicos de las estrellas o de su supuesta e inmaculada belleza. Para eso habría sido mejor escribir un libro sobre Photoshop.

Principalmente, este es un libro sobre el prodigio de la piel, sobre todo aquello que nuestra piel nos muestra, su relación con el alma, sus funciones, su olor.

Pero, ¿qué hemos aprendido?

Nada más y nada menos que, para proporcionar bienestar a la piel, en realidad no hay que hacer mucho.

Puedes ocuparte perfectamente por ti mismo. Para ello, basta ir un par de veces a la sauna con zapatillas, tener cautela con el uso del jabón, alimentarte bien y de forma equilibrada e intentar mantener el sentido de la proporción en relación con aquello que no es tan sano; y, en cambio, mimar la piel con amor y besos a menudo y sin medida.

Sin embargo, hay otras cosas que conscientemente deberían descartarse. Ir al solárium es una de ellas. Quien se tiende en un banco solar está lesionando su piel de modo irreversible.

También los tatuajes ponen en peligro nuestra salud. Los colorantes, en su mayoría tóxicos, permanecen para siempre en la piel y en el cuerpo o resulta muy difícil eliminarlos y no suele saldarse sin consecuencias. Así que ¡mejor evitarlos!

Mi postura es menos estricta en cuanto al uso de la toxina botulínica y el ácido hialurónico. Ambos son sustancias que el organismo elimina por sí mismo al cabo de cierto tiempo y tienen aplicaciones en otros ámbitos de la medicina, más allá de la cosmética de belleza. Personalmente, me declaro a favor aquí de realizar un trabajo explicativo para su mayor aceptación.

Cada vez hay más mujeres y hombres en todo el mundo que intentan poner freno al envejecimiento natural de la piel con inyecciones y en ocasiones con cirugía. A unos les puede parecer fantástico, y a otros lamentable o incluso algo horroroso. Como médicos responsables, nuestra tarea consiste en dar a conocer los posibles riesgos y efectos secundarios y evitar hacer un uso desmesurado y, en consecuencia, perjudicial de estas técnicas. Me gustaría someter a debate público la hipocresía y la doble moral con la que se aborda este tema. Conozco a muchas personas que hacen un uso tan discreto del bótox que apenas se nota. No obstante, nunca admitirían abiertamente que lo utilizan y hasta negarán recibir ayuda médica en este sentido. ¿Por qué?

Por otro lado, por supuesto, felicito de todo corazón a todos aquellos que tienen la confianza en sí mismos y el coraje para dejar envejecer su piel con naturalidad: una piel capaz de contar historias de un modo fascinante.

Al final somos cada uno de nosotros los que decidimos cómo debe vivir nuestra piel y cómo no.

La salud, gracias a Dios, no es una religión, aunque sea objeto de apasionados debates. Sería una satisfacción personal que este libro sirviera de ayuda para que las decisiones personales estén avaladas por una información competente. No obstante, a veces no se responde con claridad a las preguntas, de tal modo que todo es un cúmulo de ventajas e inconvenientes. Y es posible que uno se vea obligado a vivir de acuerdo con las sesgadas decisiones de sus semejantes. Con esto estoy pensando en que hay mujeres que evitan el perfume y que, por otro lado, eliminan las arrugas del entrecejo con una inyección; que hay veganos tatuados de los pies a la cabeza; y que hay gente que se come sus mocos y luego le da asco sentarse en un inodoro que no sea el de su casa.

Asimismo, espero que este libro ilustre claramente que, cuando la piel no está bien, hay muchas posibilidades de curarla.

A los dermatólogos nos complace estar a tu lado, indagamos el significado de las señales y escuchamos lo que tu piel nos cuenta.

Sería muy satisfactorio para mí que te sintieras bien en tu piel, ¡como muy tarde, a partir de ahora y mejor aún el resto de tu vida!

AGRADECIMIENTOS

Le doy las gracias a mi marido Elio por su amor, ya que sin él no habría podido escribir un libro así. Siempre ha sido un maravilloso consejero que ha sabido motivar mi trabajo; y a mis hijos, Noah y Liam, por su paciencia con su madre, que ha estado ocupada durante meses con temas relacionados con la piel, y por sus graciosas ocurrencias infantiles sobre muchos temas en torno al tegumento. Les doy las gracias a mis padres por sus correcciones e indicaciones desde una perspectiva literaria y amorosa como padres; y también a mi suegra por sus reflexiones alentadoras, llenas de apoyo, y por su constante voluntad para ayudarme.

Le doy las gracias a mi amigo Uwe Madel, que me ha acompañado desde el principio de esta aventura, por su empatía periodística y por haber enriquecido en gran medida este libro.

Quisiera trasladar mis agradecimientos al psicoanalista Frank Werner Pilgram por nuestras conversaciones entre profesionales y por enseñarme tanto sobre la piel y la mente; al facultativo nutricionista Dr. Oliver Birnstiel; y por último, también al médico de laboratorio y docente Dr. Hans Günther Wahl, por el acertado intercambio de impresiones que hemos mantenido sobre los temas de su competencia.

Mi sincero agradecimiento a Katrin Kroll, Heike Gronemeier y Stefan Ulrich Meyer que tanto me han ayudado en las diferentes fases del libro, al comprometerse como profesionales y como amigos en este proyecto.

A Katja Spitzer, la creativa ilustradora, le doy las gracias por sus dibujos parlantes que ponen el acento en el sitio justo con tanto sentido del humor.

Gracias a todos los amigos que me han ayudado a seguir el curso de mis pensamientos por los consejos e ideas que me han transmitido.

ANEXO ÚTIL: REMEDIOS CASEROS IGUAL A REMEDIOS CUTÁNEOS

Quien desee dejar a un lado las sustancias químicas con el fin de evitar aromatizantes, conservantes y colorantes, y además le gusten los productos naturales sencillos y baratos, puede probar esta selección:

REMEDIO CASERO	APLICACIONES	COMENTARIO
Láminas de cebolla	• Contra el picor producido por las picaduras de insectos • Contra las infecciones antibacterianas • Evita las excrecencias del tejido conjuntivo en las cicatrices	• Tiene un fuerte olor por los enlaces sulfurosos y aceites etéreos
Té negro frío	• Compresas en la nariz, baños de asiento o enjuagues como remedio terapéutico contra eczemas y heridas exudativas • Contra aftas y heridas en la boca • Heridas en el pliegue anal, incisión del perineo, inflamaciones en las partes bajas • Quemaduras solares • Picaduras de insectos • Calmante después de los tratamientos con láser • Contra la enfermedad de las azafatas	• Empapar en un paño de algodón o en una gasa desechable • Contiene amargantes y taninos que tienen un efecto astringente; por tanto, cierra las heridas y seca las exudaciones • Cocer el té 10 minutos con poca agua y dejar enfriar. Aplicar la compresa con la deccoción durante 10 minutos y repetir varias veces al día
Aloe vera (Aloe barbadensis)	• En heridas, excoriaciones • Quemaduras solares • Mezclada en pomada, contra la psoriasis	• Cortar una hoja y aplicar el jugo reciente en forma de gel. Se encuentra en los departamentos de jardinería. No todos sus componentes se conocen. Posibles alergias de contacto

| Manteca de karité | • Para labios y manos secas
• Previene las grietas del pezón durante la lactancia y contribuye a su curación
• Contra las fisuras queratinosas
• Contra las puntas del cabello secas y abiertas
• Contiene grasas y vitamina E que regeneran la barrera cutánea, de ahí sus propiedades antiedad
• Alta protección para las personas que se lavan mucho las manos: resistente al jabón, forma un film protector
• Alivia el picor de las pieles secas
• Alta protección contra el frío | • Se encuentra en tiendas africanas, se extrae de las nueces del árbol de karité y se disuelve muy bien con agua caliente, trabajando la mezcla a mano
• No aplicar sobre una piel con acné, es demasiado grasa
• A temperatura ambiente textura dura, se ablanda al calentarla entre las manos o con la calefacción
• Personalmente, recomiendo la grasa no refinada ya que contiene muchos betacarotenos protectores. Se reconoce por su color beis nuez y su olor característico. Si es de color blanco significa que está refinada y carece de betacarotenos. Barata |
| Aceite de coco | • Su función se asemeja a la del sebo cutáneo: actúa contra bacterias, virus y hongos
• Previene las verrugas de la lactancia
• Cura para las puntas del cabello
• Protege la piel contra el frío | • A temperatura ambiente es duro; oleoso a temperatura corporal
• Calidad biológica y prensado en frío, no refinado, endurecido o reblandecido
• Se puede comer
• No aplicar en una piel con acné, demasiado graso |

| Miel | • Antibacteriana
• Aporta humedad a la capa córnea, y le da elasticidad
• La miel tiene más acidez que la piel, así que también es efectiva contra los agentes patógenos y de paso estabiliza también el manto ácido de la piel
• Alivia las inflamaciones cutáneas
• Es efectiva contra los labios agrietados
• La miel se emplea desde hace mucho tiempo en el cuidado de las heridas crónicas
• Entretanto, también se puede adquirir ya «miel medicinal» con receta
• Las heridas se limpian por irrigación, se crea una cobertura enzimática, elimina numerosos agentes patógenos sin que haya que contar con resistencias como en el caso de los antibióticos convencionales. Hasta los gérmenes problemáticos y los agentes patógenos muy resistentes entregan su espíritu | • El baño de Cleopatra con miel y leche sentó precedente ya entonces como remedio casero de belleza
• Mezclada con sal gruesa, para frotar en la sauna, la miel es un excelente tratamiento de bienestar general |

ECOSISTEMA DIGITAL

NUESTRO PUNTO DE ENCUENTRO

www.edicionesurano.com

2 AMABOOK
Disfruta de tu rincón de lectura
y accede a todas nuestras **novedades**
en modo compra.
www.amabook.com

3 SUSCRIBOOKS
El límite lo pones tú,
lectura sin freno,
en modo suscripción.
www.suscribooks.com

DISFRUTA DE 1 MES
DE LECTURA GRATIS

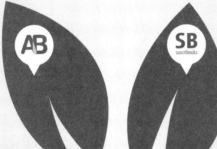

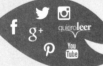

1 REDES SOCIALES:
Amplio abanico
de redes para que
participes activamente.

4 APPS Y DESCARGAS
Apps que te
permitirán leer e
**interactuar con
otros lectores**.

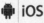